安全输液操作流程

主　编　王建荣　徐　波　张晓静
副主编　米文杰　左丽宏　程艳爽

科学出版社

北京

内 容 简 介

本书介绍了输液相关流程和安全问题，分为静脉药物调配流程、输液治疗操作流程、输液治疗相关并发症预防与处理流程、静脉用药调配方法与配伍禁忌共四章，涵盖了静脉输液治疗中的药物调配、治疗操作、用药及并发症观察等内容，阐述了当前静脉输液治疗的新理论、新技术、新方法、新观念。编写采用静脉输液流程的形式，知识系统、全面，条理清晰，便于理解和掌握。

本书是一部静脉输液治疗的工具书和操作指南，适合从事静脉治疗的临床护士阅读参考。

图书在版编目 (CIP) 数据

安全输液操作流程 / 王建荣，徐波，张晓静主编 . —北京：科学出版社，2018.3

ISBN 978-7-03-056989-9

Ⅰ . ①安… Ⅱ . ①王… ②徐… ③张… Ⅲ . ①静脉注射—输液疗法—技术操作规程 Ⅳ . ① R457.2-65

中国版本图书馆 CIP 数据核字 (2018) 第 051678 号

责任编辑：马 莉 / 责任校对：韩 杨
责任印制：赵 博 / 封面设计：龙 岩

科学出版社出版

北京东黄城根北街 16 号
邮政编码：100717
http://www.sciencep.com

天津市新科印刷有限公司印刷
科学出版社发行 各地新华书店经销

*

2018 年 3 月第 一 版 开本：850×1168 1/32
2018 年 3 月第一次印刷 印张：10 5/8
字数：270 000

定价：42.00 元
（如有印装质量问题，我社负责调换）

编者名单

主　编　王建荣　徐　波　张晓静

副主编　米文杰　左丽宏　程艳爽

编　者（按姓氏笔画排序）

王会英　天津医科大学肿瘤医院

王建荣　中国人民解放军总医院

左丽宏　首都医科大学附属北京朝阳医院

白云果　中国人民解放军总医院

吉铁凤　中国人民解放军总医院

闫　瑶　新疆医科大学第一附属医院

米文杰　山东大学齐鲁医院

孙婉华　中国医学科学院肿瘤医院

李　妍　中国医学科学院肿瘤医院

李　林　山东大学齐鲁医院

李中慧　北京大学第一医院

杨　萍　山东大学齐鲁医院

张晓静　北京协和医院

张淑香　中国医学科学院肿瘤医院

陈　喆　中国医学科学院肿瘤医院

陈　迹　新疆医科大学第一附属医院

高　阳　中国医学科学院肿瘤医院

郭　梅　中国人民解放军总医院

郭亮梅　中国人民解放军总医院

唐　晟　中国人民解放军总医院

徐　波　中国医学科学院肿瘤医院

程艳爽　中国人民解放军总医院

前　言

　　静脉输液是疾病治疗中最常用、最直接有效的临床治疗手段，也是临床日常护理工作的主要内容。由于静脉输液是一项侵入性操作，存在的隐患、风险和不安全因素相对较多，任何环节处理不当，都可能对患者造成伤害或引起并发症，严重时可危及患者的生命。输液过程给护士带来的职业暴露危害也不容忽视。此外，随着社会的进步、现代医学科学的发展及"患者安全目标"的出台，对护理人员安全操作的要求已提升到了非常重要的地位。因此，护理人员必须加强对静脉输液知识的认识和掌握，采取必要的安全措施，提高输液质量，保障患者输液安全。

　　本书重点介绍了输液相关流程和安全问题，分为静脉药物调配流程、输液治疗操作流程、输液治疗相关并发症预防与处理流程、静脉用药调配方法与配伍禁忌共四章，涵盖了静脉输液治疗中的药物调配、治疗操作、用药及并发症观察等相关流程，汇聚了当前静脉输液治疗的新理论、新技术、新方法、新观念。采用流程的形式，静脉输液相关知识系统、全面，流程条理清晰，通俗易懂，便于理解和掌握。本书是一部静脉输液治疗的工具书和操作指南，希望能对从事静脉治疗的广大护理人员提供专业指导和参考。

　　第一章：静脉药物调配流程，主要包括水平层流洁净台操作流程，调配肠外营养液操作流程，生物安全柜操作流程，调配危害药品操作流程，调配用具使用流程五个部分，旨在使护士了解静脉用药调配中心的操作流程和工作用具，提高静脉输液治疗的安全性，减少药物的浪费，避免工作人员职业暴露于细胞毒性药物、免疫抑制剂、抗肿瘤药物、抗生素药物等。

第二章：输液治疗操作流程，主要包括静脉注射流程，采血流程，静脉输液流程，输液泵操作流程，静脉输血流程，PICC置管流程，中心静脉置管流程，静脉输液港置入流程，管路维护流程，化疗静脉给药流程十个部分，旨在使护理人员了解新的静脉输液工具，如PICC、输液港的使用，同时规范血管通路装置的置管、输注、维护等操作流程，帮助护理人员了解操作过程中患者评估、操作流程、应注意的安全环节等，促进护理人员在操作过程中更具目的性和具体性，加强输液治疗过程中的规范实践，保证输液安全，使操作更加规范化、标准化、流程化、科学化、精细化和人文化。这样不仅能达到良好的输液治疗效果，而且能产生良好的社会效益和经济效益。

第三章：输液治疗相关并发症预防与处理流程，主要包括静脉注射并发症预防与处理流程，采血并发症预防与处理流程，周围静脉输液并发症预防与处理流程，头皮静脉输液并发症预防与处理流程，静脉输血并发症预防与处理流程，PICC置管并发症预防与处理流程，中心静脉置管并发症与处理流程，输液港相关并发症与处理流程八个部分，旨在提高护理人员对静脉输液并发症的认识与了解，在工作中采取必要的防范措施，最大限度地减少并发症的发生，保护患者的利益，消除医疗安全隐患，杜绝护理差错的发生，保证静脉输液的医疗安全，全面提高护理工作质量。

第四章：静脉用药调配方法与配伍禁忌，主要包括神经系统用药，麻醉药与麻醉辅助用药，精神药物，心血管系统用药，呼吸系统用药，消化系统用药，泌尿系统用药，血液系统用药，内分泌系统用药，抗微生物药物，抗肿瘤药物，解热镇痛抗炎药与抗风湿药，维生素类药物、矿物质与微量元素及营养药，糖类、盐类与酸碱平衡调节药，免疫调节药，妇产科用药及其他药物（中药类）共十七部分，旨在帮助护理人员了解药物的特点及输注要求，合理安排液体配制及输入时间顺序、速度等，特别是对不能进食或危重患者，做好输液的全程安排，注意观察病情变化、输液反应，做到及早发现、及时处理，使患者以最佳状态接受治疗。帮助护理人员掌握合理药物配伍，减少毒性反应，选择适宜的溶媒，增加药物的稳定性，保障患者的安全。

　　附录主要包括临床用药常用计算方法，输液治疗的滴速，手卫生标准，职业防护，患者安全教育，静脉用药集中调配中心建设标准六个部分，旨在帮助护士掌握不同人群临床用药和输液滴速的计算方法，使护理人员在临床工作中能够正确给药，合理安排用药时间，保证用药效果。帮助护理人员掌握手卫生和职业防护方法，了解静脉用药集中调配中心建设标准，减少护理人员自身职业暴露，减少医护人员的输液风险，达到输液的安全管理。

　　本书是由多位不同专业领域的专家参与讨论、撰写、审查、反复修改提炼而成。尤其是一些药学专家、教学和管理专家，从不同的视角给本书提出了很多很好的建议，各位专家对本书中所涉及自己专业领域的内容，给予了认真的审查和修改。

　　本书凝聚了静脉输液治疗护理专家及多个学科专家的心血，所有编著者为这部书的诞生投入了大量的时间和精力，在此深表谢意。衷心感谢为这部书编写、出版做出贡献的所有人员和专家。

　　由于时间紧张、编写人员水平所限，书中若有不妥之处，敬请广大读者批评指正！

王建荣　　徐　波　　张晓静

2018年1月

目　录

第一章

静脉药物调配流程

第一节　水平层流洁净台操作流程

【目的】

水平层流洁净台通过有效稳定的气流设计，实现局部区域（调配区域）百级的洁净环境，用于调配普通药物及肠外营养液（TPN）。

【工作原理】

外部空气经过水平层流洁净台顶部（或底部）的初效过滤器进行初级过滤后，沿图1-1-1中箭头指示方向经过高效过滤器（HEPA）进行再次过滤，通过多重过滤后使图1-1-1中操作区域达到百级洁净空间，最终从水平层流洁净台台面水平方向单向向外流出。

【环境】

区域	净化级别
1.第一更衣室	十万级
2.第二更衣室	万级
3.调配间	万级
4.水平层流洁净台	局部百级

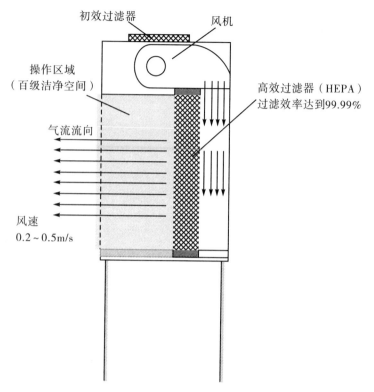

图1-1-1 水平层流洁净台工作原理

【操作流程】

操作要点	实施步骤
开机	开启净化系统、水平层流洁净台总开关、循环风机和紫外线灯。
使用	1.运转30分钟后关闭紫外线灯，用75%乙醇溶液消毒水平层流洁净台顶部→两侧→台面，顺序为从上到下，从里向外。
	2.开启照明灯进行药液调配。
	3.所有的调配应在操作区域内完成，水平层流洁净台台面区域划分为3个部分（图1-1-2）：

操作要点	实施步骤
	（1）内区，最靠近高效过滤器10～15cm的区域，为最洁净区域，可用来放置已打开的安瓿、已开包装的无菌物品、经过消毒的小件物品。
	（2）操作区，水平层流洁净台的中央区域，所有的调配操作应在此区域内完成。
	（3）外区，从水平层流洁净台外缘往内15～20cm的区域，可用来放置未拆除外包装、未经过消毒的物品。

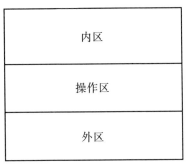

图1-1-2 水平层流洁净台台面区域

    4.每调配完成一个操作台的成品后，应当清理水平层流洁净台上的废弃物，并用纱布清洁，必要时用75%乙醇溶液消毒台面。

关机	依次关闭水平层流洁净台循环风机→照明灯→总开关。
清洁消毒	1.清洁时，用浸湿的无纺抹布从污染较轻处开始清洁，顺序为水平层流洁净台顶部→两侧→台面，顺序为从上到下，从里向外。
	2.消毒时，用蘸有75%乙醇溶液的纱布，由无菌要求高的区域依次消毒水平层流洁净台台面→两侧→顶部。
	3.开启水平层流洁净台与调配间的紫外线灯消毒1小时，并登记。

【注意事项】

1.运行5～10分钟后，观察控制面板上调配间压差与温湿度，观察水平层流洁净台运行状况，确认其处于正常工作状态：各区域室温控制在18～26℃、湿度为40%～65%。室内外压差规定：洁净室（区）与室外大气的静压差应＞10Pa，空气洁净级别不同的相邻房间之间的静压差应＞5Pa，调配间与二次更衣室之间的静压差应＞5Pa。

2.在调配及清洁消毒的过程中需避免任何液体溅入高效过滤器。因高效过滤器受潮后会严重影响过滤效率，同时还很容易破损和滋生细菌。

3.避免物体放置于水平层流洁净台的边缘，所有的操作应在水平层流洁净台操作区进行，由于水平层流洁净台外区是外界空气与百级洁净空气的交汇处，如果在此区域内进行操作，就相当于在外界环境下操作，水平层流洁净台的百级洁净环境没有得到充分的利用，所进行的操作会存在被污染的隐患。

4.在操作时不要将手腕或胳膊放置在台面上，不要将手放置在洁净气流的上游，在整个调配过程中始终保持"开放窗口"的操作模式（图1-1-3）。

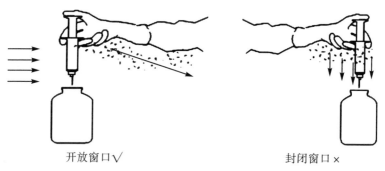

开放窗口√　　　　　　　　　封闭窗口×

图1-1-3 "开放窗口"的操作模式

5.严格遵循无菌技术操作原则，避免在洁净空间内做剧烈动作，避免在操作时说话、咳嗽或打喷嚏。

6.注意使用不产生纤维屑的抹布。无纺抹布具有柔软、透气和平面结构等特点，其优点是不产生纤维屑，适合净化的空间使用。易掉纤维的抹布容易堵塞高效过滤器，影响空间的净化。

7.确保没有人员在场的情况下，开启紫外线灯。

第二节　调配肠外营养液操作流程

【目的】

在局部百级洁净区域水平层流洁净台上调配肠外营养液，保证用药安全。

【人员】

经过培训考核合格的护士或药师，分为调配人员和辅助人员。

【用物】

1. 个人防护用物

物品名称	数量	物品名称	数量
1.拖鞋	2双	5.无粉灭菌手套	数副
2.洁净隔离服	2套	6.手消毒液	1瓶
3.一次性口罩	2个	7.急救箱	1个
4.一次性帽子	2个	8.洗眼器	1个

2. 操作用物

物品名称	数量	物品名称	数量
1.安尔碘消毒液	数瓶	8.治疗碗	1个
2.75%乙醇消毒液	数瓶	9.量筒	1个
3.棉签	数包	10.利器盒	1个
4.各种规格注射器	数个	11.医疗垃圾桶	2个
5.一次性静脉营养输液袋	数个	12.清洁剂	1瓶
6.纱布	数包	13.挂钩	3个
7.砂轮	2个	14.网套	3个

【环境】

同本章第一节"水平层流洁净台操作流程"。

【操作流程】

操作要点	实施步骤
调配前准备	开机步骤同"水平层流洁净台操作流程"。
	1.在第一更衣室更换专用拖鞋,按照七步洗手法洗手。
	2.在第二更衣室戴一次性帽子、一次性口罩,穿洁净隔离服。
	3.取合适型号无粉灭菌手套,检查有效期、包装完整无破损后,按规范戴手套。
	4.取合适型号的无菌注射器,开启前严格检查无菌注射器的有效期、包装有无潮湿和破损,无误后从开口处撕开,取出注射器并固定针头,防止针头脱落。
	5.检查消毒液和棉签有效期及包装完好程度,注明开启时间,在有效期内使用。
调配	1.辅助人员按输液标签逐一核对药品信息、用药时间、科室,将药品按规定摆放到操作台指定位置,注意用药合理性。
	2.辅助人员消毒药品
	（1）玻璃安瓿类药品:将安瓿尖端药液弹至安瓿体部,用棉签蘸取75%乙醇消毒液,消毒安瓿颈部及砂轮,用砂轮在安瓿颈部划一划痕,再次消毒划痕处,掰断安瓿。
	（2）西林瓶类药品:去除瓶盖,用棉签蘸取安尔碘消毒液自瓶盖中心部位（穿刺点）螺旋形消毒至瓶颈部。
	（3）液体袋装药品:去除液体袋橡胶塞上的保护盖,用棉签蘸取安尔碘消毒液从橡胶塞中心开始螺旋形消毒至胶塞边缘。
	3.调配人员抽吸药液
	（1）再次核对输液标签信息及药品信息,逐一抽吸药品,药液务必抽吸干净,无残留,保证用药剂量。粉针剂药品需抽吸适量溶媒充分将其溶解后抽吸。抽吸药液时注意进针角度,抽吸玻璃安瓿类药品时,针尖斜面朝下;抽吸西林瓶类药品时,针尖斜面朝上。注射器的刻度标记应朝向操作者。

操作要点	实施步骤
	（2）排尽注射器内空气，再次查对，将药品注入液体袋内，混匀。
	4.调配人员严格按照顺序进行调配操作
	（1）将电解质溶液（Na^+、K^+、Mg^{2+}、Ca^{2+}）分别加入葡萄糖或葡萄糖氯化钠溶液内，并充分混匀。
	（2）将微量元素、含磷制剂分别加入氨基酸溶液内，充分混匀。
	（3）将脂溶性维生素注入至水溶性维生素中，待充分溶解后再加入到脂肪乳中，充分混匀。
	（4）打开一次性静脉营养输液袋进液管路截流夹，关闭出液管路截流夹，按顺序先后将葡萄糖溶液、氨基酸溶液加入输液袋内，检查输液袋内有无沉淀生成。
	（5）最后加入脂肪乳，轻轻按压一次性静脉营养输液袋，使脂肪乳与其他溶液充分混匀。
	（6）待溶液全部流入一次性静脉营养输液袋后，排出输液袋内多余空气，关闭进液管路截流夹，套上无菌帽。
复核包装	1.辅助人员检查安瓿或空西林瓶是否抽吸干净，再次根据输液标签信息复核已调配药品。
	2.检查成品输液包装完整无破损、药液无杂质，查看进液管路与出液管路的截流夹是否全部关闭。
	3.待复核全部正确后，将输液标签贴在一次性使用静脉营养输液袋上，调配人员、复核人员签名。
	4.将空西林瓶置于黄色医疗垃圾袋内，空安瓿置于利器盒内。
	5.按科室将成品输液摆放在专用液体筐内，传至复核包装间，进行复核包装。
清洁消毒	1.将所有物品整理出调配间。
	2.清洁时，用浸湿无纺抹布清洁，顺序为传递门（窗）→治疗车→椅子→水平层流洁净台（同"水平层流洁净台操作流程"的清洁顺序）。

操作要点	实施步骤
	3.消毒时，用蘸有75%乙醇溶液的纱布，由无菌要求高的区域逐次消毒水平层流洁净台（同"水平层流洁净台操作流程"的消毒顺序）→治疗车→传递门（窗）。
	4.更换另一块浸湿无纺抹布擦拭水平层流洁净台下方地面，药液残留可用清洁剂清洗干净。
	5.用专用拖把将调配间公共区域拖干净，保证地面无玻璃碴屑等。
	6.开启水平层流洁净台与调配间的紫外线灯消毒1小时。
	7.登记"调配任务责任追溯表"，"抹布消毒登记表"，"紫外线灯使用登记表"等。
	8.用清洁剂清洗、消毒液消毒消毒抹布及拖布，取出，晾干备用。
	9.准备次日所需用物。

【注意事项】

1.严格按照无菌技术操作原则执行，规范无菌物品管理。

2.手套破损或污染时应立即更换，以保证无菌操作质量。

3.调配前由辅助人员找出退药，核对病区、床号、姓名、年龄、住院号、用药时间与用药信息，无误后放置在固定位置的退药筐内。

4.辅助人员按科室和药品品种摆药，按输液顺序逐一调配，同一操作台只能摆放同一批次同一品种药品，所有调配范围内的同一批次药品调配完成后再调配下一批次的药品。

5.摆放药品时，药品应至少离水平层流洁净台高效过滤器10～15cm，按照药品高低从前往后摆放；已调配好的药品放置在液体前方，以便复核。

6.调配时

（1）注射器避免抽吸过满，避免将注射器活塞抽出3/4以上。

（2）避免反复穿刺。

（3）穿刺时，针头斜面向上，切忌针头垂直插入，以避免胶塞进入液体内。

（4）抽吸药液时避免注入过多气体致使输液袋膨胀。

7.与胰岛素配伍时，应先加胰岛素，后加其他药品，并由调配人员在输液标签胰岛素规格剂量处画线做已调配标记。

8.调配人员应严格按照顺序操作，各种药品单独使用注射器。

9.调配时，出液管路截流夹务必关闭，避免液体流出。

10.调配过程中，应将一次性使用静脉营养输液袋内溶液充分混匀，不得有沉淀或絮状物。

11.严格按照规定分类放置垃圾。

第三节　生物安全柜操作流程

【目的】

生物安全柜创造的是百级层流洁净环境，实现了安全防护隔离，保护操作者和环境免受危害，避免药品受污染，用于调配抗生素类和危害药品。

【工作原理】

当风机启动时，从工作区域前面流入柜体的空气气流被称作流入气流，流入气流会被吸入至离操作者最近的工作平台前部的气栅栏网中。生物安全柜内有一经过HEPA过滤后的垂直下降气流层（气幕式气流），不断下降的气流层将柜体内部空气中的污染物带走，从而保护了药品不受污染。柜内所有的气体作为一个整体，其中一部分通过HEPA过滤器排放到柜外，另一部分则通过HEPA过滤后作为下降气流在柜内循环。由于柜内气流始终处于负压状态，可使操作人员和环境不暴露在有害的物质中（图1-3-1）。

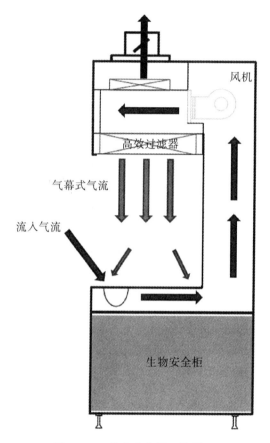

图1-3-1 生物安全柜工作原理

【环境】

区域	净化级别	区域	净化级别
1.第一更衣室	十万级	3.调配间	万级
2.第二更衣室	万级	4.生物安全柜	局部百级

【操作流程】

操作要点	实施步骤
开机	1.开启净化系统、生物安全柜总开关、循环风机和紫外线灯。
	2.用75%乙醇溶液或其他消毒液全面擦拭生物安全柜内的工作平台和其他平面。
	3.打开风机和照明灯，安全柜至少运行10分钟，以保证工作区空气中的污染物被完全清除，然后再开始进行调配。
使用	1.操作时，将生物安全柜防护玻璃拉至安全警戒线。
	2.操作区至少要距前入气流栅栏网及左右侧壁15cm。
关机	1.关闭前至少再运行30分钟，以便将工作区污染物质排出。
	2.依次关闭生物安全柜循环风机→照明灯→总开关。
清洁消毒	1.清洁时，用浸湿的无纺抹布从污染轻处开始清洁，顺序为生物安全柜顶部→两侧→台面（顺序为从上到下，从里向外）。
	2.消毒时，用蘸有75%乙醇溶液的纱布，由无菌要求高的区域逐次消毒，顺序为生物安全柜台面→两侧→顶部。
	3.开启生物安全柜与调配间紫外线灯消毒1小时，并登记。

【注意事项】

1.进行药物调配时，前窗不可高过安全警戒线，否则操作区域内将不能保证负压，造成药物气雾外散，危害操作人员及污染调配间，同时操作区域内也有可能达不到百级净化要求。

2.调配及清洁消毒的过程中应避免液体物质溅入高效过滤器，高效过滤器受潮后会严重影响过滤效率，同时还很容易产生破损和滋生细菌。

3.调配人员应严格执行无菌技术操作，尽量减少药物气雾或残留物的产生，以保护操作者的安全。

4.在生物安全柜内调配药液时，无菌物品与高效过滤器之间应无任何物体阻碍。

5.严格遵循无菌技术操作原则，避免在洁净空间内剧烈动作，避免操作时咳嗽、打喷嚏或说话。

6.确保没有人员在场情况下，开启紫外线灭菌灯。

第四节　调配危害药品操作流程

【目的】

在生物安全柜局部百级洁净区域调配危害药品，保障职业防护，保证用药安全。

【人员】

同本章第二节"调配肠外营养液操作流程"。

【用物】

1.个人防护用物

物品名称	数量	物品名称	数量
1.拖鞋	2双	6.无粉灭菌手套	数副
2.一次性洁净隔离服	2套	7.手消毒液	1瓶
3.一次性口罩（或N95口罩）	4个	8.洗眼器	1个
4.一次性帽子	2个	9.急救箱	1个
5.护目镜	2副	10.危害药品小量/大量溢出包	各1个

2.操作用物

物品名称	数量	物品名称	数量
1.安尔碘消毒液	数瓶	9.量筒	1个
2.75%乙醇消毒液	数瓶	10.一次性治疗巾（防渗透吸水）	数块
3.棉签	数包	11.利器盒	1个
4.各种规格注射器	数个	12.医疗垃圾桶	1个
5.纱布	数包	13.各规格危害药品专用包装袋	数个
6.砂轮	2个		
7.振荡器	1个	14.避光袋	数个
8.治疗碗	1个		

【环境】

同本章第三节"生物安全柜操作流程"。

【操作流程】

操作要点	实施步骤
调配前准备	开机步骤同"生物安全柜操作流程"。
	1.在第一更衣室更换专用拖鞋，按照七步洗手法洗手。
	2.在第二更衣室戴一次性帽子、双层一次性口罩或N95口罩，穿一次性洁净隔离服，佩戴护目镜。
	3.取合适型号无粉灭菌手套，检查有效期、包装完整无破损，按规范戴手套，一副戴在洁净服袖口内，另一副戴在洁净服袖口外。
	4.在生物安全柜表面铺一次性无菌治疗巾，调配结束后或治疗巾被污染时及时更换。
	5.取合适的无菌注射器，开启前严格检查无菌注射器的有效期和密封性、包装有无潮湿和破损，无误后从开口处撕开，取出注射器后固定针头，防止针头脱落。
	6.检查消毒液和棉签有效期及包装完好度，注明开启时间，在有效期内使用。
调配	1.辅助人员按输液标签逐一核对药品信息、用药时间、科室，将药品按规定摆到操作台指定位置，将生物安全柜防护玻璃拉至安全警戒线。
	2.辅助人员消毒、掰安瓿。
	3.调配人员抽吸药液（参见本章第二节"调配肠外营养液操作流程"）。
复核包装	1.辅助人员检查安瓿或西林瓶是否抽吸干净，再次根据输液标签信息复核已调配药品。
	2.检查成品输液包装完整无破损、药液无杂质。
	3.准确无误后将空西林瓶置于黄色医疗垃圾袋内，空安瓿置于利器盒内。
	4.调配人员、复核人员在输液标签相应位置签字。

操作要点	实施步骤
	5.按科室将调配好的药物双层包装:辅助人员脱去外层手套,打开细胞毒性药物专用包装袋,避免接触包装袋内侧;调配人员将配好的药物放入包装袋内;辅助人员包好包装袋,其外再套一层包装袋。
	6.辅助人员将液体传出调配间,注意防止转移性污染。
清洁消毒	1.将所有物品整理出调配间。
	2.清洁时,用浸湿纱布清洁,顺序为传递门(窗)→治疗车→椅子→生物安全柜(同本章第三节"生物安全柜操作流程"清洁顺序)。
	3.消毒时,用蘸有75%乙醇溶液的纱布,由无菌要求高的区域逐次消毒生物安全柜→治疗车→传递门(窗)(同本章第三节"生物安全柜操作流程"消毒顺序)。
	4.用清洁纱布擦拭生物安全柜下方地面。
	5.用专用拖把将调配间公共区域拖干净,保证地面无玻璃碴屑等。
	6.将一次性洁净隔离服置入黄色医疗垃圾袋中,封口后,再放入另一个黄色医疗垃圾袋,密封处理,以防污染室内空气,并标有明显的警示标记。
	7.开启生物安全柜与调配间紫外线灯消毒1小时。
	8.登记"调配任务责任追溯表","紫外线灯使用登记表"等。
	9.准备次日所需用物。

【注意事项】

1.使用无粉灭菌乳胶手套(厚度应>0.22mm),手套的厚度和接触药物的时间决定手套的透过性。乳胶手套对危害药品的透过性要低于非乳胶手套,PVC手套不应在操作危害药品中使用。手套的透过性会随着时间的增加而增大,遇到手套破损、刺破和被药物污染则需要更换手套。

2.受污染物品、所有针筒和针头都应丢置在带有明显标识的利器盒中；个人防护用物脱卸后应放置于准备区域内的医疗垃圾桶内，操作人员不得将个人防护用物穿戴出准备区域。

3.若有危害药品溢出，应立即启动危害药品小量/大量溢出应急预案（参见附录"四、职业防护"）。

第五节 调配用具使用流程

一、无菌注射器操作流程

【目的】

无菌注射器是静脉用药集中调配中心（PIVAS）工作人员在调配静脉用药时必不可少的医疗器械，在调配过程中要正确选择，使用无菌注射器，以防止产生异物（如胶塞、玻璃碎屑），保证药品调配质量。

【用物】

物品名称	数量	物品名称	数量
1.各种规格注射器	各1个	6.治疗碗	1个
2.安尔碘消毒液	数瓶	7.急救箱	1个
3.75%乙醇消毒液	数瓶	8.手消毒液	1瓶
4.棉签	1包	9.利器盒	1个
5.砂轮	1个	10.医疗垃圾桶	1个

【操作流程】

操作要点	实施步骤
操作前准备	1.操作者洗手，戴一次性帽子、一次性口罩。
	2.检查消毒液和棉签有效期及包装完好程度，注明开启时间，在有效期内使用。
	3.检查、消毒

续表

操作要点	实施步骤
	（1）查对液体名称、浓度、剂量、有效期，在光亮处查看内、外包装之间有无渗漏。
	（2）打开外包装取出液体袋，挤压液体袋查看有无渗漏。
	（3）轻拧液体袋橡胶塞查看有无松动，查看液体有无沉淀、混浊、絮状物、变色等现象。
	（4）去除液体袋橡胶塞上的保护盖，用棉签蘸取安尔碘消毒液从橡胶塞中心开始螺旋形消毒至胶塞边缘。
	4.消毒
	（1）玻璃安瓿类药品：将安瓿尖端药液弹至体部，用棉签蘸取75%乙醇消毒液消毒安瓿颈部及砂轮，用砂轮在颈部划一划痕，再次消毒划痕处，掰断安瓿。
	（2）西林瓶类药品：去除瓶盖，用棉签蘸取安尔碘消毒液由瓶盖中心部位螺旋形依次消毒至瓶颈部。
抽吸、加药	1.取合适型号的无菌注射器，检查无菌注射器的有效期和密封性、包装有无潮湿和破损，无误后从开口处撕开，取出注射器后固定针头，防止针头脱落。
	2.抽吸药物：无菌注射器持针手法（图1-5-1）。
	3.加药：无菌注射器进针方式及进针角度为一手固定液体袋加药端口，另一手持注射器，使针头与液体袋加药端口橡胶塞成垂直角度刺入，将药液注入液体袋内。
操作后处理	1.注射器用后应将针头与针筒分离，将针头放入利器盒中，将针筒放入医疗垃圾桶内。
	2.盛放的医疗废物不得超过医疗垃圾桶或利器盒的3/4。
	3.使用有效的封口方式，标明产生科室、类别、产生日期、数量及需要特别说明的内容。
	4.填写医疗废物交接登记本。

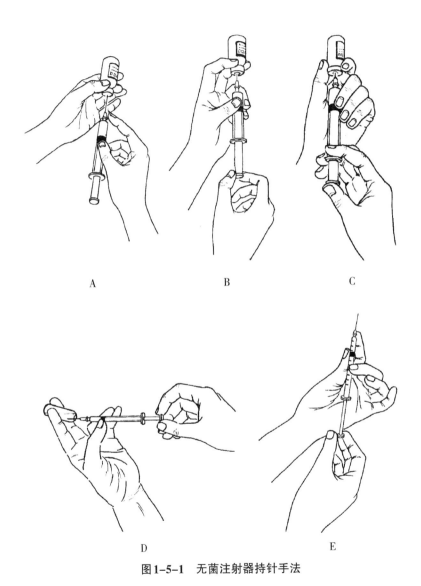

A　　　　　　　　B　　　　　　　　C

D　　　　　　　　　　　　　　E

图1-5-1　无菌注射器持针手法

【注意事项】

1.使用前严格检查产品质量和安全性，如发现不合格产品或怀疑产品质量时，应立即停止使用，并及时报告医院感染管理办公室，不得自行退换货处理。

2.严格遵循无菌技术操作原则，调配前固定好针头，调配过程中正确持针，避免触及针头，造成污染。

3.使用无菌注射器每次抽吸的药液不能超过针筒长度的3/4，以防污染注射器活塞。

4.调配过程中，针筒和针头应避免挤压、敲打、滑落等。

5.调配时需把握好穿刺力度与角度，以防因穿刺不当导致液体袋扎漏，造成不必要的浪费和污染。

6.调配时应正确选择无菌注射器

（1）根据药液量选择：原则上药液量多应选择规格相对较大的无菌注射器，药量小应选择规格相对较小的无菌注射器，如：

0.9%氯化钠注射液　　　100ml
依达拉奉　　　　　　　20ml　／　静脉滴注 8a.m.

调配此处方时宜选择30ml的无菌注射器。

5%葡萄糖注射液　　　　250ml
维生素C　　　　　　　2g
维生素B$_6$　　　　　　0.2g　／　静脉滴注 8a.m.

调配此处方时应注意维生素C规格为1g：每支5ml，2g为10ml；维生素B$_6$规格为0.1g：每支2ml，0.2g为4ml，此处方共需调配14ml药液量，所以宜选择20ml的无菌注射器。

注意特殊药液量调配时注射器的选择，如：

5%葡萄糖注射液　　　　500ml
胰岛素　　　　　　　　8U　／　静脉滴注 8a.m.

调配此处方时应注意胰岛素为大规格小剂量药品，1ml为40U，8U为0.2ml，应选择1ml无菌注射器调配。

5%葡萄糖注射液	100ml	
地塞米松	3mg	静脉滴注8a.m.

调配此处方时宜选择10ml无菌注射器，地塞米松规格为1ml：5mg，应先将地塞米松1ml：5mg稀释为5ml：5mg，3ml即为3mg。

（2）根据药品容器和注射器特性选择：药品容器分为西林瓶、玻璃安瓿和聚乙烯安瓿。其特点为西林瓶类药品易进入瓶塞，玻璃安瓿药品易进入玻璃碎屑，聚乙烯安瓿药品无瓶塞、无玻璃碎屑。

无菌注射器的针头分为斜面、单侧孔和双侧孔三种。

1）20ml的斜面针头无菌注射器，针头大且粗，抽吸力度较大，穿刺力度强，在调配西林瓶类药品时不易导致瓶塞脱落，可防止胶塞进入。

2）30ml的单侧孔针头无菌注射器，针头最前端较圆钝，抽吸力度相对较弱，在调配安瓿类药品时不易吸入玻璃碎屑，可防止玻璃碎屑进入。

3）30ml/60ml的双侧孔针头无菌注射器，规格大、抽吸力度强，可用于调配药液量较大的药品。

7.调配过程中若注射器被污染或疑似污染应及时更换。

二、双向精密配液泵操作流程

【目的】

1.确保无菌　减少污染机会，最大化保证无菌调配。

2.加强职业防护　降低劳损与劳动强度，减少针刺伤的发生率。

3.可控性强　使工作人员按时按质按量完成调配工作。

4.精准度高　抽吸彻底，药液残余量少，可精准抽取的最小容积为0.2ml。

5.操作简单　适用于静脉用药调配中心集中按品种调配，尤其适用于使用剂量大的单品种药品的调配。

【用物】

1. 个人防护用物

物品名称	数量	物品名称	数量
1. 拖鞋	2双	6. 手消毒液	1瓶
2. 洁净隔离服	2套	7. 洗眼器	1个
3. 一次性口罩	2个	8. 急救箱	1个
4. 一次性帽子	2个	9. 利器盒	1个
5. 无粉灭菌手套	数副		

2. 操作用物

物品名称	数量	物品名称	数量
1. 各种规格注射器	数个	11. 医疗垃圾桶	1个
2. 纱布	数包	12. 清洁剂	1瓶
3. 一次性无菌治疗巾	数块	13. 输液架	1个
4. 75%乙醇消毒液	1瓶	14. 输液筐	数个
5. 安尔碘消毒液	1瓶	15. 双向精密配液泵	1台
6. 棉签	数包	16. 适宜型号管路	1根
7. 灭菌注射用水	1瓶	17. 适宜型号输液袋	数个
8. 无菌治疗盘	2个	18. 适宜型号一次性专用	2个
9. 量筒	1个	针头（带排气）	
10. 砂轮	2个	19. 一次性管路转换接头	1个

【环境】

同本章第一节"水平层流洁净台操作流程"。

【操作流程】

操作要点	实施步骤
调配前准备	1. 同本章第二节"调配肠外营养液操作流程"
	2. 将脚踏开关插入双向精密配液泵侧面的端口，可脚踏控制泵启动和停止。

操作要点	实施步骤
	3.安装管路
	（1）选择合适型号的管路，查对无误后打开输液管路包装。
	（2）将管路进液一端安装于机器输入端口，将管路插入插槽，逆时针旋转泵头，使管路的硅胶部分环绕于其泵头周围。前后移动几次泵头，以确保其转动无阻力。注：切勿使硅胶管扭曲，切勿使用蛮力将管路向下推送至泵头周围槽中。
	（3）关闭顶盖。
	4.打开电源开关：打开电源开关后，按"Interval"+"C/CE"清除记录。
	5.填充管路：查对无菌注射用水质量，挂于输液架上，用棉签蘸取消毒液消毒瓶口，将管路塑针（带排气孔）插入瓶内，按"Start/Stop"（启动/停止）开始填充管路、排气，若需要，可使用脚踏开关进行"Start/Stop"（启动/停止）操作。
校准	1.将管路输出一侧端口连接一次性管路转换接头，连接注射器。
	2.先按"Volume"（体积）设置输出液体体积，再次按"Volume"（体积）确认，按"Start/Stop"（启动/停止）填充注射器，停止后，排空注射器内气体，观察实际液体量，按"Adjust"（调整）输入实际液体量，再次按"Adjust"（调整）确认，按"Start/Stop"（启动/停止）再次填充注射器，确认设置体积与填充液体量一致，拆除注射器及一次性管路转换接头，选择适合型号的针头，连接在此端口。
设定输出体积与速度	1.按"Volume"（体积）设置输出液体体积，再次按"Volume"（体积）确认。
	2.双向精密配液泵运转速度设有低、中、高3个范围，若要更改速度设置：

操作要点	实施步骤
	（1）按下"Low/Med/High Speed"（低/中/高速），显示屏的当前设置开始闪烁，键入更大数字以提高速度设置或键入更小数字以降低速度设置。
	（2）若要恢复到默认设置，按下"Low/Med/High Speed"，然后按下"C/CE"即可。
	（3）反转模式：若要更改抽送方向，按下"Reverse"（反转），按钮亮起时，反转激活。
操作结束，关闭电源	1.将一次性管路等医疗废物置于黄色医疗垃圾袋，针头弃于利器盒内。
	2.清洁消毒双向精密配液泵。
调配后处理	同本章第一节"水平层流洁净台操作流程"

【注意事项】

1.建议用双向精密配液泵调配西林瓶类药品，以水针剂优先。

2.在操作过程中如遇特殊情况，可按"Start/Stop"（启动/停止），这时双向精密配液泵会暂时停止工作，再次按"Start/Stop"（启动/停止），可恢复运行。

3.在操作时必须先进行校准，使设置液体量与实际输出量一致。

4.出现以下使用情况改变，需要对泵进行校准

（1）运行条件改变导致精确度变化时。

（2）未能准确输送设定的预期输送液体体积时。

（3）开始新一轮操作前。

（4）重启后。

（5）管路出液口背压改变时，如不同类型的液体输送目标容器、针头规格、过滤器。

（6）更改速度设置时。

第二章

输液治疗操作流程

第一节　静脉注射流程

【目的】

1.药物不宜口服、皮下、肌内注射，或需迅速发挥药效，尤其是治疗急重症时。

2.诊断性检查，自静脉注入药物，如肝、肾、胆囊等X线摄片。

【用物】

物品名称	数量	物品名称	数量
1.注射盘及用物	1套	4.无菌治疗巾	1包
内有：①皮肤消毒剂	1瓶	5.手套	1副
②无菌棉签	数包	6.标签	1卷
③无菌棉球	数包	7.手消毒液	1瓶
④一次性静脉输液钢针	1个	8.利器盒	1个
⑤止血带	1根	9.生活垃圾桶	1个
⑥砂轮	1个	10.医用垃圾桶	1个
⑦一次性垫巾	1块	11.盛有消毒液小桶（浸泡止血带）	1个
⑧垫枕（必要时）	1个		
2.一次性注射器	1副	12.治疗车	1辆
3.注射药液	按医嘱		

【操作流程】

操作要点	实施步骤
评估	1.患者病情、年龄、意识状态、自理能力、心理反应。
	2.患者治疗情况、用药史、药物过敏史，现用药物的药理作用。
	3.患者对注射给药的认知及合作程度。
	4.患者肢体活动能力，注射部位的皮肤状况，静脉充盈度，血管弹性。
操作前准备	1.操作者准备：衣帽整洁，洗手，戴口罩。
	2.环境准备：治疗室清洁、明亮，病室整洁。
	3.妥善摆放用物。
核对医嘱、药品	1.打印医嘱执行单（或医嘱本）及注射标签并核对（包括患者床号、姓名、ID号、药名、剂量、浓度、用法、时间等）。
	2.核对药物并检查质量（查对药瓶标签、药名、浓度、剂量、有效期；药瓶口有无松动、裂痕；药物有无变色、沉淀、混浊、絮状物等）。
	3.请第二人核对医嘱及药物。
	4.在医嘱执行单（或医嘱本）相应位置打钩。
铺注射盘	1.检查治疗巾是否在有效期内，有无潮湿、破损。
	2.打开治疗巾包皮，取一块治疗巾对折铺于治疗盘内（手捏面向外）。
	3.取标签，书写铺盘日期及时间，并贴于治疗巾上层外侧。
抽吸药液	1.再次核对药液，消毒安瓿（药瓶），待干。
	2.检查注射器是否在有效期内，包装是否密闭。
	3.将治疗盘内治疗巾呈扇形折叠打开。
	4.掰开安瓿，打开注射器包装，取出注射器，固定针头，抽吸药液。
	5.贴注射标签于注射器上，经两人核对后，将注射器放在原注射器包装袋内，再放入注射盘治疗巾内，覆盖治疗巾，备用。
	6.将治疗盘放治疗车上，整理用物，洗手。

操作要点	实施步骤
核对解释	1.推车至患者床旁。 2.核对患者床号、姓名、ID号及腕带信息等。 3.向患者解释操作目的，所注射药物的作用、注意事项及配合要点，以取得合作。
选择静脉	1.协助患者取舒适体位，暴露注射部位，将一次性垫巾置于穿刺部位下方，必要时垫小枕，在穿刺部位上6cm处扎止血带，嘱患者握拳，选择合适静脉，嘱患者松拳，松止血带。 2.常用注射部位 （1）四肢浅静脉：上肢常用肘部浅静脉（贵要静脉、正中静脉、头静脉）、腕部浅静脉、手背浅静脉等；下肢常用足背静脉、大隐静脉、小隐静脉等。 （2）头皮静脉：常用头皮静脉有颞浅静脉、额静脉、耳后静脉、枕静脉等。
皮肤消毒	1.洗手，检查消毒剂有效期，并注明开启日期。 2.消毒穿刺部位，直径>5cm，充分待干。
扎止血带	在穿刺部位上方6cm处扎止血带，嘱患者握拳。
核对排气	1.取出注射器，再次核对。 2.取下针头保护套，排气。 3.或连接一次性静脉输液钢针，取下针头保护套，排气。
静脉穿刺	一手拇指绷紧待穿刺静脉下端皮肤，另一手持注射器，示指固定针栓（或拇指、示指、中指固定一次性静脉输液钢针针翼），针头斜面向上，与皮肤成15°～30°，于静脉上方或侧面刺入皮下，再沿静脉走向潜行刺入静脉，见回血后再沿静脉进针少许。
推注药液	松止血带，嘱患者松拳，一手固定注射器，另一手缓慢注入药液。
拔针按压	注射完毕，将干棉签或棉球置于穿刺点上方，快速拔出针头，按压局部5分钟，凝血异常患者应延长按压时间至10分钟。

操作要点	实施步骤
整理用物	1.再次核对患者信息。
	2.协助患者整理好衣袖，取舒适卧位，整理床单位。
	3.告知患者注意事项。
	4.洗手，覆盖治疗盘，推车回治疗室。
核对签字	1.再次将安瓿（或药瓶）与医嘱执行单（或医嘱本）核对后置于锐器桶内。
	2.清理用物，洗手。
	3.在医嘱执行单（或医嘱本）上签执行时间及执行者姓名。
	4.观察患者用药后反应，记录。

【注意事项】

1.严格执行查对制度和无菌技术操作原则，严格遵守消毒隔离原则。

2.选择粗直、弹性好、易于固定的静脉，避开关节和静脉瓣；对需长期注射者，应有计划地选择静脉，由细到粗、由远心端到近心端。

3.根据患者年龄、病情及药物性质，以适当速度注入药物，推药过程中注意观察患者反应。

4.推注刺激性药物时，须先用生理盐水穿刺。

5.禁止从头皮静脉注射钙剂等刺激性较强的药物，防止因药物外渗引起局部皮肤坏死。

6.注射过程中，间断回抽血液，确认针头是否在血管内，以确保药液安全注入血管内。

7.静脉注射时宜使用清洁手套。

第二节　采血流程

一、周围静脉采血流程

【目的】

抽取血标本做各项检查。

【用物】

物品名称	数量	物品名称	数量
1.注射盘及用物	1套	6.试管架	1个
内有：①皮肤消毒剂	1瓶	7.利器盒	1个
②无菌棉签	数包	8.手消毒液	1瓶
③无菌棉球	数包	9.生活垃圾桶	1个
④止血带	1根	10.医用垃圾桶	1个
⑤胶布（或输液贴）	1卷	11.盛有消毒液小桶（浸泡止血带）	1个
2.真空采血器	1套		
包括：①真空采血管	数个	12.如用注射器采血，备注射器、采血用物，规格视采血量定。包括：①一次性注射器；②一次性静脉输液钢针；③标本容器（抗凝、干燥、血培养）	一
②真空采血针	1个		
③持针器	1个		
3.一次性垫巾	1个		
4.垫枕（必要时）	1个		
5.手套	1副	13.治疗车	1辆

【操作流程】

操作要点	实施步骤
评估	1.患者病情、年龄、意识状态、自理能力、心理反应。
	2.患者诊断和目前治疗情况。
	3.患者对血标本采集的认知、合作程度。
	4.患者需要做检查的项目、采血量，是否需要做特殊的准备。

操作要点	实施步骤
	5.患者采血部位皮肤及血管情况,如有无水肿、结节瘢痕、静脉充盈度、管壁弹性等。
	6.患者有无情绪上的变化,如采血前紧张、焦虑等,有无运动、进食、吸烟、服用药物及饮酒、咖啡或茶等。
操作前准备	1.操作者准备:衣帽整洁,洗手,戴口罩。
	2.环境准备:治疗室清洁、明亮,病室整洁。
	3.妥善摆放用物。
核对医嘱、物品	1.打印医嘱执行单(或医嘱本)及检验条码。
	2.检查采血管及无菌物品有效期。
	3.两人按医嘱核对操作项目、执行时间、检验条码及采血管;将检验条码贴在采血管上。
	4.在医嘱执行单(或医嘱本)相应位置打钩。
核对解释	1.携用物推车至患者床旁。
	2.核对患者床号、姓名、ID号及腕带信息等。
	3.向患者解释采血目的、方法、注意事项,以取得合作。
选择静脉	1.协助患者取舒适体位,暴露注射部位,将一次性垫巾置于穿刺部位下方,必要时垫小枕,在穿刺部位上6cm处扎止血带,嘱患者握拳,选择合适静脉,嘱患者松拳,松止血带。
	2.常用采血部位
	(1)四肢浅静脉:上肢常用肘部浅静脉(贵要静脉、正中静脉、头静脉),腕部浅静脉,手背浅静脉等;下肢常用足背静脉、大隐静脉、小隐静脉等。
	(2)头皮静脉:常用头皮静脉有颞浅静脉、额静脉、耳后静脉、枕静脉等。
消毒皮肤	1.洗手,检查消毒剂有效期,并注明开启日期。
	2.消毒穿刺部位,直径>5cm,充分待干。
扎止血带	在穿刺部位上方6cm处扎止血带,嘱患者握拳。

操作要点	实施步骤
穿刺抽血	1.再次核对患者信息。 2.真空采血器采血 　（1）取下真空采血针保护套，一手绷紧皮肤，另一手持采血针，针尖斜面向上，针头与血管成15°～30°进针，见回血后沿静脉走向进针少许，固定采血针，连接真空采血管。 　（2）按顺序依次插入真空采血管，采血至所需量，拔出真空采血管置于试管架上（如为抗凝管，一只手固定持针器，另一只手轻轻倒置采血管5～8次，置于试管架上）。 　（3）嘱患者松拳，松止血带。 3.注射器采血：按静脉注射法穿刺静脉，见回血后抽动活塞抽取所需血量。采血后，打开试管帽，将血液沿管壁注入试管内，放试管架上。
拔针按压	采血完毕，将干棉签或棉球置于穿刺点上方，快速拔出针头，按压局部5分钟，凝血异常患者应延长按压时间至10分钟。
整理用物	1.再次核对患者信息。 2.协助患者整理好衣袖，取舒适卧位，整理床单位。 3.告知患者注意事项。 4.洗手，推车回治疗室。
核对签字	1.清理用物，洗手。 2.在医嘱执行单（或医嘱本）上签执行时间及执行者姓名。
标本送检	将血标本连同化验单及时送检。

【注意事项】

1.严禁在输液和输血的肢体或针头处抽取血标本，应在对侧肢体采集。

2.应在患者安静的状态下采集血标本。

3.做生化检验，应在清晨空腹时采集血标本，事先通知患者抽血前勿进食、饮水，以免影响检验结果。

4.采集血培养

（1）血培养瓶应在室温下避光保存。

（2）遵医嘱准备适合的需氧瓶和厌氧瓶。

（3）间歇性寒战患者应在寒战或体温高峰前取血，当预测寒战或高热时间有困难时，应在寒战或发热时尽快采集血培养标本。

（4）已使用过抗生素治疗的患者，应在下次使用抗生素前采集血培养标本。

（5）血标本注入厌氧菌培养瓶时，注意勿将注射器中空气注入瓶内。

（6）2次血培养标本采集时间至少间隔1小时。

（7）如需从外周及中心静脉导管同时采集血培养标本时，两者采集时间间隔必须小于5分钟，并做标记。

（8）每个血培养瓶采血量为8～10ml，儿童需氧菌培养瓶采血量为2～5ml；亚急性细菌性心内膜炎患者，采血量为10～15ml，以提高血培养阳性率。

（9）采集血培养标本时应严格执行无菌操作技术，防止污染。

5.肘部采血时，不要拍打患者前臂；止血带结扎时间以1分钟为宜，避免结扎止血带时间过长导致血液成分变化影响检验结果。

6.同时抽取多种血标本时，应按顺序依次注入血培养瓶、抗凝管、干燥管，动作应迅速准确。

7.使用真空采血管时，不可在穿刺成功前将真空采血管与采血针头相连，以免试管内负压消失而影响采血。

8.标本采集后应尽快送检，送检过程中避免过度振荡。

9.周围静脉采血时宜使用清洁手套。

二、股静脉采血流程

【目的】

抽取血标本做各项检查。

【用物】

物品名称	数量	物品名称	数量
1.注射盘及用物	1套	5.垫枕（必要时）	1个
内有：①皮肤消毒剂	1瓶	6.无菌手套	1副
②无菌棉签	数包	7.试管架	1个
③无菌棉球	数包	8.利器盒	1个
2.真空采血管	数个	9.手消毒液	1瓶
3.一次性注射器（规格视采血量定）	1个	10.生活垃圾桶	1个
		11.医用垃圾桶	1个
4.一次性垫巾	1块	12.治疗车	1辆

【操作流程】

操作要点	实施步骤
评估	1.患者病情、年龄、意识状态、自理能力、心理反应。
	2.患者诊断和目前治疗情况。
	3.患者对血标本采集的认知、合作程度。
	4.患者需要做的检查项目、采血量，是否需要做特殊的准备。
	5.患者采血部位皮肤及血管情况，如有无水肿、结节瘢痕、静脉充盈度、管壁弹性等。
	6.患者有无情绪上的变化，如检验前紧张、焦虑等，有无运动、进食、吸烟、服用药物及是否饮酒、咖啡或茶等。
操作前准备	1.操作者准备：衣帽整洁，洗手，戴口罩。
	2.环境准备：治疗室清洁、明亮，病室整洁。
	3.妥善摆放用物。

操作要点	实施步骤
核对医嘱、物品	1.打印医嘱执行单（或医嘱本）及检验条码。
	2.检查采血管及无菌物品有效期。
	3.两人按医嘱核对操作项目、执行时间、检验条码及采血管；将检验条码贴在采血管上。
	4.在医嘱执行单（或医嘱本）相应位置打钩。
核对解释	1.携用物推车至患者床旁。
	2.核对患者床号、姓名、ID号及腕带信息等。
	3.向患者解释采血目的、方法、注意事项，以取得合作。
安置体位	1.协助患者取仰卧位，下肢伸直略外展外旋，小腿弯曲呈蛙状，充分暴露穿刺部位。
	2.穿刺部位下方垫一次性垫巾，必要时穿刺侧腹股沟下可垫小枕以显露穿刺部位。
定位消毒	1.在股三角区扪及股动脉搏动最明显的部位，消毒穿刺部位，直径大于10cm。
	2.操作者戴无菌手套，或者消毒一手示指和中指。
穿刺抽血	1.再次核对无误后，用消毒的示指和中指触摸股动脉搏动处，另一手持注射器，针头与皮肤成90°或45°，在股动脉内侧0.5cm处刺入。
	2.抽动活塞见有暗红色回血，提示已进入股静脉，立即停止进针；如未见回血，则应继续刺入或缓慢边退针边抽吸，直至见回血为止。确认进入股静脉后抽动活塞抽取所需血量。
	3.采血完毕，迅速拔出针头，用无菌棉球按压局部5分钟。
	4.去除注射器针头，按顺序依次打开试管帽，按所需血量将血液沿管壁注入试管内，放试管架上（如为抗凝管，一只手固定注射器，另一只手上下颠倒采血管5~8次，置于试管架上）。
拔针按压	采血完毕，将干棉签或棉球置于穿刺点上方，快速拔出针头，按压局部5分钟，凝血异常患者应延长按压时间至10分钟。

操作要点	实施步骤
整理用物	1.再次核对患者信息。
	2.协助患者整理好衣袖，取舒适卧位，整理床单位。
	3.告知患者注意事项。
	4.洗手，推车回治疗室。
核对签字	1.清理用物，洗手。
	2.在医嘱执行单（或医嘱本）上签执行时间及执行者姓名。
标本送检	将血标本连同化验单及时送检。

【注意事项】

1.新生儿首选股静脉采血。

2.腹股沟有伤口、糜烂或感染者，以及有凝血功能障碍和出血倾向者不宜采用股静脉采血。

3.操作前向患者及家属做好解释工作，以取得合作；操作中严格执行无菌操作。

4.正确了解股静脉的解剖位置：股静脉在股三角区，位于股鞘内，在腹股沟韧带下方紧靠股动脉内侧，如在髂前上棘和耻骨结节之间画一连线，股动脉走向和该线的中点相交，股静脉在股动脉的内侧0.5cm处。

5.根据患儿皮下脂肪薄厚来确定进针深浅度，对于皮下脂肪薄者，针头进入不要太深。

6.穿刺时要避开股神经，否则易造成下肢运动障碍；若穿刺失败，不宜在一个部位反复多次穿刺或左右摆动，以免造成血肿或较大范围的损伤；斜刺时向上刺入不可过深，以免伤及髋关节或腹腔内组织。

7.穿刺时密切观察患儿的意识、面色、生命体征等变化，如有异常，立即停止操作。

8.按压时切忌一压一松，按压力度要适宜，以免造成下肢青紫；穿刺后注意保护穿刺处，以免粪便污染。

三、动脉采血流程

【目的】

采集动脉血标本，常用于做血气分析。

【用物】

物品名称	数量	物品名称	数量
1.注射盘及用物	1套	5.垫枕（必要时）	1个
内有：①皮肤消毒剂	1瓶	6.无菌手套	1副
②无菌棉签	数包	7.利器盒	1个
③无菌棉球	数包	8.手消毒液	1瓶
④一次性垫巾	1块	9.生活垃圾桶	1个
2.一次性动脉血气针	1副	10.医用垃圾桶	1个
3.肝素化的一次性注射器	1副	11.治疗车	1辆
4.无菌软木塞或橡胶塞	1块		

【操作流程】

操作要点	实施步骤
评估	1.患者病情、年龄、凝血功能、意识状态、合作程度、自理能力、心理反应。
	2.正在进行的治疗（吸氧或呼吸机使用情况）。
	3.穿刺部位皮肤及动脉血管搏动情况。
操作前准备	1.操作者准备：衣帽整洁，洗手，戴口罩。
	2.环境准备：治疗室清洁、明亮，病室整洁。
	3.妥善摆放用物。
核对医嘱、物品	1.打印医嘱执行单（或医嘱本）及检验条码。
	2.检查动脉血气针及无菌物品有效期。
	3.双人按医嘱核对检验项目、执行时间、检验条码及一次性动脉血气针或肝素化的一次性注射器，将检验条码贴在一次性动脉血气针或肝素化的一次性注射器上。
	4.在医嘱执行单（或医嘱本）相应位置打钩。

操作要点	实施步骤
核对解释	1.携用物推车至患者床旁。
	2.核对患者床号、姓名、ID号及腕带信息等。
	3.向患者解释操作目的、方法、配合要点，以取得合作。
选择动脉	1.协助患者取舒适安全卧位，暴露穿刺部位。
	2.将一次性垫巾置于穿刺部位下方，必要时穿刺部位下可垫小枕以显露穿刺部位。
	3.选择动脉：通常选择桡动脉、股动脉、肱动脉或足背动脉，触摸动脉搏动最强处为穿刺进针点，嘱患者放松，平静呼吸。
消毒皮肤	1.常规消毒皮肤（以动脉搏动最强点为中心），直径＞5cm（选择股动脉穿刺消毒范围直径＞10cm）。
	2.操作者戴无菌手套，或者消毒一手的示指和中指。
穿刺采血	1.再次核对患者信息后，穿刺采血。
	2.一次性动脉血气针采血
	（1）取出并检查一次性动脉血气针，将血气针活塞拉至所需血量的刻度，血气针筒自动形成吸引等量血液的负压。
	（2）消毒的示指、中指将欲穿刺动脉搏动最明显处固定于两指间，另一手持一次性动脉血气针，将针头垂直或与动脉走向成45°刺入动脉，见鲜红色回血后，固定血气针，血气针会自动抽取所需血量（1～2ml）。
	3.肝素化一次性注射器采血：消毒的示指、中指将欲穿刺动脉搏动最明显处固定于两指间，另一手持注射器将针头垂直或与动脉走向成45°刺入动脉，见鲜红血液涌入注射器后固定穿刺针的方向及深度，抽取血液至所需量（1～2ml）。
拔针按压	1.采血完毕，拔出针头，立即将针尖斜面刺入软木塞或橡胶塞，以隔绝空气，并轻轻搓动注射器使血液与肝素混匀。
	2.同时用无菌棉球加压止血5～10分钟。

操作要点	实施步骤
整理用物	1.再次核对患者信息。
	2.协助患者整理好衣袖，取舒适卧位，整理床单位。
	3.告知患者注意事项。
	4.洗手，推车回治疗室。
核对签字	1.清理用物，洗手。
	2.在医嘱执行单（或医嘱本）上签执行时间及执行者姓名。
标本送检	将血标本连同化验单及时送检。

【注意事项】

1.有出血倾向者慎用股动脉穿刺法采集血标本。

2.严格执行查对制度和无菌技术操作原则。

3.桡动脉穿刺点为前臂掌侧腕关节上2cm，桡动脉搏动明显处；股动脉穿刺点为腹股沟股动脉搏动明显处。新生儿宜选用桡动脉，不宜选用股动脉穿刺，因股动脉穿刺垂直进针时易伤及髋关节。

4.血气分析标本应与空气隔绝，采集后立即送检。

第三节　静脉输液流程

一、周围静脉输液流程

【目的】

1.补充水分及电解质，预防和纠正水、电解质和酸碱平衡失调。常用于剧烈呕吐、腹泻、大手术后的患者。

2.增加血容量，改善微循环，维持血压。常用于休克、大出血、严重烧伤的患者。

3.补充营养，供给热能，促进组织修复。常用于慢性消耗性疾病、禁食、胃肠吸收障碍、大手术后的患者。

4.输入药物，治疗疾病。常用于中毒、感染、组织水肿及各种经静脉输入药物治疗的患者。

【用物】

物品名称	数量	物品名称	数量
1.治疗车	1辆	12.垫枕（必要时）	1个
2.输液盘及用物	1套	13.手套	1副
内有：①皮肤消毒剂	1瓶	14.利器盒	1个
②无菌棉签	数包	15.手消毒液	1瓶
③砂轮	1个	16.生活垃圾桶	1个
3.一次性注射器	1副	17.医用垃圾桶	1个
4.一次性静脉输液钢针	1个	18.盛有消毒液小桶（浸泡止血带）	1个
5.一次性输液器	2副	19.外周静脉留置针用物	1套
6.软包装注射液	1袋	包括：①型号合适的	
7.注射用药	按医嘱	留置针	1个
8.止血带	1根	②输液接头	1个
9.一次性垫巾	1块	③无菌透明敷料	1张
10.胶布（或输液贴）	1卷		
11.输液标签	1卷		

【操作流程】

操作要点	实施步骤
评估	1.评估患者的年龄、病情、意识状态、自理能力、心理反应。
	2.患者出入液体量、心肺功能。
	3.患者对输液治疗的知识水平及合作程度。
	4.患者的静脉治疗方案、用药史、药物过敏史，输入药物的性质、剂量。
	5.评估穿刺部位皮肤和静脉情况。
操作前准备	1.操作者准备：衣帽整洁，洗手，戴口罩。
	2.环境准备：治疗室清洁、明亮，病室整洁。
	3.妥善摆放用物。

操作要点	实施步骤
核对医嘱、药品	1.打印医嘱执行单（或医嘱本）及输液标签并核对（包括患者床号、姓名、ID号、药名、剂量、浓度、用法、时间等）。
	2.检查软包装液体名称、浓度、剂量、有效期，在光亮处查看内、外包装之间有无水珠，如无异常打开外包装取出内袋，挤压液体袋查看有无渗漏。
	3.核对药物并检查质量（核对药瓶标签、药名、浓度、剂量、有效期；检查药物瓶口有无松动、裂痕；药物有无变色、沉淀、混浊、絮状物等）。
	4.请第二个人核对医嘱及药物。
	5.在医嘱执行单（或医嘱本）相应位置打钩。
	6.将输液标签贴于液体袋背面。
配制药液	1.取下软包装液体袋加药塞（短管）上的塑料盖，用消毒棉签从加药塞中心开始螺旋形消毒至塑料盖边缘，消毒两遍。
	2.按无菌操作法吸取药液，一手固定注射液袋加药塞连接管，另一手持注射器刺入，推注药液于液体袋内。
	3.加药后充分混匀药液，再次检查有无渗漏。
	4.将液体放于输液盘内，并置于治疗车上，整理用物，洗手。
核对解释	1.推车至患者床旁。
	2.核对患者床号、姓名、ID号及腕带信息等。
	3.向患者解释操作目的，所注射药物的作用、注意事项及配合要点，以取得合作。
	4.嘱患者排尿。
选择静脉	1.协助患者取舒适体位，暴露注射部位，将一次性垫巾置于穿刺部位下方，必要时垫小枕，在穿刺部位上6cm处扎止血带，嘱患者握拳，选择合适静脉，嘱患者松拳，松止血带。
	2.根据患者和用药评估情况选择静脉。
	3.固定输液架。

操作要点	实施步骤
选择穿刺工具	1.根据治疗方案、药物性质和所选静脉情况选择一次性静脉输液钢针或外周静脉留置针。
	2.查看穿刺工具有效期及包装是否完整。
安装输液器	1.用消毒棉签从软包装液体袋输液塞中心开始螺旋形消毒至塑料盖边缘。
	2.取输液器,检查有效期及包装是否完整。
	3.打开输液器包装袋取出输液器,将输液针头保护套取下。
	4.左手固定输液口连接管,右手将输液器针头刺入输液管接口内,关闭调节器。
再次查对	再次查对患者ID号、姓名后,将连接输液装置的液体挂于输液架上。
排气	1.打开调节器。
	2.一手拿输液管末端,另一手抬起墨菲滴管下端,使液体流至滴管1/3 ~ 1/2处。拇指折曲压紧滴管下端软管,将滴管放下,拇指缓慢放开滴管下端软管,使液体缓缓流向输液管接头处,直至排尽导管内的空气。
	3.关闭调节器备用。
消毒皮肤	常规消毒皮肤,待干。一次性静脉输液钢针穿刺处的皮肤消毒范围直径应≥5cm,外周静脉留置针穿刺处的皮肤消毒范围直径应≥8cm。
准备输液贴或胶布	1.查看输液贴有效期及包装是否完整。
	2.撕开输液贴包装,取出胶贴。
扎止血带	在穿刺部位上方6cm处扎止血带,嘱患者握拳。
穿刺固定	1.一次性静脉输液钢针穿刺
	(1)打开包装,取出一次性静脉输液钢针,将钢针与输液导管接头连接,打开调节器,排出针头内空气(水滴可排在垫巾上),检查无气泡后,关闭调节器。
	(2)核对患者姓名。

操作要点	实施步骤
	（3）嘱患者握拳，一手绷紧皮肤，另一手持针翼，针尖斜面向上，并与皮肤成15°～30°，从静脉上方或侧方刺入皮下，再沿静脉走向潜行刺入，见回血后放平针头再进针少许即可。
	（4）一手拇指固定针翼，另一手松开止血带，嘱患者松拳，打开调节器。
	（5）用输液贴或胶布固定：①一条胶贴固定针翼；②一条带棉片的胶贴固定穿刺处；③一条胶贴从针翼下绕至针翼上交叉固定；④一条胶贴固定输液导管接头处；⑤最后将头皮针胶管盘成环状，以胶贴固定。
	2.外周静脉留置针穿刺
	（1）打开包装，取出静脉留置针，取下留置针针套，一手固定留置针，另一手旋转松动针芯。
	（2）将静脉留置针与输液导管接头连接排尽套管针内的空气。
	（3）穿刺：一手绷紧皮肤，另一手持留置针，针尖斜面向上，与皮肤成15°～30°直刺静脉，见回血后降低穿刺角度，沿静脉走向将穿刺针推进少许（0.2cm），撤针芯少许（0.2～0.3cm）。
	（4）送导管：将导管与针芯一同全部送入血管中。
	（5）松止血带，嘱患者松拳，一手示指和中指固定双翼，另一手连续不间断地迅速以直线方向将针芯撤出。
	（6）打开调节器。
	（7）固定：用无菌透明敷贴，以穿刺点为中心固定平整，延长管"U"形固定，输液接头置于导管尖端上方，且与血管平行。
	（8）注明时间：标注留置时间贴于无菌透明敷贴下方。
调节滴速	调节液体流速。

操作要点	实施步骤
整理用物	1.再次核对患者信息。
	2.取出垫巾、小垫枕及止血带,将垫巾放入生活垃圾桶内,止血带放入治疗车下浸泡止血带的桶内消毒30分钟后取出晾干备用。
	3.协助患者整理好衣袖,取舒适卧位,整理床单位。
	4.将呼叫器放于患者易取处,告知患者注意事项。
	5.洗手,推车回治疗室。
核对签字	1.再次核对床号、姓名、液体。
	2.清理用物,洗手。
	3.在医嘱执行单(或医嘱本)上签执行时间及执行者姓名。
	4.观察患者用药后反应,记录。
更换液体	1.如需更换液体时,常规查对并消毒瓶塞,从上一液体瓶(袋)内拔出输液器针头,插入下一瓶(袋)内,确保滴管液面高度适宜,输液管中无气泡,液路通畅。
	2.在医嘱执行单(或医嘱本)签字并签署执行时间后方可离开。
拔针按压	输液完毕,关闭调节器,轻揭输液贴或胶布,轻压穿刺点上方,快速拔针后按压片刻,直至无出血。
整理床单位	整理床单位,清理用物,做好记录。

【注意事项】

1.应在评估患者年龄、病情、过敏史、静脉治疗方案、药物性质后,选择合适的输注部位和静脉治疗工具。

(1)常用输液部位:①上肢浅静脉,常用的有肘正中静脉、头静脉、贵要静脉、手背静脉网。手背静脉网是成人患者输液的首选部位。②下肢浅静脉,常用的有大隐静脉、小隐静脉和足背静脉网。因下肢静脉有静脉瓣,容易形成血栓,有增加静脉栓塞和血栓性静脉炎的危险,故下肢浅静脉不作为静脉输液的首选部位。

（2）应选择前臂、粗直、弹性好、易于固定的静脉，避开关节部位、静脉瓣及有瘢痕、炎症、硬结等处的静脉。长期输液患者要注意保护和合理使用血管，一般从远端小静脉开始穿刺。接受乳房根治术和腋下淋巴结清扫术的患者应选健侧肢体进行穿刺，有血栓史和血管手术史的静脉不应进行置管。

（3）穿刺工具选择：①在满足治疗需要的情况下，尽量选择较细、较短的导管；②一次性静脉输液钢针宜用于短期或单次给药，腐蚀性药物不应使用一次性静脉输液钢针；③外周静脉留置针宜用于短期静脉输液治疗，不宜用于腐蚀性药物等持续性静脉输注。

2.操作中严格执行无菌操作原则及查对制度。

3.输注两种以上药液时，应合理安排输液顺序，注意药物间的配伍禁忌。

4.注意排净空气，严防空气进入血管，形成空气栓塞。

5.掌握输液速度：成人一般为40～60滴／分，小儿一般为20～40滴／分。严重脱水、休克患者可加快速度，有心肾疾病、老年、小儿患者输液速度要慢，遵医嘱调节速度。

6.输液过程中加强巡视，注意观察静脉输液是否通畅，针头有无脱出、阻塞、移位，穿刺局部有无红、肿、热、痛、渗出等表现。同时应注意观察有无输液反应，如有发冷、寒战、皮疹、胸闷等应立即减速或停止输液并查找原因，同时告知患者出现上述情况时，及时告知医务人员。

7.不应在输液侧肢体上端使用血压袖带和止血带。

8.连续输入液体时，每24小时更换输液器1次。

9.皮肤消毒

（1）消毒时应以穿刺点为中心用力擦拭，至少消毒两遍或遵循消毒剂使用说明书，待自然干燥后方可穿刺。

（2）宜选用2%葡萄糖酸氯己定乙醇溶液（年龄＜2个月的

婴儿慎用）、有效碘浓度不低于0.5%的碘伏或2%碘酊溶液和75%乙醇溶液进行皮肤消毒。

10.若采用外周静脉留置针输液

（1）在满足治疗前提下选用最小型号、最短的留置针。

（2）严格掌握留置时间，留置针保留时间应根据产品说明书而定，一般不超过72～96小时。

（3）如果敷料卷边、潮湿，应随时更换。

（4）如果患者出汗多，或局部有出血或渗血，可选用纱布敷料，但换药间隔时间不超过48小时。

（5）敷料固定应以不影响观察为基础。

（6）发生留置针相关并发症时，应拔管重新穿刺。

11.周围静脉输液时宜使用清洁手套。

二、头皮静脉输液流程

【目的】

同"周围静脉输液流程"的目的。

【用物】

物品名称	数量	物品名称	数量
1.治疗车	1辆	9.输液标签	1卷
2.输液盘及用物	1套	10.胶布（或输液贴）	1卷
内有：①皮肤消毒剂	1瓶	11.一次性垫巾	1块
②无菌棉签	数包	12.垫枕（必要时）	1个
③砂轮	1个	13.手套	1副
3.一次性静脉输液钢针	数个	14.利器盒	1个
4.软包装注射液	1袋	15.手消毒液	1瓶
5.注射用药	按医嘱	16.生活垃圾桶	1个
6.一次性输液器	2副	17.医用垃圾桶	1个
7.一次性注射器	1副	18.盛有消毒液小桶	1个
8.抽有0.9%氯化钠溶液的	1副	（浸泡止血带）	
5ml注射器		19.备皮用具	1套

【操作流程】

操作要点	实施步骤
评估	1.患儿的年龄、病情、意识状态、自理能力。
	2.患儿出入液体量、心肺功能。
	3.患儿的心理状态,患儿家属对输液治疗的认识程度。
	4.患儿用药史、目前用药情况,输入药物的性质、作用、剂量及可能的不良反应。
	5.患儿穿刺部位皮肤情况和血管状况。
操作前准备	1.操作者准备:衣帽整洁,洗手,戴口罩。
	2.环境准备:治疗室清洁、明亮,病室整洁。
	3.妥善摆放用物,必要时备约束带、输液泵等。
物品准备	1.打印医嘱执行单(或医嘱本)及输液标签并核对(包括患儿床号、姓名、ID号、药名、剂量、浓度、用法、时间等)。
	2.检查软包装液体名称、浓度、剂量、有效期,在光亮处查看内、外包装之间有无水珠,如无异常打开外包装取出内袋,挤压液体袋查看有无渗漏。
	3.核对药物并检查质量(核对药瓶标签、药名、浓度、剂量、有效期;检查药瓶口有无松动、裂痕;药物有无变色、沉淀、混浊、絮状物等)。
	4.请第二个人核对医嘱及药物。
	5.在医嘱执行单(或医嘱本)相应位置打钩。
	6.将输液标签贴于液体袋背面。
配制药液	1.取下软包装液体袋加药塞(短管)上的塑料盖,用消毒棉签从加药塞中心开始螺旋形消毒至塑料盖边缘,消毒两遍。
	2.按无菌操作法吸取药液,一手固定注射液袋加药塞连接管,另一手持注射器刺入,推注药液于液体袋内。
	3.加药后充分混匀药液,再次检查有无渗漏。
	4.将液体放于输液盘内,并置于治疗车上,整理用物,洗手。

操作要点	实施步骤
核对解释	1.推车至患儿床旁。
	2.核对患儿床号、姓名、ID号及腕带信息等。
	3.了解患儿的进奶时间及进奶量、有无溢奶的情况等，向患儿及家属解释操作目的、方法及所注射药物的作用，以取得配合。
	4.按需协助患儿排尿。
选择静脉	1.协助患儿取舒适体位，垫小枕，暴露注射部位，选择穿刺静脉并剃去周围毛发。
	2.将一次性垫巾置于穿刺部位下方。
	3.固定输液架。
选择输液钢针	1.根据治疗方案、药物性质和所选静脉情况选择一次性静脉输液钢针。
	2.查看有效期及包装是否完整。
安装输液器	1.用消毒棉签从软包装液体袋输液塞中心开始螺旋形消毒至塑料盖边缘。
	2.取输液器，检查有效期及包装是否完整。
	3.打开输液器包装袋取出输液器，将输液针头保护套取下。
	4.左手固定输液口连接管，右手将输液器针头刺入输液管接口内，关闭调节器。
再次查对	再次查对患儿ID号、姓名后，将连接输液装置的液体挂于输液架上。
排气	1.打开调节器。
	2.一手拿输液管末端，另一手抬起墨菲滴管下端，使液体流至滴管1/3～1/2满。拇指折曲压紧滴管下端软管，将滴管放下，拇指缓慢放开滴管下端软管，使液体缓缓流向输液管接头处，直至排尽导管内的空气。
	3.关闭调节器备用。
消毒皮肤	常规消毒皮肤，待干。

操作要点	实施步骤
准备输液贴或胶布	1.查看输液贴有效期及包装是否完整。 2.撕开输液贴包装，取出胶贴。
接针排气	1.再次核对患儿信息。 2.将抽有生理盐水的5ml注射器连接头皮钢针排气。 3.检查头皮钢针无气泡后，取下保护帽，排出少许液体。
穿刺固定	1.助手固定患儿头部。 2.操作者一手拇指、示指固定静脉两端，另一手持头皮钢针针翼，沿静脉向心方向平行刺入，见回血后推药少许。 3.如无异常，用输液贴或胶布固定头皮钢针。
连接输液管	对光检查确保输液管内无气泡后，将头皮钢针与注射器分离，并与输液导管接头连接，打开调节器。
调节滴速	根据患儿的年龄、病情、药物性质调节滴速，或遵医嘱调节。
整理记录	1.再次核对患儿信息。 2.取出垫巾及小垫枕，将垫巾放入生活垃圾桶内。 3.为患儿整理好衣袖，取舒适卧位，整理床单位。 4.将呼叫器放于易取处，告知患儿及其家属注意事项。 5.无陪护时视情况使用约束带。 6.洗手，推车回治疗室。
核对签字	1.再次核对床号、姓名、液体。 2.清理用物，洗手。 3.在医嘱执行单（或医嘱本）上签执行时间及执行者姓名。 4.观察患者用药后反应，记录。
更换液体	同"周围静脉输液流程"。
拔针按压	输液完毕，关闭调节器，轻揭输液贴或胶布，轻压穿刺点上方，快速拔针后按压片刻，直至无出血。
整理床单位	协助患儿取舒适卧位，整理床单位，清理用物，洗手，做好记录。

【注意事项】

1.钙剂等刺激性较强的药物禁止从头皮静脉输入，防止因药物外渗引起头皮坏死。

2.根据患儿的年龄、意识、体位、病情状况、病程长短、溶液种类、输液时间、静脉情况等选择穿刺部位，头皮静脉常用于3岁以下的小儿输液，较大的头皮静脉有颞浅静脉、额静脉、耳后静脉及枕静脉。

3.严格执行无菌技术操作原则及查对制度。

4.年龄＜2个月的婴儿慎用2%葡萄糖酸氯己定乙醇溶液消毒皮肤。

5.输液前要告知患儿家长在进行静脉穿刺前不要喂奶、喂水，以免在穿刺过程中患儿因哭闹引起恶心、呕吐，造成窒息，发生意外。

6.输液过程中加强巡视，及时观察患儿的面色、意识改变，胶布有无松动，针头有无移位，局部有无肿胀等异常情况，如有上述情况应及时采取相应措施，保证输液的顺利进行。

7.小儿在拔针时因疼痛及恐惧哭闹，头皮血管内压力增高，需按压5分钟。切忌边压边揉，以免发生皮下淤血。

8.头皮静脉输液时宜使用清洁手套。

第四节　输液泵操作流程

一、推注式注射泵操作流程

【目的】

准确控制输液速度，使药物速度均匀、用量准确并安全地进入患者体内发生作用。

【用物】

物品名称	数量	物品名称	数量
1.静脉输液所需物品	1套	5.药液	遵医嘱
2.治疗盘	1个	6.手消毒液	1瓶
3.50ml一次性输液器	1副	7.注射泵	1台
4.注射泵管	1根	8.治疗车	1辆

【操作流程】

操作要点	实施步骤
评估	1.评估患者年龄、病情、身体状况（包括心肺功能）、过敏史、用药史。
	2.评估患者的意识、自理能力及配合程度。
	3.评估静脉通路的情况，输入药物的性质、浓度、刺激性、渗透压。
	4.评估微量注射泵的功能。
操作前准备	1.操作者准备：衣帽整洁，洗手，戴口罩。
	2.环境准备：治疗室清洁、明亮，病室整洁。
	3.妥善摆放用物。
物品准备	1.打印医嘱执行单（或医嘱本）及输液标签并核对（包括患者床号、姓名、ID号、药名、剂量、浓度、用法、时间等）。
	2.核对药物并检查质量（核对药瓶标签、药名、浓度、剂量、有效期；检查药瓶口有无松动、裂痕；药物有无变色、沉淀、混浊、絮状物等）。
	3.请第二个人核对医嘱及药物。
	4.在医嘱执行单（或医嘱本）相应位置打钩。
	5.检查注射泵及电源，保证处于完好备用状态。
抽吸药液	1.使用50ml一次性注射器按无菌操作法吸取药液（如需稀释，先抽吸液体，再抽吸药液至规定医嘱浓度的剂量于50ml注射器内）。
	2.连接注射泵管，排气。

续表

操作要点	实施步骤
	3.将输液标签贴于注射器上，注意要露出注射器的刻度线。
	4.将注射器放于治疗盘内，并置于治疗车上，整理用物，洗手。
核对解释	1.推车至患者床旁。
	2.核对患者床号、姓名、ID号及腕带信息等。
	3.向患者解释操作目的，所注射药物的作用、注意事项及配合要点，以取得合作。
固定注射泵	固定注射泵，连接电源，开机自检。
安装注射器	安装注射器于注射泵，设定输液速度、输液总量。
连接输液接头	1.对静脉通路输液接头进行消毒。
	2.按开始键，检查泵管内有无气泡。
	3.再次核对患者信息，将注射泵管与患者静脉通路输液接头连接。
	4.观察注射泵是否正常工作。
更改速度	更改速度时，先按暂停键，调整输液速度后，再按启动键。
整理用物	1.再次核对患者信息。
	2.协助患者整理好衣袖，取舒适卧位，整理床单位。
	3.告知患者注意事项。
	4.洗手，推车回治疗室。
核对签字	1.再次核对信息。
	2.清理用物，洗手。
	3.在医嘱执行单（或医嘱本）上签执行时间及执行者姓名。
	4.根据泵入治疗的目的及药理作用观察患者用药后反应并记录。
更换药液	1.双人核对后执行。
	2.操作者洗手、戴口罩。
	3.关闭静脉通道（或关闭三通）。
	4.暂停注射泵输注，取出注射器并更换新的注射器。
	5.双人核对确认注射泵，设定准确无误后再启动微量泵。
	6.操作完毕后，再次核对。
	7.整理用物，洗手、记录。

操作要点	实施步骤
停用注射泵	1.接到停止治疗医嘱，双人核对后执行。
	2.操作者洗手、戴口罩。
	3.明确停止泵入治疗的目的，确定观察重点。
	4.关闭静脉通道（或关闭三通）。
	5.按关机键关机，机器显示全部消失。
	6.中断注射泵管路与患者输液通道的连接。
	7.拔下电源。
	8.操作完毕，再次核对。
	9.整理用物，洗手、记录。

【注意事项】

1.告知患者注射泵使用过程中不可自行调节，有任何异常情况及时通知护士。

2.正确设定泵入速度及其他必需参数，防止设定错误延误治疗。

3.使用时应在标签上注明ID号、床号、姓名、药名、药物总量、每毫升含量，并将其贴在注射器上。

4.护士随时查看注射泵的工作状态，及时排除报警、故障。

5.注意观察穿刺部位皮肤情况，防止发生液体外渗，出现外渗应及时给予相应处理。

6.需避光的药液应用避光注射器抽取药液，并使用避光泵管。

7.持续使用时，每24小时更换微量泵管道及注射器1次。

8.依据注射泵使用说明进行保养、维护。

二、蠕动式输液泵操作流程

【目的】

准确控制输液速度，使药物速度均匀、用量准确并安全地进入患者体内发生作用。

【用物】

物品名称	数量	物品名称	数量
1.治疗车	1辆	5.注射药液	按医嘱
2.治疗盘	1个	6.手消毒液	1瓶
3.静脉输液所需物品	1套	7.输液泵（含电源）	1台
4.输液泵管	1根		

【操作流程】

操作要点	实施步骤
评估	1.评估患者年龄、病情、身体状况（包括心肺功能）、过敏史、用药史。
	2.评估患者的意识、自理能力及配合程度。
	3.评估患者静脉通路的情况，输入药物的性质、浓度、刺激性、渗透压。
操作前准备	1.操作者准备：衣帽整洁，洗手，戴口罩。
	2.环境准备：治疗室清洁、明亮，病室整洁。
	3.妥善摆放用物。
核对医嘱、药品	1.打印医嘱执行单（或医嘱本）及输液标签并核对（包括患者床号、姓名、ID号、药名、剂量、浓度、用法、时间等）。
	2.检查软包装液体名称、浓度、剂量、有效期，在光亮处查看内、外包装之间有无水珠，如无异常打开外包装取出内袋，挤压液体袋查看有无渗漏。
	3.核对药物并检查质量（核对药瓶标签、药名、浓度、剂量、有效期；检查药瓶口有无松动、裂痕；药物有无变色、沉淀、混浊、絮状物等）。
	4.请第二个人核对医嘱及药物。
	5.在医嘱执行单（或医嘱本）相应位置打钩。
	6.将输液标签贴于液体袋背面。

操作要点	实施步骤
配制药液	1.取下软包装液体袋加药塞（短管）上的塑料盖，用消毒棉签从加药塞中心开始螺旋形消毒至塑料盖边缘，消毒两遍。
	2.按无菌操作法吸取药液，一手固定注射液袋加药塞连接管，另一手持注射器刺入，推注药液于液体袋内。
	3.加药后充分混匀药液，再次检查有无渗漏。
	4.将液体放于输液盘内，并置于治疗车上，整理用物，洗手。
	5.检查输液泵及电源，确保其处于完好备用状态。
核对解释	1.推车至患者床旁。
	2.核对患者床号、姓名、ID号及腕带信息等。
	3.向患者解释操作目的，所泵入药物的作用、注意事项及配合要点，以取得合作。
	4.嘱患者排尿。
固定输液泵	将输液泵固定于输液架上，连接电源，开机自检。
安装设置	1.将液体瓶（袋）与输液器连接，排气，打开输液泵门，固定输液管路，关闭输液泵门。
	2.设定输液速度、输液总量。
连接输液接头	1.消毒静脉通路输液接头。
	2.按开始键，看到输液泵正常运转的标识后，再次检查导管内是否有气泡。
	3.再次核对患者信息，将输液泵管与患者静脉通路输液接头连接。
	4.观察输液泵是否正常工作。
更改速度	更改速度时，先按暂停键，调整输液速度后，再按启动键。
整理用物	1.再次核对患者信息。
	2.协助患者整理好衣袖，取舒适卧位，整理床单位。
	3.告知患者注意事项。
	4.洗手，推车回治疗室。

操作要点	实施步骤
核对签字	1.再次核对信息。
	2.清理用物，洗手。
	3.在医嘱执行单（或医嘱本）上签执行时间及执行者姓名。
	4.根据泵入治疗的目的及药理作用，观察患者用药后反应并记录。
更换药液	1.双人核对后执行。
	2.操作者洗手、戴口罩。
	3.关闭静脉通路（或关闭三通）。
	4.暂停输液泵输注，取下药液并更换新的药液。
	5.双人核对确认输液泵设定准确无误后再启动。
	6.操作完毕，再次核对。
	7.整理用物，洗手、记录。
停用输液泵	1.接到停止治疗医嘱，双人核对后执行。
	2.操作者洗手、戴口罩。
	3.关闭静脉通路（或关闭三通）。
	4.按关机键关机，机器显示全部消失。
	5.中断输液泵管路与患者输液通路的连接。
	6.拔下电源插销。
	7.操作完毕，再次核对。
	8.整理用物，洗手、记录。

【注意事项】

1.注意药液的位置不得低于输液泵位置。

2.告知患者输液泵使用过程中不可自行调节，有任何异常情况应及时通知护士。

3.正确设定输液速度及其他必需参数，防止设定错误延误治疗。

4.护士应随时查看输液泵的工作状态，及时排除报警、故障。

5.注意观察穿刺部位皮肤情况，防止发生液体外渗，出现外渗时应给予相应处理。

6.需避光的药液应用避光输液泵管。

7.持续使用时，每24小时更换输液泵管1次。

8.依据输液泵使用说明进行保养、维护。

三、便携式输液泵操作流程

【目的】

控制输液速度，持续、恒速地输入高浓度化疗药物。

【用物】

物品名称	数量	物品名称	数量
1.治疗车	1辆	5.注射药液	按医嘱
2.治疗盘	1个	6.手消毒液	1瓶
3.静脉输液所需物品	1套	7.便携式输液泵（含电源）	1台
4.输液泵管	1根		

【操作流程】

操作要点	实施步骤
评估	1.评估患者年龄、病情、身体状况（包括心肺功能）、过敏史、用药史。
	2.评估患者的意识、自理能力及配合程度。
	3.评估患者静脉通路的情况，输入药物的性质、浓度、对血管的刺激性。
操作前准备	1.操作者准备：衣帽整洁，洗手，戴口罩。
	2.环境准备：治疗室清洁、明亮，病室整洁。
	3.妥善摆放用物。
物品准备	1.打印医嘱执行单（或医嘱本）及输液泵标签并核对（包括患者床号、姓名、ID号、药名、剂量、浓度、用法、时间等）。
	2.检查液体有无沉淀、混浊、絮状物、变色等不能使用的现象。

操作要点	实施步骤
	3.请第二个人核对医嘱及药物。
	4.在医嘱执行单（或医嘱本）相应位置打钩。
	5.检查便携式输液泵，确保其处于完好备用状态。
排气	1.将便携式输液泵接口垂直向上放置，手指轻弹外壳排出空气。
	2.连接输液泵管，排气，关闭止液夹。
	3.将液体放于输液盘内，并置于治疗车上，整理用物，洗手。
核对解释	1.推车至患者床旁。
	2.核对患者床号、姓名、ID号及腕带信息等。
	3.向患者解释操作目的，所泵入药物的作用、注意事项及配合要点，以取得合作。
连接输液接头	1.消毒患者静脉通路输液接头。
	2.再次排气并核对患者信息。
	3.将便携式输液泵管与患者静脉通路输液接头连接。
	4.打开止液夹。
	5.检查输液通路，确保通畅。
整理用物	1.再次核对患者信息。
	2.协助患者整理好衣袖，取舒适卧位，整理床单位。
	3.告知患者注意事项。
	4.洗手，推车回治疗室。
核对签字	1.再次核对信息。
	2.清理用物，洗手。
	3.在医嘱执行单（或医嘱本）上签执行时间及执行者姓名。
	4.根据泵入治疗的目的及药理作用观察患者用药后反应并记录。
停用输液泵	1.储液囊变为直线时，说明药液已泵入完毕。
	2.操作者洗手、戴口罩。
	3.关闭止液夹。
	4.中断泵管与患者静脉通路的连接。
	5.封闭静脉通路，妥善固定。

续表

操作要点	实施步骤
	6.操作完毕，再次核对。
	7.整理用物，洗手、记录。

【注意事项】

1.如果输液泵内为化疗药物，操作时需做好防护。

2.输入化疗药物之前必须检查回血情况，确认导管在血管内再给药。

3.根据不同厂家便携式输液泵的使用要求妥善固定温控器。

四、静脉输液管理系统操作流程

【目的】

1.多种药物泵控同时输入。

2.双通道中继功能保持药物连续输注，避免中断。

3.连接数据管理系统，输注药物数据汇总。

【用物】

物品名称	数量	物品名称	数量
1.治疗车	1辆	6.注射药物	按医嘱
2.治疗盘	1个	7.输液标签	1张
3.静脉输液所需物品	1套	8.手消毒液	1瓶
4.一次性无菌注射器（50ml）	1副	9.静脉输液管理系统	1套
5.输液辅助用导管	1根		

【操作流程】

操作要点	实施步骤
评估	1.评估患者年龄、病情、身体状况（包括心肺功能）、过敏史、用药史。
	2.评估患者的意识、自理能力及配合程度。

操作要点	实施步骤
	3.评估患者静脉通路的情况，输入药物的性质、浓度、对血管的刺激性。
核对医嘱、药品	1.操作者衣帽整洁，洗手、戴口罩。
	2.查对医嘱，在医嘱本相应位置打钩。
	3.检查药液名称、浓度、剂量、有效期，药液有无沉淀、混浊、絮状物、变色等不能使用的现象。
	4.打印带有床号、ID号、住院号、姓名、药名、浓度、配制时间的输液标签。
	5.检查无菌注射器、输液辅助用导管的有效期、包装是否完整、有无漏气。
抽取药液	1.取下软包装注射液袋加药塞上的保护盖。
	2.用消毒棉签从加药塞中心开始螺旋形消毒至塑料盖边缘，消毒两遍。
	3.抽取药液：一手固定注射液袋加液塞连接管，另一手持注射器刺入，抽取溶液到所需刻度。
	4.套上针头保护套。
贴输液标签	将打印好的输液标签贴于注射器上，将注射器放于原注射器包装袋内。
连接导管	1.打开输液辅助用导管，连接于无菌注射器上。
	2.排气：左手持无菌注射器，右手推动针栓，将药液推至连接管口。
	3.检查注射器和连接管内有无气泡。
	4.请第二个人查对。
	5.将药物放于治疗盘内，并置于治疗车上，备齐用物，推车至患者床旁。
核对解释	1.核对患者床号、姓名、ID号及腕带信息等。
	2.向患者解释操作目的，所泵入药物的作用、注意事项及配合要点，以取得合作。

操作要点	实施步骤
开启输液管理系统	1.连接主电源导线，打开输液管理系统电源开关。
	2.开机自检。
	3.检查旋转固定手柄是否连接。
	4.输入患者基本信息。
	5.打开并检查输液泵汇总视窗中的号码位置。
安装注射器	1.调整到注射器设定屏幕。
	2.安装注射器：①打开注射泵盖和注射器夹，将装有药液的注射器刻度向外放入注射泵注射器安全支架上；②关闭注射器夹和注射泵盖。
	3.在屏幕上选择并确认注射器。
药物设置	1.选择药物框、打开药物库。
	2.按照英文字母排序或药物分类查找当前使用的药物。
设置药物泵速	1.遵医嘱设置正确的药物泵入速度。
	2.按开始键，看到注射泵正常运转的标识后，再次检查导管内是否有气泡。
	3.按停止键。
连接静脉通路	1.将一次性垫巾置于患者静脉穿刺部位。
	2.用消毒棉签消毒三通接口。
	3.按开始键。
	4.将输液辅助用导管连接于三通接口。
	5.观察注射泵工作状态。
整理用物	1.为患者整理衣服，盖好被子，向患者交代注意事项。
	2.整理用物，洗手或手消毒。
	3.在医嘱本上签名，记录执行时间。
停止泵入药液	1.将输液辅助用导管与患者静脉穿刺针接口部位分离。
	2.用消毒棉签消毒三通接口。
	3.连接无菌三通帽。
	4.按停止键，打开注射器夹。
	5.将注射器从注射泵上取下。

操作要点	实施步骤
	6.关闭注射器夹和注射泵盖。
	7.整理用物。
调节泵速	1.按停止键
	2.按通道选择键选择通道
	3.按回车键或单键飞梭
	4.旋转单键飞梭调整流速
	5.按回车键或单键飞梭确认修改
	6.按启动键确认更新后的流速
注射压力的	1.按通道选择键选择通道
调整	2.按压力键显示压力调节界面
	3.设置输注的压力
快速静脉输	1.按通道选择键选择通道
注 Bolus	2.按 MODE 键进入输液模式界面
的设置	3.按"Bolus"键
	4.设置 Bolus 剂量和时间
	5.检查 Bolus 参数
	6.按"START"图标
	7.Bolus 完毕回到最初的状态（停止或继续输液）
双通道中继	1.在选定通道从药物菜单中选择要输注药物。
设置	2.按双通道中继键进入通道关联界面。
	3.设置通道关联。
	4.中继通道注射器安装。
	5.开始中继。
历史记录回	按历史回顾按钮，可调出不同的历史记录。
顾	

【注意事项】

1.保持输注泵旋转固定手柄连接完好。

2.更换输注泵时，应先使泵运行后再接患者静脉输液通路，防止药物大量或不均匀进入患者体内。

3.配制药液浓度要准确，标识要清楚，并应班班交接。

4.设定的药物名称和浓度应与实际相符，系统自动统计同种药物及浓度的输注总量，如果实际药物名称及浓度与设置不符，会影响总量统计。

5.双通道中继使用安装的注射器一定要和管理系统中所选的注射器一致。

第五节　静脉输血流程

【目的】

1.用于失血、失液所致的血容量减少或休克患者。

2.用于贫血患者。

3.用于凝血功能障碍者。

4.用于严重感染的患者。

5.用于低蛋白血症患者。

【用物】

物品名称	数量	物品名称	数量
1.治疗车	1辆	6.注射药液	按医嘱
2.治疗盘	1个	7.0.9%氯化钠溶液	1袋
3.静脉输液所需物品	1套	8.手消毒液	1瓶
4.血液制品	按医嘱	9.患者病历	1份
5.一次性输血器	1个	10.医嘱执行单或医嘱本	1份

【操作流程】

操作要点	实施步骤
备血	1.根据输血医嘱检查患者输血治疗知情同意书是否签署，检查临床输血申请单是否填写完整。

续表

操作要点	实施步骤
	2.检查临床输血申请单的相关信息与受血者的资料是否一致。
	3.持临床输血申请单认真核对患者身份无误后采集血标本5ml。
	4.由医护人员或经过培训的护工将采集的血标本连同填写完整的输血申请单和配血单一并送往输血科，做血型鉴定和交叉配血试验。
	5.送血标本人员与输血科人员交接血标本时按要求对血标本进行检查，并仔细核对血标本信息与申请单是否一致，确认无误后，由送血标本人员和接收人员共同在《受血者标本登记表》上签名并注明送检时间。
取血	遵医嘱凭取血单到输血科取血，与输血科工作人员共同做好三查八对工作，核对发血登记本、血袋、输血报告单、临床输血申请单无误后，在交叉配血单及输血科发血登记本上签署全名后取回血液。
评估	1.患者的年龄、病情、意识状态、自理能力、心理反应。
	2.患者有无输血史及有无不良反应。
	3.患者血型、交叉配血试验结果、输血种类及输血量、输血治疗知情同意书签署情况。
	4.患者对输血治疗的知识了解程度及合作程度。
	5.患者穿刺部位皮肤情况和相关状况。
操作前准备	1.操作者准备：衣帽整洁、洗手、戴口罩。
	2.环境准备：治疗室清洁、明亮，病室整洁。
	3.妥善摆放物。
输血前核对	1.输血前由两名护士再次核对医嘱、供血者血型、编号及受血者姓名、住院号、原始血型、交叉配血试验结果，确定无误后方可进行输血。
	2.在医嘱执行单或医嘱本相应位置打钩。

操作要点	实施步骤
床旁核对	1.两名护士备齐用物推车至患者床旁。
	2.要求受血者回答自己的姓名及血型（如患者不知自己血型者应告知并要求其记住）。
	3.再次核对供血者血型、编号及受血者床号、姓名、ID号及腕带信息、住院号、血型、交叉配血试验结果。
建立静脉通路	戴手套，按密闭式输液法输液，先输入少量0.9%氯化钠溶液。
输血	1.将血袋内血液轻轻摇匀，打开血袋封口，消毒血袋接口处。
	2.关闭0.9%氯化钠溶液上输血器调节夹。
	3.将输血器针头从0.9%氯化钠溶液瓶（袋）上拔出，插入已经消毒的血袋接口处，将血袋挂于输液架上。
操作后核对	再次核对八对内容。
调节滴速	1.打开输血器调节器。
	2.开始输入血液15分钟内速度应慢（应小于20滴/分），并密切观察患者反应，如无不良反应发生，再根据病情需要调节滴速。
严密观察	勤巡视，细观察，告知患者如有不适及时告知医务人员。
整理用物	1.再次核对患者信息。
	2.脱手套，取出垫巾、小垫枕及止血带，将垫巾放入生活垃圾桶内，止血带放入治疗车下浸泡止血带的桶内消毒30分钟后取出晾干备用。
	3.协助患者整理好衣袖，取舒适卧位，整理床单位。
	4.将呼叫器放于患者易取处，告知患者注意事项。
	5.洗手，推车回治疗室。
核对签字	1.再次核对床号、姓名、液体名称。
	2.清理用物，洗手。
	3.在医嘱执行单（或医嘱本）上签执行时间及执行者姓名。
	4.观察患者输血后反应，记录。

操作要点	实施步骤
更换血液	输血完毕或需输另一袋血时，先输入少量生理盐水，直至输血器内的血液全部输入体内，再拔针或更换另一袋血液继续输入。
拔针按压	输血完毕，关闭调节器，轻揭输液贴或胶布，轻压穿刺点上方，快速拔针后按压片刻，直至无出血。

【注意事项】

1.根据输血申请单正确采集血标本，严禁同时采集两个患者的血标本，以免发生差错。

2.严格执行查对制度和无菌技术操作原则，输血前必须经两人认真核对交叉配血报告单及血袋标签各项内容，检查血袋有无破损渗漏，血液颜色是否正常，准确无误后方能输血。

3.严格执行三查八对：三查即检查血液的有效期（采血日期）、血液质量、血液包装是否完好；八对即核对患者姓名、床号、住院号、血袋号、血型、交叉配血试验结果、血液种类、剂量。

4.输入库存血必须认真检查血液质量和血液保存时间。正常有效期内的库存血分为上下两层，上层血浆呈淡黄色，半透明；下层血细胞呈均匀暗红色，两者之间界线清楚，无凝血块。如血袋标签模糊不清，血袋破损漏血，上层血浆有明显气泡、絮状物或粗大颗粒，颜色呈暗灰色或乳糜状，下层血细胞呈暗紫色，血液中有明显血凝块，提示可能有溶血，不能使用。

5.为避免不良反应的发生，在输血前、后及输两袋血液之间，都应输入少量生理盐水。血液制品及输血器内不可随意加入其他药物，以防发生凝集或溶解。

6.输血过程中，应加强巡视，特别是开始输血后的15分钟内，要注意患者主诉，严密观察有无输血的不良反应，如出现异常情况应及时报告医师，并配合处理，保留剩余血液以备送检，并查找原因。

7.输入全血与成分血时，应首先输入成分血（尤其是浓缩血小板），其次为新鲜血，最后为库血，保证成分血新鲜输入。成分血除红细胞外须在24小时内输完（从采血开始计时）；一次输入多个献血者的成分血时，应按医嘱给予抗过敏药物，以防发生过敏反应。

8.加压输血时必须由专人守护，避免发生空气栓塞。

9.输完的血袋送回输血科保留24小时，以备患者出现输血反应时查找原因。

10.必要时可遵医嘱应用抗过敏药物预防输血反应。

11.静脉输血时宜使用清洁手套。

第六节　PICC置管流程

【目的】

提供中长期静脉输液通道；减少反复静脉穿刺带来的痛苦，以保护患者外周血管。

一、三向瓣膜式PICC置管流程

【用物】

物品名称	数量	物品名称	数量
1.PICC置管包	1个	12.0.5%碘伏	1瓶
2.PICC	1套	13.一次性防水垫巾	1块
3.无菌手术衣	1件	14.皮尺	1个
4.无菌手套	2副	15.止血带	1根
5.生理盐水250ml	1袋	16.一次性胶布	1卷
6.20ml注射器	1副	17.弹力绷带	1卷
7.10ml注射器	2副	18.手消毒液	1瓶
8.输液接头	1个	19.利器盒	1个
9.透明敷料	1贴	20.油性笔	1支
10.复合碘棉签	1包	21.治疗车	1辆
11.75%乙醇溶液	1瓶		

【操作流程】

操作要点	实施步骤
评估	1.患者的年龄、意识状态、自理能力、心理反应。
	2.预插管途径，如有无静脉血栓形成史、感染源、外伤史、血管外科手术史。
	3.患者病情，如有无上腔静脉压迫综合征。
	4.患者血管情况，如血管粗细、弹性。
	5.患者对置管治疗知识的了解程度及合作程度。
	6.查看知情同意书。
操作前准备	1.操作者准备：衣帽整洁，洗手，戴口罩。
	2.环境准备：治疗室清洁、明亮，病室整洁。
	3.妥善摆放用物。
核对医嘱、物品	1.核对医嘱，检查物品有效期。
	2.在医嘱执行单或医嘱本相应位置打钩。
核对解释	1.推车至患者床旁。
	2.核对患者床号、姓名、ID号及腕带信息等。
	3.向患者解释留置PICC目的、注意事项及配合要点，教会患者转头动作，以取得合作。
测量导管置入长度及上臂围	1.患者平卧，术肢外展与躯干成90°。
	2.测量导管置入长度：从预穿刺点沿静脉走向至右胸锁关节，然后向下至第3肋间。
	3.在肘正中上方10cm处测量上臂围。
	4.记录上述测量数值。
建立治疗车无菌区	1.打开PICC置管包外包布，戴无菌手套。
	2.在治疗车上建立无菌区，合理摆放包内无菌物品。
	3.制备酒精纱球3个，碘伏纱球3个。
消毒皮肤、建立无菌区	1.以穿刺点为中心进行整臂消毒，先以75%乙醇溶液脱脂3遍，待干后用碘伏消毒3遍，遵循顺时针、逆时针交替原则（助手协助抬高肢体）。
	2.穿刺肢体下铺无菌治疗巾。
	3.铺孔巾及中单，暴露穿刺点（遵循无菌区域最大化原则）。

续表

操作要点	实施步骤
	4.脱手套，做手卫生。
预冲导管	1.穿无菌手术衣、戴无菌手套。
	2.助手将PICC、注射器、输液接头、透明敷料置入无菌区内。
	3.助手协助抽取10ml生理盐水2支、20ml生理盐水1支，协助术者用生理盐水冲洗无菌手套并擦干。
	4.用20ml生理盐水预冲导管、减压套筒、延长管、输液接头，检查导管完整性并用生理盐水浸润导管。
静脉穿刺	1.由助手在预穿刺部位上方倒扎止血带，嘱患者握拳，使静脉充盈。
	2.持穿刺针以15°～30°进行静脉穿刺。
	3.见回血后，放平穿刺针继续推进0.5～1cm，送插管鞘。
	4.嘱患者松拳，助手松止血带，撤出穿刺针，固定好插管鞘。
送导管，冲封管	1.自插管鞘内缓慢、匀速送入PICC。
	2.嘱患者头向穿刺侧转动并低头，将下颌紧贴肩部。
	3.送管至预定长度，拔出插管鞘。
	4.将导管与导丝的金属柄分离，缓慢、平直撤出导丝，去除插管鞘。
	5.以无菌剪刀垂直修剪导管，保留体外导管长度为4～5cm。
	6.安装减压套筒及延长管。
	7.抽回血，脉冲式冲管。
	8.安装输液接头，行正压脉冲式封管。
安装导管固定器	1.用皮肤保护剂擦拭预固定部位皮肤，等待10～15秒使其完全干燥。
	2.导管固定器的箭头指向穿刺点摆放，将导管固定在导管固定器内，将锁扣锁好。
	3.将导管以"U"形、"S"形或"L"形固定，依次撕除固定器背胶纸，将导管固定器粘贴在皮肤上。

续表

操作要点	实施步骤
覆盖敷料、固定导管	1. 以无菌小方纱覆盖穿刺点。 2. 无张力粘贴透明敷料（透明敷料完全覆盖导管固定器），先塑形导管边缘，再按压周边敷料。 3. 用一条纸胶布打两折后蝶形交叉固定导管及透明敷料，再以胶贴横向固定输液接头。 4. 在透明敷料右下角标识置管日期，酌情应用弹力绷带加压包扎固定导管。
交代注意事项	1. 整理用物，分类处理垃圾。 2. 脱手套，脱手术衣，做手卫生。 3. 协助患者取舒适卧位，整理床单位。 4. 向患者及家属交代导管留置期间注意事项。 5. 做手卫生。
确认导管位置，记录	1. 在医嘱本上签名及执行时间。 2. 拍胸部正位片，确认导管头端位置与走行。 3. 书写护理记录，填写导管置管记录单。

【注意事项】

1. 适应证

（1）应用刺激性药物，尤其是肿瘤化疗药物，如长春瑞滨注射液、榄香烯等。

（2）输注高渗性或黏稠度较高的液体，如高渗糖、脂肪乳等。

（3）需反复输血或血制品的患者。

（4）需长期输液治疗的患者。

（5）有缺乏血管通道倾向的患者。

2. 禁忌证

（1）已知或怀疑有全身感染或全身感染源的患者。

（2）缺乏外周静脉通道（无合适穿刺血管）的患者。

（3）上腔静脉压迫综合征的患者。

（4）既往在预定插管部位有放射治疗史、静脉血栓形成史、外伤史或血管外科手术史的患者。

（5）患有严重出血性疾病的患者。

（6）血管顺应性差的患者。

3.穿刺前，做好解释工作，使患者放松。穿刺前应了解静脉走向及静脉情况，避免在瘢痕及静脉瓣处穿刺。

4.选择穿刺部位和穿刺血管应遵循的原则：首选右上肢；首选贵要静脉→次选正中静脉→末选头静脉。

5.测量长度要准确，因导管进入右心房可引起心律失常。

6.严格遵循无菌技术操作原则，操作时采用最大无菌屏障。

7.掌握进针角度，避免穿刺过深损伤神经。

8.如遇送管困难，表明静脉有阻塞或导管位置有误，不可强行送管。

9.应缓慢、平直撤除导丝，以免破坏导管及导丝的完整性。

10.禁用＜10ml的注射器冲封管，以免损坏导管及三向瓣膜。

11.禁止直接在导管上贴胶布，避免损害导管强度和导管完整性。

12.导管露出体外部分及导管固定器应全部覆盖于透明敷料内。

13.无菌透明敷料无张力粘贴固定，注明更换无菌敷料日期。留置期间保持敷料及导管固定装置清洁干燥，每周更换1次，如有潮湿、卷边、松脱、破损应随时更换。

14.患者穿脱衣物或日常活动中应注意防止导管脱出。

15.严密观察有无置管时并发症：①送管困难；②导管异位；③误伤动脉、神经；④心律失常。

16.置管后并发症：①穿刺点感染；②静脉炎；③导管阻塞；④导管脱出异位；⑤导管断裂；⑥血栓形成；⑦穿刺处渗血渗液。

二、超声引导下PICC置管流程

【用物】

物品名称	数量	物品名称	数量
1.血管超声仪	1台	15.透明敷料	1贴
2.耦合剂	1瓶	16.复合碘棉签	1包
3.PICC置管包	1个	17.75%乙醇溶液	1瓶
4.PICC	1套	18.0.5%碘伏	1瓶
5.微插管鞘套件	1套	19.一次性垫巾	1块
6.导针器套件	1套	20.一次性防水垫巾	1块
7.无菌手术衣	1件	21.皮尺	1个
8.无菌手套	2副	22.止血带	1根
9.生理盐水250ml	1袋	23.一次性胶布	1卷
10.2%利多卡因	1支	24.弹力绷带	1卷
11.20ml注射器	1副	25.手消毒液	1瓶
12.10ml注射器	2副	26.利器盒	1个
13.1ml注射器	1副	27.油性笔	1支
14.输液接头	1个	28.治疗车	1辆

注：PICC置管包内有：弯盘、无菌巾、孔巾、中单、止血钳、剪刀、纱布、纱球；导针器套件内有：无菌耦合剂、探头保护罩、导针固定架、橡胶胶圈；微插管鞘套件内有：导丝、扩张器、插管鞘、破皮刀、穿刺针

【操作流程】

操作要点	实施步骤
评估	1.患者的年龄、意识状态、自理能力、心理反应。
	2.预插管途径，如有无静脉血栓形成史、感染源、外伤史、血管外科手术史。
	3.患者病情，如有无上腔静脉压迫综合征。
	4.患者对置管治疗知识的了解程度及合作程度。
	5.查看知情同意书。

操作要点	实施步骤
操作前准备	1.操作者准备：衣帽整洁，洗手，戴口罩。
	2.环境准备：治疗室清洁、明亮，病室整洁。
	3.妥善摆放用物。
核对医嘱、	1.核对医嘱，检查物品有效期。
物品	2.在医嘱执行单或医嘱本相应位置打钩。
核对解释	1.推车至患者床旁。
	2.核对患者床号、姓名、ID号及腕带信息等。
	3.向患者解释留置PICC目的、注意事项及配合要点；教会患者转头动作，以取得合作。
选择血管、	1.患者平卧，术肢外展与躯干成90°。
穿刺点	2.超声仪放置术肢对侧床旁，在穿刺肢体下方垫防水垫巾、一次性垫巾，扎止血带。
	3.涂耦合剂，用超声仪评估血管情况，如血管直径、弹性、深度，选择粗而直、静脉瓣少的血管。
	4.选择穿刺部位，标记穿刺点。
测量导管置	1.测量导管置入长度：从预穿刺点沿静脉走向至右胸锁关
入长度及	节，然后向下至第3肋间。
上臂围	2.在肘正中上方10cm处测量上臂围。
	3.记录上述测量数值。
建立治疗车	1.打开PICC置管包外包布，戴无菌手套。
无菌区	2.在治疗车上建立无菌区，合理摆放包内无菌物品。
	3.制备酒精纱球3个，碘伏纱球3个。
消毒皮肤、	1.以穿刺点为中心进行整臂消毒，先以75%乙醇溶液脱脂3
建立置管	遍，待干后用碘伏消毒3遍，遵循顺时针、逆时针交替原
无菌区	则（助手协助抬高肢体）。
	2.穿刺肢体下铺无菌治疗巾。
	3.铺孔巾及中单，暴露穿刺点（遵循无菌区域最大化原则）。
	4.脱手套，做手卫生。

续表

操作要点	实施步骤
预冲导管	1.穿无菌手术衣、戴无菌手套。
	2.助手将PICC、微插管鞘套件、注射器（20ml、10ml、1ml）、输液接头、透明敷料置入无菌区内。
	3.助手协助抽取10ml生理盐水2支、20ml生理盐水1支，利多卡因1ml，协助术者用生理盐水冲洗无菌手套并擦干。
	4.用20ml生理盐水预冲导管、减压套筒、延长管、输液接头，检查导管完整性并用生理盐水浸润导管。
准备导针器套件	1.取无菌耦合剂少许涂在探头上，探头上罩无菌探头罩，用橡胶圈固定牢固。
	2.根据静脉深度选择合适的导针器，固定在探头的导针架上。
摆放微插管鞘套件	1.将打开的微插管套件（导丝、破皮刀、插管鞘）移入肢旁无菌区内。
	2.助手在预穿刺部位上方扎止血带，嘱患者握拳，使静脉充盈。
	3.安装穿刺针，针尖斜面向外（即向探头一侧）插入导针器沟槽，针尖保护在导针器内。
	4.在穿刺处涂抹少许无菌耦合剂，确定进针点。
静脉穿刺	将选择好的血管影像固定在超声仪标记的中央位置，左手固定探头，探头与皮肤垂直，右手持穿刺针，操作者看着超声仪屏幕进行静脉穿刺，当看到一白色亮点在血管中且穿刺针有回血时，标志穿刺针已进入血管。
送导丝及插管鞘	1.确定穿刺成功后将导针器与穿刺针分离，移开探头，松开止血带。
	2.降低进针角度，通过穿刺针将导丝送入血管内，导丝在体外至少保留10～15cm。撤除穿刺针，保留导丝在血管内。
	3.以2%利多卡因注射液皮下注射进行穿刺点局部麻醉。
	4.将导丝穿过扩张器、插管鞘备用。
	5.用扩皮刀自穿刺点破皮。

操作要点	实施步骤
	6.沿导丝螺旋式将插管鞘送入血管。
	7.拧开插管鞘锁扣,右手小指和环指固定导丝,将导丝和扩张器同时拔出,在导丝即将拔出时,以左手小指按压插管鞘进入血管处前端的皮肤。
送入PICC	1.固定好插管鞘,自插管鞘内缓慢、匀速送入PICC。
	2.同时嘱患者头偏向静脉穿刺侧,并低头使下颌紧贴锁骨。
	3.送导管至预定长度后,拔出插管鞘。
超声探查颈内静脉	1.嘱患者头偏向穿刺肢体对侧。
	2.在穿刺侧颈静脉处涂抹耦合剂,助手将探头放置颈内静脉处。
	3.操作者从PICC注入10ml生理盐水并观察颈内静脉有无亮点及喷水状。
	4.如导管异位,可调整导管位置。
连接导管,冲封管	1.将导管与支撑导丝的金属柄分离,缓慢、平直撤出导丝,去除插管鞘。
	2.以无菌剪刀垂直修剪导管,保留体外导管长度为5～6cm。
	3.安装减压套筒及延长管。
	4.抽回血,脉冲式冲管。
	5.安装输液接头,实行正压封管。
安装导管固定器	1.用皮肤保护剂擦拭预固定部位皮肤,等待10～15秒使其完全干燥。
	2.导管固定器的箭头指向穿刺点摆放,将导管固定在导管固定器内,将锁扣锁好。
	3.将导管以"U"形或"L"形固定,依次撕除固定器背胶纸,将导管固定器粘贴在皮肤上。
覆盖敷料、固定导管	1.以无菌小方纱覆盖穿刺点。
	2.无张力粘贴透明敷料(透明敷料完全覆盖导管固定器),先塑形导管边缘,再按压周边敷料。

操作要点	实施步骤
	3.用一条纸胶布打两折后蝶形交叉固定导管及透明敷料，再以胶贴横向固定输液接头。
	4.在透明敷料右下角标识置管日期，酌情应用弹力绷带加压包扎固定导管。
交代注意事项	1.整理用物，分类处理垃圾。
	2.脱手套，脱手术衣，做手卫生。
	3.协助患者取舒适卧位，整理床单位。
	4.向患者及家属交代导管留置期间注意事项。
	5.做手卫生。
确认导管位置，记录	1.在医嘱本上签名及执行时间。
	2.拍胸部正位片，确认导管头端位置与走行。
	3.书写护理记录，填写导管置管记录单。

【注意事项】

1.穿刺前，做好解释工作，使患者放松。穿刺前应了解静脉走向及静脉情况，避免在瘢痕及静脉瓣处穿刺。

2.穿刺部位宜选择上臂中部。

3.严格遵循无菌技术操作规程。

4.测量长度要准确，因导管进入右心房可引起心律失常。

5.安装穿刺针时，勿将穿刺针插入过深，避免损伤皮肤。

6.应用扩皮刀扩皮时注意勿切断导丝。

7.如遇送管困难，表明静脉有阻塞或导管位置有误，不可强行送管。

8.应缓慢、平直撤除导丝，以免破坏导管及导丝的完整性。

9.探头罩与耦合剂接触处不可有气泡。

10.送导丝遇到阻力需回撤时，将导丝、穿刺针同时撤出，防止钢针切割导丝。

11.修剪导管时，不要剪出斜面或毛碴。

12.禁用小于10ml的注射器进行冲封管，以免损坏导管及三向瓣膜。

13.禁止直接在导管上贴胶布，此举将威胁导管强度和导管完整性。

14.导管露出体外部分及导管固定器应全部覆盖于透明敷料内。

第七节　中心静脉置管流程

【目的】

迅速开通中心静脉通路行输液、输血等抢救治疗；用于监测中心静脉压；同时也是患者静脉营养输注和肿瘤患者静脉化疗的重要通路。

【用物】

物品名称	数量	物品名称	数量
1.一次性中心静脉导管消毒包	1套	3.导管固定装置	1个
内有：①含75%乙醇溶液棉棒	3个	4.输液接头	数个
②含碘或氯己定消毒棒	3个	5.透明敷料	1贴
③口罩	1个	6.100ml无菌生理盐水	1袋
④帽子	1个	7.5ml注射器	1副
⑤无菌手套	1副	8.20ml注射器	2副
⑥无菌巾	1个	9.2%利多卡因	1支
⑦孔巾	1个	10.肝素钠注射液	1支
⑧隔离衣	1个	11.利器盒	1个
2.中心静脉导管	1套	12.治疗车	1辆

【操作流程】

操作要点	实施步骤
核对医嘱	持执行单与医嘱进行核对。
评估	1.评估患者的病情、年龄、静脉治疗方案、血管条件，选择合适的置管途径及导管型号。
	2.评估患者的意识状态、心理反应及合作程度。
	3.了解既往静脉穿刺史、有无相应静脉的损伤及穿刺侧肢体功能状态。
	4.评估穿刺部位皮肤情况。
	5.了解过敏史、用药史、凝血功能状态及是否安装起搏器等。
	6.查看知情同意书。
操作前准备	1.操作者准备：衣帽整洁，洗手，戴口罩。
	2.环境准备：治疗室清洁、明亮，病室整洁。
	3.妥善摆放用物。
核对医嘱、物品	1.核对医嘱，检查物品有效期。
	2.在医嘱执行单或医嘱本相应位置打钩。
核对解释	1.推车至患者床旁。
	2.核对患者床号、姓名、ID号及腕带信息等。
	3.向患者解释留置中心静脉导管的目的、注意事项及配合要点，以取得合作。
协助正确卧位	1.常用血管为锁骨下静脉与颈内静脉，股静脉不作为推荐使用的穿刺静脉。
	2.锁骨下静脉穿刺：取去枕头低足高位（15°～30°）或平卧位，必要时肩背部垫一薄枕，头偏向穿刺部位的对侧。
	3.颈内静脉置管：取去枕平卧位，头偏向穿刺部位的对侧。
标记进针点及方向	1.充分暴露穿刺区域，用记号笔标记进针点及穿刺方向。
	2.锁骨下静脉置管（锁骨上进针）：用记号笔标记胸锁关节，为进针方向；再标记进针点：胸锁乳突肌外缘与锁骨上缘形成一夹角，将该角顶点沿角平分线移动0.5～1cm，此点为进针点，与皮肤成15°～30°穿刺。

操作要点	实施步骤
	3.颈内静脉置管
	（1）前路法：患者头偏向一侧成45°，抬头确定三角顶点位置（在下颌角后1cm，向下1.0～1.5cm处）并标记，用一手的示指和中指触摸颈内动脉搏动，明确颈内动脉的走向和位置，将中指固定于标记处并将颈内动脉向内侧轻推，示指触摸胸锁乳突肌前缘并探摸其内侧凹沟，示指与中指形成的三角顶点作为穿刺点，与皮肤成45°穿刺，针头沿胸锁乳突肌内侧凹沟前行。
	（2）中路法：头偏向一侧（45°～60°），一手的示指和中指触摸颈内动脉搏动，明确颈内动脉的走向及位置，拇指在胸锁乳突肌锁骨头内侧缘0.5cm左右锁骨上缘可触摸到一小切迹，作为穿刺方向的参考点，与皮肤成30°～40°穿刺，沿胸锁乳突肌内侧的凹沟进针。
消毒穿刺点	1.免洗消毒液洗手，打开中心静脉导管消毒包，戴无菌帽子、口罩和无菌手套。
	2.用酒精棉棒清洁皮肤，以穿刺点为中心，直径＞20cm，顺时针、逆时针交替进行，共3次，充分清洁毛囊根部。
	3.用含碘或氯己定消毒棉签消毒皮肤，方法同上，待干，脱手套。
建立无菌区	1.免洗消毒液洗手。
	2.打开中心静脉导管穿刺包，穿无菌隔离衣，戴无菌手套。
	3.铺无菌巾及孔巾，助手按无菌原则投递注射器于无菌区内，注射器抽吸局部麻醉剂及生理盐水。
	4.按无菌原则打开中心静脉导管穿刺套件，按使用顺序合理摆放物品。
穿刺置管	1.持5ml注射器于穿刺点局部注射2%利多卡因1～2ml，行局部浸润麻醉，注射器略带负压预穿血管，边进针边抽回血，回血通畅即达预穿刺静脉，勿将局麻药品推注至血管内，拔出注射器。

操作要点	实施步骤
	2.绷紧皮肤，持穿刺针按定位方法实施穿刺，深度一般为 2～5cm，边进边回抽活塞，见回血后，再推进1～2mm。
	3.一手固定穿刺针，另一手持导丝推进器与注射器尾端开孔处（或塞丁格针头的侧孔）连接，将导丝缓缓送进血管内。将导丝推进器与穿刺针一并退出，保留导丝，不可污染导丝。
	4.将中心静脉导管沿导丝送入血管至预定长度（送导管过程中，不要将导丝一并推进）。退出导丝，连接输液接头，用20ml注射器抽吸回血并用生理盐水脉冲法冲净回血（抽回血时勿将血液抽至接头内）。
	5.锁骨下静脉置管长度为14～16cm；颈内静脉置管长度为13～15cm；股静脉置管长度为20cm。
固定导管	1.再次消毒皮肤，待干。
	2.安装并固定导管固定装置，以穿刺点为中心，用大于10cm×12cm透明敷料无张力粘贴，透明敷料应完全覆盖导管固定装置。
	3.在透明敷料上注明置管长度、日期和时间。
交代注意事项	1.脱手套，脱手术衣，洗手。
	2.协助患者取舒适卧位，整理床单位。
	3.向患者及家属交代导管留置期间注意事项。
	4.洗消手，回治疗室，分类处理垃圾。
确认导管位置，记录	1.洗手，在医嘱本上签名及执行时间。
	2.拍胸部正位片，确认导管头端位置与走行。
	3.书写护理记录，填写导管维护记录单。

【注意事项】

1.适应证

（1）接受短期治疗的患者（6周以内），并预计其治疗不需要延期。

（2）用于外周穿刺静脉条件不良的患者。

（3）患者治疗中含有高渗、碱性或酸性类液体。

（4）患者需要静脉输注和采血的频次多。

2.禁忌证：为相对禁忌证，应依据对患者评估的具体情况，同医师及患者共同确认是否置入导管。

（1）穿刺局部皮肤有破损或感染。

（2）局部有放疗史。

（3）有出血倾向的患者。

（4）沿血管装有心脏起搏器的患者。

3.穿刺首选锁骨下静脉，次选颈内静脉，最后选择股静脉。

4.依据患者需要，选择型号最小、腔数最少的导管，以减少并发症的发生。

5.穿刺时应避开感染及有损伤的部位。

6.穿刺过程严格执行无菌技术操作原则，操作时采用最大无菌屏障。

7.任意一名医务人员进行置管穿刺的尝试应≤2次，穿刺2次未成功时应及时更换置管医务人员和穿刺血管，以免增加患者不必要的疼痛及因穿刺过多而影响置管。

8.抽取导丝动作要轻柔，以免损坏导管，送导管时要缓慢匀速，切忌暴力送管。

9.导管尖端不可放置或移至心脏，以免增加心律失常的风险。

10.如症状提示可能有导管移位或无回血时，要拍X线片确定导管尖端位置。

11.中心静脉导管可用于任何性质的药物输注，但不应用于高压注射泵注射造影剂和血流动力学监测（耐高压导管除外）。

12.无菌透明敷料无张力粘贴固定，注明更换无菌敷料日期。留置期间保持敷料及导管固定装置清洁干燥，每周更换1～2次，如有潮湿、卷边、松脱、破损应随时更换。

13.禁止使用< 10ml的注射器给药及冲、封管（耐高压导管除外），使用脉冲式方法冲、封管。

14.患者穿脱衣物或日常活动时应注意防止导管脱出。

15.中心静脉导管留置后，应每日评估，依据患者需求，尽早拔出导管。

16.置管过程中可能出现的并发症：①气胸、血胸、乳糜胸或胸腔积液；②误伤动脉或神经；③导管断裂；④空气栓塞；⑤穿刺点渗出、水肿。

17.置管后常见的并发症：①导管尖端移位；②导管堵塞；③感染；④血栓形成。

第八节　静脉输液港置入流程

【目的】

提供长期静脉输液通道；减少反复静脉穿刺带来的痛苦，以保护患者外周血管。

【用物】

物品名称	数量	物品名称	数量
1.输液港手术包	1个	3.无菌手套	1副
内有：①弯盘	1个	4.10ml注射器	2个
②治疗碗	1个	5.无菌透明敷料	1贴
③小药杯	1个	（12cm×15cm）	
④剪刀	1把	6.100ml生理盐水	100ml
⑤止血钳	2把	7.2%盐酸利多卡因	1支
⑥持针器	1把	8.2%碘酒	1瓶
⑦手术刀	1把	9.75%乙醇溶液	1瓶
⑧缝合线	1包	10.无菌输液贴	1包
⑨纱布	数块	11.治疗车	1辆
2.置入式输液港套件	1套		

【操作流程】

操作要点	实施步骤
评估	1.患者的年龄、意识状态、自理能力、心理反应。
	2.预置入途径，如有无静脉血栓形成史、感染源、外伤史、血管外科手术史。
	3患者病情，如有无上腔静脉压迫综合征。
	4.患者对静脉输液港治疗知识的了解程度及合作程度。
术前准备	1.签署知情同意书，做术前准备。
	2.手术室按规定准备物品、药品。
	3.接患者入手术室。
	4.查对患者信息，解释操作目的，以取得配合。
	5.摆体位：去枕仰卧位，双肩背部垫小枕，穿刺侧略高，使胸廓呈伸展状态，头侧向手术对侧，偏头约45°。
	6.确定导管置入部位及输液港注射座放置位置。
建立无菌区	1.外科洗手，穿手术衣，戴无菌手套。
	2.助手打开无菌包，将输液港套件、注射器、透明敷料投入无菌区。
	3.常规消毒手术区皮肤，铺无菌巾保护。
准备物品	1.注射器抽取2%利多卡因备用。
	2.打开输液港套件，准备导引导丝：将导丝"J"形头端拉直，插入导丝推送器楔形尖端内。
	3.抽吸生理盐水预充穿刺针、导管、注射座。
测量导管置入长度	手持导管由穿刺点至胸骨右缘第3肋间测量置入长度。
穿刺目标血管	1.预穿刺处局部注射盐酸利多卡因充分麻醉后试穿刺，定位目标血管（边进针边回抽注射器活塞，见回血后撤针）。
	2.更换穿刺针穿刺目标血管，见回血确认穿刺成功后保持穿刺针留在原位，分离注射器，针尾部用手指堵住，防止空气进入。

操作要点	实施步骤
置入导引导丝	1.将导丝推送器楔形尖端插入穿刺针尾部，沿穿刺针送入导引导丝10～15cm。
	2.撤出穿刺针，保留导丝在原位，在穿刺点皮肤处做一宽约1cm的横切口备用。
制作皮袋	1.充分麻醉预放置注射座区域。
	2.做一长约2.5cm横切口，切口一侧钝性分离一皮下口袋，据表皮深0.5～2cm，大小与注射座适宜。
	3.皮袋做好后用纱布填塞止血。
置入导管	1.将血管扩张器和插管鞘作为一体，套在外露导丝上。沿外露导丝旋转推进静脉内，至少保留2cm鞘在体外。同时保持体外部分导丝应长于导管扩张器尾端，以免导丝滑入血管。
	2.插管鞘保持原位，将血管扩张器和导引导丝一同撤出，拇指堵住鞘外口，以免出血或空气进入。
	3.将导管经插管鞘缓慢推送达到上腔静脉内。
	4.撤出插管鞘，按压止血后将鞘从导管上剥离。
	5.通过X线检查或其他方法确定导管尖端位置，理想位置是上腔静脉与右心房交界处。
	6.撤出导管内导丝（三向瓣膜式导管内有支撑导丝）。
经皮下隧道送导管至皮袋切口处	1.充分麻醉皮下隧道区域。
	2.取出皮袋内纱布。
	3.从皮袋处到导管经皮入口处皮下推送隧道针尖端，打通隧道。
	4.导管末端套在隧道针倒刺螺纹上，撤回隧道针，将导管通过皮下隧道送至皮袋切口处。
连接并固定注射座	1.保留合适的长度修剪导管，切缘与导管成90°。
	2.将导管与注射座连接，妥善安装导管锁。
	3.将注射座置入皮袋中，检查导管，避免打折、扭曲。
缝合切口	用不可吸收线将注射座固定在胸壁皮下组织上，缝合切口。

操作要点	实施步骤
确认输液港通畅	1.注射器抽吸生理盐水，预冲蝶翼无损伤针后穿刺输液港，抽回血确认输液港通畅。
	2.以脉冲式冲管、正压封管手法注入生理盐水，冲净导管和注射座。
	3.妥善固定无损伤针，以无菌敷料覆盖伤口。
整理用物	1.整理用物。
	2.向患者交代注意事项，完成手术记录。

【注意事项】

1.适应证：①长期或反复静脉输注液体或化疗药时；②胃肠功能障碍、严重营养不良，需长期或反复输注营养液、输血、采集血标本等；③长期或短期、持续或间断输入 $pH < 5$ 或 > 9 的药液，渗透压 $< 240mOsm/L$ 或 $> 3400mOsm/L$ 的液体时。

2.禁忌证：①确诊或疑似感染性疾病患者，特别是菌血症或败血症时；②确诊或疑似对输液港材料过敏者；③预穿刺部位曾经接受过放疗者；④患者体质、体型不适宜置入输液港者，如出血倾向、严重心肺疾病、一般情况差、烧伤等；⑤预置管部位有血栓形成或接受过血管外科手术者。

3.置入式静脉输液港的导管置入部位多选择在颈内静脉或锁骨下静脉，穿刺手法与"颈内静脉穿刺"和"锁骨下静脉穿刺"相同；注射座多选择在锁骨下窝皮下置入。

4.导引导丝经穿刺针送入血管遇到阻力时，不可强行插入，如需撤出导丝时必须连同穿刺针一同拔出，切勿用力过猛造成穿刺针切割导丝。

5.皮下放置导管过程中避免形成锐角或陡直角度，以免影响导管腔通畅性。

6.注射座不能直接位于切口正下方，注射座隔膜上方皮下组织厚度以 0.5～2cm 为宜。

7.组织过厚影响注射座的定位，增加穿刺难度；组织过薄皮下脂肪较少，导致输液港磨损皮下组织，增加不适感。

8.输液港的导管分为三向瓣膜式或末端开口式两种，其中三向瓣膜式导管内有支撑导丝；末端开口式导管内无支撑导丝。

第九节　管路维护流程

一、PVC维护流程

【目的】

保持PVC通路通畅，预防脱管、保持局部无菌干燥、预防感染。

【用物】

物品名称	数量	物品名称	数量
1.治疗车	1辆	9.100ml生理盐水	1袋
2.治疗盘	1个	10.透明敷料（6cm×7cm）	1片
3.75%乙醇溶液	1瓶	11.敷贴胶布	2片
4.无菌棉签	数包	12.一次性垫巾	1块
5.碘伏棉签	1包	13.污物罐	1个
6.10ml注射器	2副	14.利器盒	1个
7.10ml生理盐水	1支	15.手消毒液	1瓶
8.肝素钠溶液	1支	16.油性签字笔	1支

【操作流程】

操作要点	实施步骤
评估	1.评估穿刺点（有无红肿、渗血、渗液，导管长度）。
	2.评估贴膜下皮肤（有无发红、渗液、汗液、水疱，贴膜是否卷边）。

操作要点	实施步骤
物品准备	1.操作者衣帽整洁，洗手，戴口罩。
	2.检查软包装液体名称、浓度、剂量、有效期，在光亮处查看内、外包装之间有无水珠。
	3.打开外包装取出内袋，挤压注射液袋查看有无渗漏，配制肝素盐水（10U/ml）。
	4.查看无菌物品有效期，有无破损、潮湿。
核对解释	1.携用物至患者床旁。
	2.核对患者ID号、床号、姓名。
	3.向患者解释操作目的，以取得合作。
冲洗导管	1.协助患者取舒适卧位，暴露PVC穿刺部位，将一次性垫巾置于穿刺部位下方。
	2.用手消毒液洗手。
	3.抽吸冲管液（以无菌方式抽吸10ml生理盐水、5ml稀释肝素钠溶液）。
	4.以酒精棉签消毒输液接头两遍。
	5.连接抽有生理盐水的注射器，打开夹子，抽回血至白色连接管，判断导管的通畅性，以脉冲式方法冲洗导管。
	6.用抽有稀释肝素钠的注射器正压封管，关闭夹子。
	7.用手消毒液洗手。
更换透明贴膜	1.撕开透明贴膜外包装备用。
	2.去除透明敷料外胶带。
	3.一手按压穿刺点，另一手零角度平行牵拉，待牵拉完成后，一手轻扶留置针延长管，另一手自下而上去除原有透明敷料。
	4.取酒精棉签去除胶布痕迹。
	5.手消毒液洗手。
	6.一手轻扶输液接头提起导管，另一手持酒精棉签1根，避开穿刺点1cm处，顺时针去脂、消毒，范围：以穿刺点为中心直径8cm（大于贴膜的面积）。

操作要点	实施步骤
	7.再取第2根、第3根酒精棉签以同样方法逆时针、顺时针消毒皮肤。
	8.酒精干燥后，放平留置针延长管，取碘伏棉签1根，以穿刺点为中心顺时针消毒穿刺点和皮肤。
	9.再取第2根、第3根碘伏棉签同样方法逆时针、顺时针消毒穿刺点和皮肤，待干。
	10.取透明敷料，以穿刺点为中心将透明敷料无张力粘贴。
	11.签注更换贴膜时间。
整理	1.整理用物，脱无菌手套。
	2.用手消毒液洗手。
	3.向患者交代注意事项。
	4.在执行单上签名及时间。

【注意事项】

1.采用脉冲式冲管、正压封管后关闭夹子，以防止血液反流进入导管。

2.去除贴膜时要自下而上，切忌将导管带出体外，去除敷料时不可污染贴膜下皮肤及导管。

3.严格按照无菌技术操作，以穿刺点为中心粘贴敷料。

4.透明贴膜常规保留72～96小时，如发现污染、患者出汗多及敷料卷边时，应及时更换透明贴膜。

5.疑似体外导管被污染，可用碘伏消毒，完全干燥后再覆盖敷料。

6.抽回血至白色连接管，不可回抽至输液接头，以免引起导管相关性感染。

7.穿刺部位出现肿胀、疼痛等异常不适时，及时拔出导管。

二、CVC维护流程

【目的】

保持CVC导管通畅、保持局部无菌干燥，预防感染、脱管。

【用物】

物品名称	数量	物品名称	数量
1.治疗车	1辆	5.10ml生理盐水	2支
2.治疗盘	1个	6.100ml生理盐水	1袋
3.专用护理包	1个	7.肝素钠溶液	1支
内有：①无菌治疗巾	1块	8.输液接头	1个
②无菌手套	2副	9.无菌棉签	数包
③无菌纱布	2块	10.75%乙醇溶液	1瓶
④酒精棉片	1片	11.一次性垫巾	1块
⑤酒精棉签	1包	12.污物罐	1个
⑥碘伏棉签	1包	13.利器盒	1个
⑦胶贴	2贴	14.手消毒液	1瓶
⑧透明敷贴（8.5cm×10.5cm）	1贴	15.油性签字笔	1支
4.10ml注射器	3副		

【操作流程】

操作要点	实施步骤
评估	1.查看维护手册，了解置管时间、导管置入长度、上次换药时间。
	2.评估敷料是否潮湿、脱落、污染、卷边。
	3.评估穿刺点有无发红、肿胀、渗血、渗液。
	4.评估导管长度，是否通畅，有无移位。
核对医嘱、	1.操作者衣帽整洁，洗手，戴口罩。
物品	2.查对医嘱，打印执行单。
	3.检查软包装液体名称、浓度、剂量、有效期，在光亮处查看内、外包装之间有无水珠。

操作要点	实施步骤
	4.打开外包装取出内袋，挤压注射液袋查看有无渗漏。
	5.配制肝素盐水（10U/ml）。
	6.查看无菌物品有效期，有无破损、潮湿。
核对解释	1.携用物至患者床旁。
	2.核对患者ID号、床号、姓名。
	3.向患者解释操作目的，以取得合作。
维护准备	1.协助患者取舒适卧位，暴露穿刺部位，将一次性垫巾置于穿刺部位下方。
	2.手消毒液洗手。
	3.打开护理包，投放无菌物品（输液接头、注射器）。
	4.撕开透明贴膜外包装备用。
更换输液接头	1.去除固定输液接头的胶布，清除胶布痕迹，换下旧输液接头。
	2.用手消毒液洗手，戴手套。
	3.助手协助抽吸10ml生理盐水（2支）、5ml稀释肝素钠溶液，用抽有生理盐水的10ml注射器预充输液接头备用。
	4.用酒精棉片消毒导管接头，用力多方位擦拭15秒。
	5.连接新输液接头。
冲洗导管	1.打开小夹子，抽回血至白色连接管，判断导管的通畅性。
	2.用抽有生理盐水的10ml注射器脉冲式冲洗导管。
	3.用抽5ml稀释肝素钠注射器正压封管，关闭小夹子。
更换敷料	1.脱手套，用手消毒液洗手。
	2.去除透明敷料外胶带，一手按压穿刺点，另一手零角度平行牵拉，待牵拉完成后，一手轻扶延长管，另一手自下而上去除原有透明敷料。
	3.取酒精棉签清洁皮肤，去除胶布痕迹。
	4.用手消毒液洗手，戴无菌手套。
	5.一手持纱布覆盖在正压接头上提起导管，另一手持酒精棉签1根，避开穿刺点1cm处，顺时针去脂、消毒。范围：以穿刺点为中心直径15cm（大于贴膜的面积）。

操作要点	实施步骤
	6.再取第2根、第3根酒精棉签同样方法逆时针、顺时针消毒皮肤。
	7.酒精完全干燥后，放平导管，取碘伏棉签1根，以穿刺点为中心顺时针消毒皮肤和导管。
	8.再取第2根、第3根碘伏棉签同样方法逆时针、顺时针消毒皮肤和导管，待干。
	9.以胶贴固定导管，固定翼。
	10.以穿刺点为中心，用透明敷料无张力粘贴。
	11.以胶贴蝶形交叉固定贴膜下缘。
	12.签注更换贴膜、输液接头时间。
整理	1.整理用物，手消毒液洗手。
	2.向患者交代注意事项。
	3.在医嘱执行单（或医嘱本）上签名及时间，填写CVC维护手册。
	4.用物分类处理。

【注意事项】

1.用酒精棉片消毒导管接头时，注意消毒导管口横截面及外壁。

2.禁止使用小于10ml注射器冲管、给药。

3.采用脉冲式冲管，正压封管后关闭小夹子，以防止血液反流进入导管。

4.去除贴膜时要自下而上，勿将导管带出体外，去除敷料时不可污染贴膜下皮肤及导管。

5.严格无菌技术操作，以穿刺点为中心粘贴敷料，以免引起感染。

6.如发现患者出汗多、敷料污染及敷料卷边时，应及时更换透明贴膜。

7.疑似体外导管被污染，可用碘伏消毒，完全干燥后再覆盖敷料。

8.抽回血至白色连接管，不可回抽至输液接头，以免引起堵塞和导管相关性感染。

三、PICC维护流程

【目的】
保持PICC通畅，保持局部无菌干燥，预防感染、脱管。

【用物】

物品名称	数量	物品名称	数量
1.治疗盘	1个	4.100ml生理盐水	1袋
2.PICC专用护理包	1个	5.肝素钠溶液	1支
内有：①无菌治疗巾	1块	6.思乐扣	1个
②纸尺	1个	7.输液接头	1个
③无菌手套	2副	8.75%乙醇溶液	1瓶
④无菌纱布	2块	9.无菌棉签	数包
⑤酒精棉片	2片	10.一次性垫巾	1块
⑥酒精棉签	1包	11.污物罐	1个
⑦碘伏棉签	1包	12.利器盒	1个
⑧胶贴	2贴	13.手消毒液	1瓶
⑨透明敷料（10cm×12cm）	1贴	14.油性签字笔	1支
3.10ml注射器	3副	15.治疗车	1辆

【操作流程】

操作要点	实施步骤
评估	1.查看维护手册，了解置管时间、导管置入长度、上次换药时间。
	2.评估敷料是否潮湿、脱落、污染、卷边。
	3.评估穿刺点有无发红、肿胀、渗血、渗液。
	4.评估导管长度，是否通畅，有无移位。

操作要点	实施步骤
	5.评估治疗方案：药物的pH、渗透压，是否有发疱剂或刺激性药物及输注持续时间、预计每周期静脉治疗天数等。
核对医嘱、物品	1.操作者衣帽整洁，洗手，戴口罩。
	2.查对医嘱，打印执行单。
	3.检查软包装液体名称、浓度、剂量、有效期，在光亮处查看内、外包装之间有无水珠。
	4.打开外包装取出内袋，挤压注射液袋查看有无渗漏。
	5.配制肝素钠盐水（10U/ml）。
	6.查看无菌物品有效期，有无破损、潮湿。
核对解释	1.携用物至患者床旁。
	2.核对患者ID号、床号、姓名。
	3.向患者解释操作目的，以取得合作。
更换输液接头	1.协助患者取舒适卧位，暴露穿刺部位，将一次性垫巾置于穿刺部位下方。
	2.打开护理包。
	3.用纸尺测量臂围（肘上10cm处）。
	4.去除固定输液接头的胶布，清除胶布痕迹，卸下旧输液接头。
	5.手消毒液洗手。
	6.用注射器抽取10ml生理盐水，排气。
	7.打开新输液接头，连接10ml注射器，预充待用。
	8.戴无菌手套，打开酒精棉片包，用酒精棉片包裹消毒导管接头，用力多方位擦拭15秒。
	9.连接新输液接头。
冲洗导管	1.抽回血至白色连接管，判断导管的通畅性。
	2.用注射器抽取10ml生理盐水，脉冲式冲洗导管。
	3.用注射器抽取肝素盐水，正压封管。
	4.脱手套，用手消毒液洗手。

续表

操作要点	实施步骤
更换敷料	1. 去除透明敷料外胶带，一手按压穿刺点，另一手零角度平行牵拉，待牵拉完成后，一手轻扶留置针延长管，另一手自下而上去除原有透明敷料。 2. 用手消毒液洗手。 3. 将新思乐扣投放入护理换药包内。 4. 戴无菌手套。 5. 拆除旧思乐扣 　（1）溶解：用酒精浸润、溶解思乐扣固定装置下方的黏合剂。 　（2）脱离：轻轻打开锁扣，小心从锁扣上移开导管。 　（3）卸除：将思乐扣固定装置从皮肤上移开。 6. 一手持纱布覆盖在正压接头上提起导管，另一手持1根酒精棉签，避开穿刺点1cm处，顺时针去脂、消毒，范围：以穿刺点为中心直径15cm（大于贴膜的面积）。 7. 再取第2根、第3根酒精棉签同样方法逆时针、顺时针消毒皮肤。 8. 酒精完全干燥后，放平导管，取1根碘伏棉签，以穿刺点为中心顺时针消毒皮肤和导管。 9. 再取第2根、第3根碘伏棉签同样方法逆时针、顺时针消毒皮肤和导管，待干。 10. 安装思乐扣（4P，即皮肤处理：Prepare；按压：Press；撕开：Peel；贴放：Place）。 　（1）皮肤外导管摆放成弧形（"L"形或"U"形）。 　（2）在摆放思乐扣处涂抹皮肤保护剂，待干15秒。 　（3）按思乐扣上箭头所示方向（箭头应指向穿刺点）摆放思乐扣。 　（4）将导管安装在思乐扣的立柱上，锁定纽扣。 　（5）依次撕除思乐扣的背胶纸，将思乐扣贴在皮肤上。 11. 透明敷料无张力粘贴。

操作要点	实施步骤
	12.用胶贴蝶形交叉固定贴膜下缘,再以胶贴横向固定延长管。
	13.在胶布上标注维护日期,贴于透明敷料上。
整理用物	1.整理用物,脱无菌手套,用手消毒液洗手。
	2.向患者交代注意事项。
	3.在医嘱执行单(或医嘱本)上签名及写明时间,填写PICC维护手册。
	4.用物分类处理。

【注意事项】

1.用酒精棉片消毒导管接头时,注意消毒导管口横截面及外壁。

2.禁止使用小于10ml注射器冲管、给药。

3.采用脉冲式冲管、正压封管,以防止血液反流进入导管。

4.去除贴膜时要自下而上,勿将导管带出体外,去除敷料时不可污染贴膜下皮肤及导管。

5.勿用酒精棉签消毒穿刺点,以避免引起化学性静脉炎。

6.将体外导管呈弯曲放置,以降低导管张力,避免导管移动。

7.严格无菌技术操作,敷料要完全覆盖体外导管,以免引起感染。

8.如发现患者出汗多、敷料污染及敷料卷边时,应及时更换透明贴膜。

9.疑似体外导管被污染,可用碘伏消毒,待完全干燥后再覆盖敷料。

四、静脉输液港维护流程

【目的】

保持静脉输液港导管通畅、保持局部无菌干燥、预防感染。

【用物】

物品名称	数量	物品名称	数量
1.治疗盘	1个	11.生理盐水100ml	1袋
2.无菌治疗巾	1包	12.无菌纱球	1包
3.无菌手套	1副	13.碘棉签	1包
4.一次性换药包	1个	14.0.5%碘伏	1瓶
5.20ml注射器	1副	15.75%乙醇溶液	1瓶
6.10ml注射器	1副	16.医用胶布	1卷
7.蝶翼无损伤针	1套	17.污物罐	1个
8.一次性输液接头	1个	18.利器盒	1个
9.无菌输液贴	1包	19.手消毒液	1瓶
10.无菌透明敷料	1贴	20.油性笔	1支
（10cm×10cm或12cm×15cm）		21.治疗车	1辆

【操作步骤】

操作要点	实施步骤
评估	1.评估患者情况，详细检查输液港周围皮肤有无红肿、压痛等异常表现。
	2.了解输液港置入侧肢体活动情况。
核对医嘱、物品	1.操作者衣帽整洁，洗手、戴口罩，查对医嘱并在医嘱执行单（或医嘱本）相应位置打钩。
	2.在治疗室准备物品，检查物品、药品有效期及质量，并请第二个人查对。
核对解释	1.携用物至患者床旁，查对患者床号、ID号、姓名。
	2.向患者解释操作目的，以取得合作。
	3.嘱患者排尿。

操作要点	实施步骤
摆体位	协助患者取舒适卧位，暴露留置输液港部位。
消毒皮肤	1.操作者以手消毒液洗手。
	2.打开一次性换药包，戴无菌手套。
	3.助手将无菌纱球倒入换药盘中，并将75%乙醇溶液和0.5% 碘伏分别倒入换药盘的两个小格内，制备酒精纱球3个、碘伏纱球3个。
	4.以穿刺点为中心螺旋向外消毒，酒精纱球消毒3遍，碘伏纱球消毒3遍（直径≥15cm）。
铺无菌巾	1.助手打开无菌治疗巾外包布，将20ml注射器、10ml注射器、无损伤针、输液接头、输液贴投入无菌区包布内。
	2.操作者取两块治疗巾铺于输液港周围建立无菌区。
备冲管液	助手配合用20ml注射器抽取生理盐水15ml，用10ml注射器抽取生理盐水10ml（或肝素盐水10ml）备用。
预冲穿刺针	用20ml注射器预冲输液接头、无损伤针套件后夹闭延长管。
穿刺输液港	用一手拇指、示指、中指呈三角形固定输液港，确定输液港的中心点，另一手持无损伤针由注射座中心点垂直刺入，直达储液槽的底部。
确认穿刺针位置	打开延长管，抽回血（抽回血不超过蝶翼针"Y"形部位），确认针头位置无误后，以正压脉冲式手法注入生理盐水15ml，冲净回血后夹闭延长管。
固定	1.取下注射器，连接输液接头，用10ml注射器脉冲式冲管，边推注药液边夹闭延长管。
	2.修剪合适厚度的纱布，垫于无损伤针蝶翼下方，蝶翼上方贴两条无菌输液贴将穿刺针固定于皮肤上。
	3.撤除治疗巾，取第三条无菌输液贴固定延长管。
	4.助手用无菌透明敷料固定无损伤针（透明敷料下缘对齐第三条胶贴下缘）。医用胶布交叉固定穿刺针延长管外露部分，第四条输液贴贴于交叉处上，在贴膜右下角标注维护日期。

续表

操作要点	实施步骤
整理用物	1.整理用物，脱手套。
	2.助手协助患者整理衣物及床单位。
	3.向患者交代注意事项，行手消毒。在医嘱执行单（或医嘱本）上签名及写明时间，并进行记录。

【注意事项】

1.适应证：置入静脉输液港的患者在治疗间歇期应每4周维护1次，输液期间每3天更换1次敷料，每周更换1次穿刺针。

2.禁忌证：确定或疑似输液港存在严重并发症时，如导管栓塞、注射座或导管破裂、移位等。

3.冲洗输液港后若无须留置穿刺针时，要采用脉冲式冲管正压拔针方法，以防止药液残留或血液反流到输液港导管内（即穿刺输液港见回血后用20ml以上生理盐水脉冲式冲净回血后，边推注药液边夹闭延长管。一手固定输液港，另一手拔出无损伤针，按压穿刺点止血后，用无菌敷料覆盖穿刺点）。

4.穿刺输液港时如遇到阻力或抽吸无回血，应进一步确认穿刺针位置及输液港的通畅情况，不应强行冲洗。

5.禁止使用小于10ml的注射器冲管、给药。连接输液泵时，输液泵压力应小于25psi（1psi=0.155/cm²），同时注意观察注射部位有无渗血、渗液等现象。

6.使用肝素盐水封管时，每次用量应以3～5ml为宜。对有凝血机制障碍的患者，不宜使用肝素盐水封管。

7.配制肝素钠盐水：成人浓度为100U/ml（12 500U肝素加入125ml生理盐水中），儿童浓度为10U/ml（12 500U肝素加入1250ml生理盐水中）。

第十节　化疗静脉给药流程

【目的】

静脉输入化学药物，达到治疗恶性肿瘤的目的。

【用物】

物品名称	数量	物品名称	数量
1.治疗车	1辆	3.输液器	1个
2.输液盘及用物	1套	4.PE手套	1副
内有：①注射器	1副	5.橡胶或乳胶手套	1副
②污物罐	1个	6.利器盒	1个
③复合碘消毒棉签	数包	7.手消毒液	1瓶

【操作流程】

操作要点	实施步骤
评估	1.化疗方案评估：药物的pH、渗透压，是否有发疱剂或刺激性药物及输注持续时间、预计每周期静脉治疗天数等。
	2.血管通路评估：根据患者情况及化疗方案评估的结果，结合患者意愿选择合适的血管。
	3.外周静脉给药需评估穿刺侧肢体活动情况，穿刺部位有无红肿、瘢痕、静脉炎等。需由2名护士共同检查血管是否通畅，确认导管在血管内方可给药。
选择输液器	根据化疗药物输注的要求准备精密过滤输液器、避光输液器或非PVC输液器。
建立静脉通路	用生理盐水或5%葡萄糖溶液建立静脉通路。
给药前预处理	1.遵医嘱在化疗药物给药前规定时间内进行抗过敏、止吐等预处理给药。
	2.预处理后用生理盐水或5%葡萄糖溶液冲管。
操作者防护	操作者洗手，戴一次性口罩，戴双层手套。

操作要点	实施步骤
二人查对	1.查对化疗处方。
	2.查对配制好的化疗药物（名称、浓度、剂量、有效期），对光查看药物有无混浊、沉淀、结晶。
推车至床旁	将液体放于输液盘内，并置于输液车上，备齐用物，推车至患者床旁。
检查血管通路	1.将输液速度调至最大后检查血管通路是否通畅。
	2.经外周静脉输注化疗药需两人共同检查血管通路。
给药前查对	1.再次确认已完成预处理给药。
	2.查对患者ID号、姓名。
	3.查对药物名称、剂量、浓度、用法、用药时间，输注速度。
给药前宣教	向患者解释药物名称及用药目的，以取得合作。
给药	消毒加药口，连接化疗药（静脉输入或冲入）。
调节滴速	按化疗药物要求调节输注速度，必要时使用输液泵控制滴速。
核对	再次核对患者ID号、姓名。
给药后宣教	告知患者用化疗药物后可能出现的不良反应及应对方法。
洗手、记录	1.脱去双层手套。
	2.洗手。
	3.记录执行时间。
巡视	给药过程中应经常巡视，询问患者感受，发现异常及时处理。
给药后冲管	1.化疗药输注结束，操作者做好个人防护后取下空输液袋。
	2.根据要求用生理盐水或5%葡萄糖溶液100ml充分冲管。
评估用药反应	评估患者不良反应发生的情况，并记录。
用物处置	整理用物，脱下的手套、口罩及输液器、空输液袋等均应视为被化疗药污染，按化疗废弃物处理。

【注意事项】

1.化疗给药应由经过专业培训、掌握相关知识、考核合格的注册护士进行。

2.发疱剂、刺激性药物，pH＜5或＞9的药物，渗透压＞600mOsm/L的药物，应通过中心静脉输入。

3.经外周静脉给化疗药

（1）选择前臂粗、直、弹性好的血管，使用静脉留置针给药。输注药物后，静脉留置针原则上不保留。

（2）每位护士每天为同一位患者进行静脉穿刺不超过2次。

（3）给药前需由2名护士共同检查血管通路，确认导管在血管内方可给药，用带有少量生理盐水的注射器回抽，见回血后立即用生理盐水冲管，避免通过挤压输液器确认有无回血。

（4）24小时内再次行静脉穿刺应选择对侧肢体，或前一个穿刺点的上方（近心端）。给予发疱类化疗药应选择新的输液部位。

（5）给发疱类化疗药时应每10～15分钟巡视一次。

（6）如果静脉冲入化疗药物，应用无菌棉球围住加药口，避免操作过程中发生药物外溢。

（7）使用紫杉醇等易过敏化疗药物前，应确认已完成抗过敏处理，并在给药时备好抢救用品。

第三章

输液治疗相关并发症预防与处理流程

第一节 静脉注射并发症预防与处理流程

一、静脉穿刺失败

【原因】

1.操作者在穿刺中由于进针角度不准确，将血管壁刺破；针头刺入深度过浅，针头斜面未全部进入血管，一半在血管外面；穿刺过深、针头穿透对侧血管壁，也可能一半针头在血管内；穿刺后固定不当，针头两侧摆动，造成针头从血管内脱出。

2.患者不配合，操作时躁动不安；因疾病、肥胖、水肿，或因年龄（老年、小儿）等因素造成血管条件差，使操作困难而反复穿刺。某些患者血液循环差，血管充盈度欠佳，穿刺时针头已进入血管但并没有明显回血，判断不准确也会认为穿刺失败。

【临床表现】

穿刺后针头无回血，推药有阻力，或者针头一半在血管外，推注药液外溢，穿刺部位周围隆起，患者感觉疼痛。

【预防与处理】

1.良好的训练、稳定的心理素质，提高穿刺技术，穿刺前认真评估患者的血管情况，选择易暴露、弹性好、走行直、清晰易固定的血管进行穿刺。

2.根据患者血管情况、药液性质、输液速度的要求选择合适型号的针头进行穿刺，轮换使用血管，保护血管。

3.穿刺失败后，应立即将针头拔出，切勿反复退、进针，同时按压止血。

4.对于血管条件差的患者应先对症处理，改善血管条件后再行穿刺，如局部热敷静脉部位，促使血管扩张，促使局部组织温度升高，血管扩张充盈，提高成功率。

二、药物外渗性损伤

【原因】

1.操作因素　穿刺针头刺入静脉过少，抽吸针栓后有回血，但松开止血带后由于静脉回缩使针头滑出血管，药液注入皮下或组织。针头刺入浅或者过深，使针头斜面部分进入到静脉中，部分在血管外，虽然抽回血正常，但推注液体后会造成部分药液溢出，皮肤局部隆起或者没有明显隆起但由于药液进入深层组织而产生痛感。

反复穿刺对血管造成的物理性损伤：①药液中不溶性微粒对血管的刺激；②推注药液过快。

2.血管因素　血管条件不好，患者躁动、肢体过度活动，针头从血管内脱出；血管痉挛或营养不良，血管细、弹性差，血管缺血缺氧通透性增强，增加药液渗漏。

3.药物因素　药物的酸碱度、渗透压、药物浓度、药物本身的毒性及药物引起的变态反应均可导致血管的通透性增高而至药液外渗。

4.其他　局部感染及物理、化学因素引起的静脉炎导致血管通透性增强。

【临床表现】

1.一般表现　注射部位针头处局部隆起，穿刺部位肿胀，感觉疼痛，疼痛通常为胀痛、烧灼样痛和刺痛。有强烈的刺激性药物外渗后会产生剧痛，皮肤温度降低，局部皮肤颜色苍白，药物外渗严重者会呈暗紫色。抗肿瘤药、高渗药及血管收缩药物外渗后可引起局部组织坏死。

2. 药物外渗临床表现及分级

级别	临床表现
0级	没有症状。
1级	皮肤发白，水肿范围最大直径＜2.5cm，皮肤发冷，伴有或不伴有疼痛。
2级	皮肤发白，水肿范围最大直径2.5～15cm，皮肤发冷，伴有或不伴有疼痛。
3级	皮肤发白，水肿范围最小直径＞15cm，皮肤发冷，伴有轻到中度疼痛，可有麻木感。
4级	皮肤发白，水肿范围最小直径＞15cm，皮肤紧绷呈半透明状，有渗出，皮肤变色，有瘀斑，肿胀，呈可凹陷水肿，循环障碍，中到重度疼痛。

【预防与处理】

1. 正确评估患者的病情及机体状况，血管条件，是否存在外渗的风险因素。熟练掌握穿刺技术，慎重选择穿刺部位，根据血管条件选择穿刺针头。避免在同一条血管反复穿刺。避免在下肢或瘫痪的肢体穿刺。长期进行静脉注射者要注意合理计划选择和使用血管，由远心端向近心端选择血管进行注射。

2. 注射特殊药物或有强烈刺激的药物时，一定要确认针头在静脉内方可推注药液，应先用抽有无菌生理盐水的注射器连接穿刺针头，穿刺成功并注入生理盐水确认针头在血管内，再更换抽有注射药液的注射器，以预防药液外溢造成的危害。穿刺成功后妥善固定针头，对于活动过度或意识不清的患者要加强看护并采取可行的约束和固定肢体措施。根据药液及患者病情，在推注药液过程中要掌握推药速度。

3. 应注意患者局部情况和病情变化。尽早发现药液外渗情况，有无水肿、疼痛、发冷、皮肤紧绷等，对患者的不适主诉要高度关注，查找原因，以免引起严重后果。如出现局部疼痛，即使查看有回血也要警惕药液渗出的可能。注射过程中，应间断回抽血液，确保药液安全注入血管内，尤其是不敏感的患者。

4.一旦发现药物外渗，应立即停止给药，拔针后以无菌棉签或棉球轻轻按压局部，避免按压过重压迫穿刺部位，防止组织进一步损伤。

5.要密切观察渗出部位的皮肤组织变化。可给予患者渗出损伤部位在损伤发生时及损伤后24小时、48小时、7天拍照，以观察损伤部位的变化过程。持续评估外渗部位状况，包括皮肤颜色、温度、感觉、关节活动度和指端血供等，做好记录。发疱剂和刺激性药物外渗后，该肢体的远端不能再留置导管。

6.根据渗出药液理化性质不同，采取不同的处理方法，如理疗、冷湿敷、局部封闭、给予药物拮抗剂等。对于多发性的小水疱，不要摩擦和热敷，保持局部清洁和完整性，促进其自然吸收。对于较大的水疱，应在严格消毒后，用细针头进行穿刺抽吸，不要破坏表皮，抽吸后用无菌纱布覆盖。如上述处理无效，组织已发生坏死，应手术将坏死组织清除，以免增加感染机会。

三、血肿

【原因】

1.操作者在进行穿刺时，穿刺针头进入血管但无回血，误认为穿刺失败而反复穿刺，待针头退出局部已出现青紫；穿刺后拔针按压的时间不够、按压方法不正确、按压力度不够等；长期注射，反复在同一条血管上穿刺和同一部位进针；注射时针头固定不好，导致针头移位，刺破血管。

2.患者的凝血功能异常或服用抗凝药，在穿刺过程中针头损伤血管壁，血液经血管壁上的穿刺针孔流出到皮下，或未及时按压造成血肿。

【临床表现】

一般穿刺后出现穿刺部位皮下隆起、肿胀，皮肤颜色变化，可呈青紫色。

【预防与处理】

1.掌握正确的穿刺技术，熟悉静脉的解剖特点和解剖关系。采用直接刺入血管法，提高静脉穿刺成功率及减少血肿的发生。

2.要根据患者病情行拔针后的局部按压，一般按压3～5分钟，有出血倾向者拔针后按压时间应延长，至少10分钟，或以皮肤不出现青紫为宜。

3.对已发生的血肿，可用弹力绷带进行包扎，加压止血，避免肢体过度活动。24小时内局部予以冷敷促进血管收缩，以减少出血。48小时后可采取热敷促进淤血吸收，如局部给予50%硫酸镁湿热敷。

四、静脉炎

【原因】

由于操作过程中未严格执行无菌技术操作规范引起局部静脉感染；长期注射高浓度、刺激性强的药物对血管造成刺激。

【临床表现】

局部表现为沿静脉走行的条索状红线，伴局部组织红、肿、热、痛、功能障碍，严重者可全身表现为畏寒、发热等症状。

【预防与处理】

1.应避免感染和减少对血管壁的刺激。严格执行无菌技术操作原则和手卫生制度，控制微粒进入到血管中。对血管刺激性强的药物应充分稀释后再应用，以减少药物对血管的刺激。并根据溶液的类别、浓度、剂量、给药速度、渗透压等选择血管，长期静脉注射者制订保护血管的计划，合理更换注射部位，不要在一条血管的相同部位反复穿刺，以延长血管使用时间。一般选用上肢静脉作为常规静脉注射血管。

2.发生静脉炎后，应停止在此处静脉给药，将患肢抬高、避免剧烈活动、局部对症治疗。伴有全身感染者，遵医嘱给予抗生素治疗。

五、过敏反应

【原因】

患者有过敏史或为潜在的过敏体质；操作者在注射前未询问患者的药物过敏史。

【临床表现】

患者可突然出现不适、皮肤瘙痒、心慌、胸闷、血压下降、面色苍白；严重者可有意识丧失、发绀、呼吸困难、窒息、过敏性休克等。

【预防与处理】

1.注射前要询问患者的药物过敏史。按要求做过敏试验，凡有过敏史者禁忌做该药物的过敏试验。注射时要掌握适当速度，注射过程中观察患者病情变化，主动询问患者主诉和不适感觉。

2.抗生素类药物应现用现配，特别是青霉素水溶液在室温下极易分解，引起过敏反应，还可使药物效价下降，影响治疗效果。

3.药物过敏试验阴性，第一次注射后观察20～30分钟，注意观察患者有无过敏反应，以防发生迟发过敏反应。

4.重度反应者应立即停止注射，就地抢救，并迅速报告医师。建立静脉通路，密切观察病情变化。出现过敏性休克时，按照休克处理原则，给予调整体位，吸氧，皮下注射肾上腺素等抗休克治疗。发生喉头水肿窒息者，紧急行气管插管或气管切开，维持气道通畅。

第二节 采血并发症预防与处理流程

一、静脉采血并发症预防与处理流程

（一）晕针或晕血

【原因】

晕针或晕血主要是患者心理因素引起，由于患者对打针抽血害怕、焦虑，看见血液情绪紧张；患者因疾病或体质较差，在空腹或饥饿的情况下，由于采血过程造成的疼痛刺激、恐惧等因素，均可反射性引起迷走神经兴奋，造成血压下降，脑供血不足产生眩晕。

【临床表现】

主要表现为面色苍白、四肢无力、头晕眼花、心慌、恶心、一过性晕厥、四肢冰凉、脉搏弱、血压下降，发生时间短，恢复较快，一般经过2～4分钟，神志可恢复正常。

【预防与处理】

1.做好患者的心理抚慰，讲解操作过程及注意事项，消除患者焦虑、害怕情绪。根据患者病情采取合适的取血体位，做到操作熟练、准确、轻柔，同时与患者加强交流，分散注意力，减少患者疼痛和不适。采血过程中注意观察患者病情变化。

2.患者一旦发生晕厥，立即将患者放置平卧位，适当保暖，按压人中、合谷穴位。患者几分钟内自行缓解。

（二）误抽动脉血

【原因】

当采用股静脉抽取血标本时，会产生误入股动脉的可能。

【临床表现】

抽出的血液呈现鲜红色，比静脉血液颜色鲜艳。

【预防与处理】

1.正确掌握股静脉的解剖位置，由于股静脉在股动脉内侧约0.5cm，对于较肥胖、血容量不足、动脉搏动不明显的患者，要更加细致的评估，操作要仔细。注意观察抽出血液的颜色。

2.如误入股动脉抽出鲜红色血液要立即拔出针头，按压穿刺处5～10分钟无出血情况后，重新穿刺采血。

（三）皮下出血

【原因】

1.穿刺者在操作时反复穿刺造成局部损伤；在穿刺后拔针按压时间不够、按压部位不当、按压力度不够的情况下不能达到止血目的；在上肢浅静脉抽血后，如果袖口过紧，影响静脉回流也会造成皮下出血。

2.患者的凝血功能异常或服用抗凝药；在穿刺过程中针头损伤血管壁，血液经血管壁上的穿刺针孔流出到皮下造成血肿。

【临床表现】

一般穿刺后出现穿刺部位隆起、肿胀，皮肤颜色变化，有瘀斑并呈青紫色。

【预防与处理】

1.掌握正确的穿刺技术，熟悉静脉的解剖特点和解剖关系，提高穿刺成功率。抽血时让患者脱掉过厚过紧的衣服后再操作。

2.掌握患者病情，告知患者拔针时掌握正确的按压部位和方法，一般按压3～5分钟，根据患者的个体差异适当延长按压时间。有出血倾向者拔针后按压时间要长，以不出现青紫为宜。

3.掌握正确的拔针技巧。静脉采血结束后，在针头将要拔出皮肤的时候，用消毒棉签或棉球按压在穿刺点的位置上，使针头在没有压力的情况下退出血管腔，避免针尖导致的机械性切割损伤血管壁。

4.针对已发生的血肿，用弹力绷带进行包扎，加压止血，避免肢体过度活动。24小时内局部冷敷促进血管收缩，减慢血流，加速凝血；48小时后可以采取热敷以减轻炎性水肿，促进淤血吸收。

二、动脉穿刺采血并发症预防与处理

（一）穿刺困难

【原因】

多见于重症、失血、休克等患者的穿刺。由于有效循环血容量减少，导致血管充盈度差，脉搏细弱、无力，甚至不能触及，从而导致穿刺困难；同时，由于有效循环血容量减少，血管收缩、痉挛，导致穿刺困难；休克患者由于水、电解质和酸碱平衡失调，导致血管脆性增加，造成穿刺困难。患者血液浓缩，血细胞聚集，血液黏滞度增高，处于高凝状态，使穿刺难度增加。

【临床表现】

血管充盈差不能触及，穿刺时无法抽出动脉血液。

【预防与处理】

1. 了解动脉穿刺血管的解剖位置，掌握血管的走行及深度。

2. 脆性增加的血管，穿刺时动作要轻柔仔细，穿刺血管宜缓慢进行，不能在同一位置血管上反复穿刺，以防内出血。

3. 对于血液处于高凝状态的患者，穿刺成功后要迅速回抽血液，防止血液凝固堵塞针头，造成穿刺失败。

（二）动脉痉挛

【原因】

动脉受刺激后，动脉外膜中交感神经兴奋，引起动脉壁平滑肌收缩，反射性的发生痉挛。

【临床表现】

动脉血管痉挛时远侧动脉搏动减弱或消失，肢体可产生麻木、发冷、苍白等缺血症状。

【预防与处理】

发生动脉痉挛后不要强行穿刺，可经过热敷使局部血管解除痉挛并充盈后再穿刺。

（三）皮下血肿

【原因】

由于穿刺者血管定位不佳，穿刺点选择不准确，反复穿刺造成血管壁形成多个针孔而导致皮下渗血；拔针后按压时间不够、按压方法不正确、按压力度不够引起血肿；患者凝血功能异常或服用抗凝药；穿刺针头粗或针头穿透血管壁，导致血管壁损伤，血液经血管壁上的穿刺针孔流出到皮下造成血肿。

【临床表现】

穿刺后局部出现隆起、肿胀，皮肤颜色呈青紫色。局部可有疼痛、灼热感，活动受限。如股动脉大量出血，可引起休克。

【预防与处理】

1.掌握正确的穿刺技术，熟悉动脉的解剖特点和解剖关系，避免反复穿刺造成损伤。

2.向患者说明动脉采集血标本的目的、方法、注意事项和配合要点。告知患者拔针后按压穿刺点的时间，以不出血为止。拔针后局部可用无菌纱布或沙袋加压止血，避免出血或形成血肿。一旦出现血肿应立即先按压穿刺点，再寻求医护人员的帮助。

3.了解患者疾病状态，有出血倾向者拔针后要延长压迫时间。

4.对已发生的血肿，采用弹力绷带进行包扎，加压止血，避免肢体过度活动。给予50%硫酸镁湿敷可起到减轻血肿、疼痛的作用。24小时内给予局部冷敷促进血管收缩，加速凝血；48小时后可采取热敷以促进淤血吸收。

（四）筋膜间隔综合征及桡神经损伤

【原因】

桡动脉穿刺采血后出血，导致筋膜间隙内容物增加，筋膜间室内组织压力升高，压迫神经所致。

【临床表现】

损伤部位疼痛剧烈，肢体肿胀、发凉、张力增高、压痛、肌肉变硬、感觉过敏或减退；如神经损伤可出现垂腕、功能障碍、手指鹰爪状、拇指对掌功能消失。晚期可出现脉搏消失和肌肉坏死挛缩。

【预防与处理】

1.操作者要熟悉血管及神经解剖位置，穿刺时应避开神经走行相近的部位，以免误伤神经。穿刺过程中注意观察患者的反应。

2.发生损伤后，遵医嘱给予患者镇痛，以减轻痛苦。仔细观察患者肢体感觉、血供、运动状况。如果发现双侧肢体温度差在3℃以上，肢体皮肤苍白、感觉和运动障碍，要及时进行医疗干预。

（五）假性动脉瘤形成

【原因】

多次、反复的动脉穿刺，血液通过穿刺点和损伤处进入到周围组织形成血肿，血肿与动脉管腔相连接，在局部形成搏动性血肿，经过4～6周，血肿被机化后其表面被内皮覆盖，形成假性动脉瘤。

【临床表现】

假性动脉瘤突出于皮肤表面，局部有肿块并有"膨胀性"搏动。瘤体易活动，管壁薄，用手指按压肿块近侧动脉，肿块可缩小并停止搏动。

【预防与处理】

1.掌握正确的动脉采血技术，合理选择血管，避免在同一部位反复穿刺造成血管损伤出血。

2.穿刺后可应用无菌敷料加压固定、沙袋压迫、绷带固定等方法以减少和避免可能的出血，并注意观察是否有出血。如果形成了小的假性动脉瘤，应避免摩擦引起破裂出血。如假性动脉瘤较大而影响功能时，可采用手术治疗。

（六）血栓形成

【原因】

股动脉插管时使用抗凝药不及时或剂量不足，造成血液凝固血栓形成；反复穿刺或置管过程不顺利，使动脉内膜损伤，血小板易产生聚集，增加了血栓的形成。消瘦的患者采血后按压力度不当导致动脉血流缓慢易发生血栓。

【临床表现】

穿刺端肢体疼痛、皮肤青紫或苍白，皮肤温度下降，足背动脉搏动减弱或消失。

【预防与处理】

1.正确全面地评估患者情况，采取正确的操作方法，避免反复穿刺。拔针后注意按压的方式和力度，压迫穿刺点的力度要适中，既要做到穿刺点不渗血，又要保持动脉仍然搏动，血流通畅。

2.关注患者的不适主诉，及时预防和排查血栓的可能。如发生动脉血栓应及时行溶栓治疗。

（七）穿刺口大出血

【原因】

多由于动脉穿刺后患者过度活动导致患肢出血。

【临床表现】

穿刺部位针孔处流出大量的血液，如果出血量大，可出现面色苍白、出冷汗、血压下降等。

【预防与处理】

1.穿刺采血前应了解患者病情，尤其是凝血功能状态，有无接受抗凝治疗、溶栓治疗，避免发生穿刺部位的大出血。

2.穿刺后按压穿刺点至没有出血征兆为止。做好健康教育，告知患者不要过度活动穿刺的肢体。

3.出现穿刺口大出血时，立即置患者于平卧位，戴无菌手套，用无菌敷料将可吸收性明胶海绵按压在穿刺点，压迫止血。安慰患者及家属。出血量大的患者可补充血液制品。

（八）感染

【原因】

动脉采血过程未严格执行无菌技术操作原则。

【临床表现】

穿刺部位皮肤红、肿、热、痛，严重者可形成脓肿。如出现菌血症可伴有高热等全身症状。

【预防与处理】

采血时严格无菌技术操作，穿刺前认真评估皮肤情况，避免在有皮肤感染的部位穿刺。掌握皮肤消毒技术，棉签蘸取消毒液要适当，涂擦待干后再行穿刺。动脉插管者要做好穿刺点维护。发生感染后，应及时进行抗感染治疗。

第三节　周围静脉输液并发症预防
与处理流程

一、静脉穿刺失败

【原因】

1.操作者操作时，由于进针角度不准确，将血管壁刺破；针头刺入过浅，针头斜面未全部进入血管，一半在血管外面；刺入过深、针头穿透对侧血管壁，也可能一半针头在血管内；穿刺后固定不当，针头两侧摆动，造成针头从血管内脱出。留置针穿刺见回血后再沿血管方向进针时走向偏移，针芯穿破血管壁，套管未能送入血管。

2.患者不配合，操作时躁动不安；因为患者疾病、肥胖、水肿或年龄（老年、小儿）等因素造成血管条件差，导致操作困难而反复穿刺。血管条件差，常见有血管细、弹性差、血管充盈度欠佳等。某些患者血液循环差造成血管充盈度欠佳，穿刺时针头进入血管但并没有明显回血，判断不准确也会认为穿刺失败。

【临床表现】

穿刺后未见回血，液体不滴或流速不畅，推注药物有阻力，如果针头一半在血管内，一半在血管外，液体渗到皮下组织中，穿刺部位周围肿胀隆起，患者感觉疼痛。

【预防与处理】

1.穿刺前认真评估患者的血管情况，选择易暴露、粗直、弹性好、走行直、清晰易固定的血管进行穿刺，避开关节和静脉瓣，下肢静脉不应成为成年人穿刺血管的常规部位。

2.根据患者血管情况、药液性质、输液速度的要求选择合适型号的针头进行穿刺，轮换使用血管，保护血管延长使用。

使用静脉留置针时要避免盲目进针和退针，固定要牢固。

3.穿刺失败后，应立即将针头拔出，切勿反复退、进针，同时按压止血。

4.对于血管条件差的患者应先对症处理，改善血管条件后再行穿刺，如局部热敷静脉部位，促使局部组织温度升高，使血管扩张充盈，提高成功率。

二、注射部位皮肤损伤

【原因】

外周静脉输液中需将输液针头用胶布或者输液贴固定在皮肤上，有些患者如过敏体质者、婴幼儿、水肿患者或天气炎热、出汗等，可造成胶布（输液贴）固定局部皮肤的损伤。

【临床表现】

出现胶布固定范围的皮肤发红、水疱、渗液、皮肤破损等。

【预防与处理】

严重者更换输液部位，局部给予对症处理。对过敏体质的患者应使用不宜过敏的输液贴、胶布，或采用纱布固定。在输液结束时轻缓地分离胶布和覆盖的敷料，以防止表皮破损。如发生皮肤破损要进行消毒处理，保持破损处皮肤干燥。

三、发热反应

【原因】

1.因输入致热物质引起。药液不纯、变质或被污染，可直接把致热原输入静脉；加药后液体放置时间过长，易增加污染机会；联合用药时，若液体中加入多种药物，易发生配伍不当，使配伍后药液发生变化而影响药液质量。致热原、死菌、游离菌体蛋白或药物成分不纯等致热物质累加到一定量后输入体内即会引起发热反应。

2.输液器具灭菌不彻底、超出有效期或包装破损、原材料不合格等都会引起发热反应。

3.输液操作和配液加药操作过程中，将玻璃微粒和橡皮塞碎屑带入液体中，或污染液体，引起发热反应。

【临床表现】

输液过程中出现发冷、寒战、发热，多发生在输液后数分钟至1小时，轻者体温在38℃左右，并伴有头痛、恶心、呕吐、心悸、周身不适等症状，更换液体或停止输液后数小时可缓解；重者初起寒战，继之高热达40～41℃，可出现呼吸困难、烦躁不安、血压下降、抽搐、昏迷，甚至危及生命。

【预防与处理】

1.严格执行三查七对制度，用药前仔细核对药品质量、有效期、瓶盖有无松动及缺损；瓶身、瓶底及瓶体标签处有无裂纹；药液是否变质；输液器具包装的完整性、灭菌日期及有效期。

2.输液过程中严格执行操作规程、无菌技术操作原则及手卫生要求；合理应用药物，注意药物的配伍禁忌，配制后观察药液有无颜色、沉淀、混浊变化。液体要现用现配，避免溶液存放时间过长引起污染。

3.患者出现轻度发热反应，可减慢输液速度，同时注意保暖。重者应立即更换液体、输液器，给予物理降温，严密观察生命体征变化，必要时遵医嘱给予抗过敏及激素等药物治疗。

4.发生发热反应后，应保留输液器具和溶液进行检查。

四、心脏负荷过重

【原因】

由于输液速度过快，短时间内输入大量液体，使循环血容量急剧增加，心脏负荷过重而引起心力衰竭、肺水肿。患者有心、肺、肾功能不良，输液过快时，易引起肺水肿。

【临床表现】

患者突然感到胸闷、气促，咳嗽、面色苍白、出冷汗，心前区有压迫感或疼痛，咳粉红色泡沫样痰，严重者可由口鼻涌出大量泡沫样血性液体，听诊肺部出现大量湿啰音，脉搏细速、心率快而且节律不整。

【预防与处理】

1.注意控制输液速度，对老年人、儿童、心脏功能不全者输液速度不宜过快，液量不宜过多，输液过程中加强巡视及病情观察，注意输液速度的变化。告知患者和家属不可随意调节输液滴速。

2.发生肺水肿时立即减慢或停止输液，迅速通知医师进行处理。在病情许可的情况下，让患者取端坐位，两腿下垂，减少下肢静脉血液回流。给予6～8L/min高流量氧气吸入，并在湿化瓶中加入20%～30%的乙醇溶液，以减低肺泡内泡沫的表面张力，使泡沫破裂消散，改善肺泡的气体交换，纠正缺氧。

3.根据病情给予强心、利尿、平喘、镇静等治疗，必要时四肢轮扎，使用止血带或血压计袖带结扎四肢，每5～10分钟轮流放松一个肢体上的止血带以减少静脉回心血量。

五、静脉炎

【原因】

主要原因：长期输入过酸、过碱、高浓度、高渗、刺激性强的药物对血管内膜造成刺激，发生静脉炎；较长时间在同一部位输液、同一血管周围反复穿刺，静脉导管放置时间较长，输入各种微粒，导致机械性刺激和损伤，发生静脉炎性反应；输液过程中无菌技术操作不严格，微生物由穿刺点进入引起静脉炎。

【临床表现】

表现为沿静脉走行出现条索状红线，伴有局部组织红、肿、热、痛，有时会伴有全身畏寒、发热等症状。发病后因炎性渗出、充血水肿、管腔变窄而至静脉回流不畅，甚至阻塞。

美国静脉输液协会将静脉炎分为五级：

级别	临床表现
0级	没有症状。
1级	输液部位发红，伴或不伴疼痛。
2级	输液部位疼痛，伴有发红或水肿。
3级	在2级的基础上，有条索状物质形成，并可触及条索状静脉。
4级	在2级和3级的基础上，可触及条索状静脉长度大于2.5cm，有脓液流出。

【预防与处理】

1.严格执行无菌技术操作，合理选择血管和静脉导管型号，在满足治疗前提下选用最小型号、最短的留置针。规范输液操作流程，选用精密过滤输液器，以减少微粒污染液体所致的静脉炎。穿刺时切忌在血管内反复穿刺，减少对血管内膜的刺激和损伤。严格控制留置针的留置时间，成人一般为72～96小时，儿童留置时间可根据情况稍长。

2.对血管刺激性强的药物应充分稀释后再应用，以减少药物对血管的刺激；根据所使用的药物，评估药物的浓度、给药速度、渗透压、pH等理化因素，在适当的输液部位和血管上输注。根据药液性质合理调整输液滴速，输入刺激性、高分子液体后，应立即用生理盐水冲管。

3.长期输液者合理选择和规划注射部位，原则上选择上肢静脉作为常规静脉输注的血管，不应在病变的肢体上输液。避免在下肢静脉输注刺激性药物。计划较长时间输液的患者，要妥善规划血管的使用，合理更换血管穿刺，避免单一使用一条血管反复穿刺，保护静脉和延长使用时间。刺激性强、渗透压高、高浓度的药物在进行长时间计划输液时应考虑选择PICC或CVC。

4.操作者要注重评估患者输液的相关情况，重视患者的体征和主诉，询问患者有无疼痛、发热和其他不适症状，及时发现静脉炎的征象并采取相应的措施。

5.一旦发生静脉炎，应停止在静脉炎处静脉给药，所有外周静脉留置针应立即拔出。将患肢抬高，避免剧烈活动，对穿刺部位进行消毒，进行局部对症治疗。需要时遵医嘱局部给予抗生素药膏或湿热敷，如皮肤涂抹多碘酸黏多糖乳膏（喜辽妥），使用50%硫酸镁湿敷、如意金黄散等中药外敷、理疗等。如伴有全身感染，应遵医嘱给予抗生素治疗。

六、空气栓塞

【原因】

输液器内空气未排尽；导管有破损、连接不严密有漏气；加压输液、输血时无人看守导致输液完毕后未及时拔针或在更换液体瓶（袋）的情况下，气体进入静脉。

进入静脉的气体，随血流到右心房，再到右心室，较大的空气栓子堵塞在肺动脉的入口引起肺栓塞，使右心室的血液不能进入到肺动脉，阻滞了气体交换，造成机体缺氧死亡。

【临床表现】

患者突发性胸闷、胸骨后疼痛、眩晕，有濒死感，随即出现呼吸困难和严重发绀，心脏听诊可闻及响亮的、持续的"水泡声"。如空气量大，可引起严重缺氧导致死亡。

【预防与处理】

1.输液时注意检查输液器各连接是否紧密，有无松脱。穿刺前排尽输液器管及穿刺针内的空气。

2.输液过程中加强巡视，液体输完后及时更换，加压输液时一定有专人在床旁守候。

3.一旦发生空气栓塞，立即将患者置于左侧卧位，保持头低足高位，使气体浮向右心室尖部，避免阻塞肺动脉入口。随着心脏跳动，空气被混为泡沫，分次小量进入肺动脉并被吸收。

4.给予高流量氧气吸入，提高患者的血氧浓度，纠正缺氧状态。严密监测患者生命体征及观察病情变化，有异常时及时处理。

七、血栓栓塞

【原因】

1.静脉壁损伤：静脉壁受到机械性、化学性或感染性损伤时，使静脉内膜和结缔组织中的胶原蛋白裸露，血小板聚集，导致血栓形成。如穿刺或置管过程不顺利，反复送针和置管，损伤血管内膜。

2.血液高凝状态、高龄、长期卧床、摄入水分减少等因素，均可成为血流缓慢诱发静脉血栓的原因。对于肿瘤、严重创伤、大手术后、烧伤等患者，会产生血小板增高、黏附性增强，当静脉内膜损伤后，血小板凝聚于损伤部位，释放凝血因子，使血液呈现高凝状态，易产生血栓。

3.静脉输液中的液体含有不溶性微粒，红细胞可聚集在微粒上，引起血管堵塞，形成血栓。

【临床表现】

穿刺部位或置管部位沿着静脉走向，出现红、肿、热、痛、肢体麻木等，抽回血有阻力，冲管有阻力，血栓堵塞导管的程度可对输液速度有不同影响。

【预防与处理】

1.正确全面地评估患者情况，包括患者一般状况、病情、血管情况、治疗方案、使用的药物种类、自理能力等，选择合适的穿刺工具和途径。尽量选择最小号的留置针，减少与血管壁的摩擦和刺激。

2.避免选择血液回流速度缓慢的下肢静脉。告知患者要保证足够的摄入量。患者有不适主诉时，要引起关注并及时排查是否发生血栓。

3.遵循输液规范及无菌技术操作原则，正确进行切割安瓿、抽吸药液，减少微粒的产生。

4.发生血栓栓塞时，应抬高患肢，制动。禁止在患肢侧输液，进行热敷、理疗等治疗，严重者手术取出栓子。

八、疼痛

【原因】

输注某些药物如氯化钾、抗生素、化疗药物过程中，药物对血管产生刺激，可引起不同程度的疼痛；穿刺针对血管壁产生摩擦和刺激产生疼痛；药液渗漏到组织中，导致皮下积液，产生局部疼痛。

【临床表现】

药液滴注或药液滴速较快时，患者感觉穿刺部位周围剧烈疼痛，可出现局部红肿，如药液渗漏，输液部位可有明显肿胀。

【预防与处理】

输注有刺激性的药物时应选择较大血管穿刺，并减慢输液速度；对血管刺激性强的药物应充分稀释后再应用，以减少药物对血管的刺激；刺激性强、渗透压高、高浓度的药物在进行长时间计划输液时应考虑选择PICC或CVC；输液过程中应加强巡视，重视患者主诉，若发现有液体渗漏出血管外，局部皮肤肿胀，引起患者疼痛时，要及时拔针，另选部位重新穿刺。

九、败血症

【原因】

由于院内感染传播，液体包装、运输不当，造成液体污染；输液过程操作不当使病原体进入体内；输液装置被污染；营养液调配过程中被病原菌污染，输液系统密封不佳；穿刺点局部细菌繁殖，沿着留置针导管进入导管尖端和体内；全身其他部位的感染灶将病菌释放入血，病原体附着于导管头端并繁殖等均可使病原体进入静脉，导致败血症。

【临床表现】

全身感染症状，如反复出现畏寒甚至寒战，高热呈弛张型或间歇型，以瘀点为主的皮疹，累及大关节的关节痛，轻度的肝脾大，重者可有神志改变、心肌炎、感染性休克、弥散性血管内凝血（DIC）、呼吸窘迫综合征等。各种不同致病菌所引起的败血症，有其不同的临床特点。

【预防与处理】

1.药液配制过程要严格遵循无菌操作原则，避免被微生物污染，有条件者应在无菌洁净台进行调配。药液应现用现配，使用时应在有效时间内。

2.在连接输液管路、给药、输液、冲管、更换敷料过程中严格遵守无菌技术操作原则和手卫生规范。认真检查药液有效期、质量及输液管路的完好性。

3.注明置管日期，根据各种留置导管和不同敷料的使用规定定期更换敷料，无菌透明敷料每3天更换1次，纱布敷料48小时更换1次，出现渗血、出汗等导致敷料发生潮湿、卷曲、松动或破损时要及时更换。洗澡时需用防水性敷料覆盖。

4.认真检查输入液体质量、透明度、液体瓶有无裂痕、瓶盖有无松动及液体有效期。每日更换输液装置。

5.输液过程中，加强巡视，观察患者皮肤状况，局部触诊有无疼痛，输液导管有无松脱等，重视患者主诉，发现异常及感染征象应及时处理。

6.一旦发生败血症，遵医嘱给予全身应用抗生素等治疗措施。遵医嘱做导管细菌培养，如确认是导管相关性感染，应拔出导管重新置管。

十、神经损伤

【原因】

在静脉穿刺操作中穿刺过深刺激神经或造成相邻神经误伤；某些刺激性强的药物在输注过程中发生渗出对神经造成损伤。

【临床表现】

根据损伤神经的部位和功能，可出现不同的症状，包括疼痛、麻木、不能触摸、肿胀、温度感觉改变等。

【预防与处理】

1.要熟悉血管和神经的解剖位置，进针的深度应根据患者胖瘦及血管显露情况而定，不要反复穿刺和穿刺过深。长期计划输液的患者应更换输液部位。输注特殊药物或有强烈刺激的药物，应先用有无菌生理盐水的管路连接穿刺针进行穿刺，穿刺成功注入生理盐水确认针头在血管中，再连接药液的输液器，以预防药液外溢可能造成的危害。输液过程中加强巡视避免发生液体渗漏。

2.发生外周神经损伤后，患者不宜过多活动，应采取理疗、给予营养神经的药物等对症治疗。

十一、药物外渗性损伤

【原因】

外渗是指由于多种原因导致输入的药液或液体渗出到正常血管通路以外的周围组织。

1.操作因素　穿刺针头刺入静脉过少，有回血，但松开止血带后由于静脉回缩使针头滑出血管，药液注入皮下组织。针头刺入浅或者过深，使针头斜面部分进入到静脉中，部分在血管外，虽然抽回血正常，但输注液体后会造成部分药液溢出到周围组织，皮肤局部隆起或者没有明显隆起但由于药液进入深层组织而产生痛感。反复穿刺对血管造成的物理性损伤、药液中不溶性微粒对血管的刺激、输液量、输液速度、液体温度及液体所产生的压力也是影响药液外渗的因素。

2.患者因素　血管条件不好，患者躁动、肢体过度活动，针头固定不牢从血管内脱出；组织缺氧、血管痉挛、循环不良、血管通透性增强，增加药液渗漏。

3.药物因素　药物的酸碱度、渗透压、药物浓度、药物本身的毒性及药物引起的变态反应均可导致血管的通透性增高而导致药液外渗。药物刺激性强，输注过快，渗透压高，pH过高或过低的药物长期输注是容易造成外渗的重要原因。

4.其他　局部感染及物理、化学因素引起的静脉炎导致血管通透性增强。

【临床表现】

1.一般表现　输液穿刺部位局部肿胀隆起，皮肤紧绷，感觉疼痛，患者通常主诉为胀痛、烧灼样痛和刺痛，有强烈的刺激性药物外渗后会产生剧痛。皮肤发凉、颜色苍白，严重者会呈暗紫色，抗肿瘤药、高渗药及血管收缩药物外渗后可引起局部组织坏死。

2.药物外渗临床表现及分级

级别	临床表现
0级	没有症状。
1级	皮肤发白，水肿范围最大直径小于2.5cm，皮肤发冷，伴有或不伴有疼痛。
2级	皮肤发白，水肿范围最大直径2.5～15cm，皮肤发冷，伴有或不伴有疼痛。
3级	皮肤发白，水肿范围最小直径大于15cm，皮肤发冷，伴有轻到中度疼痛，可有麻木感。
4级	皮肤发白，水肿范围最小直径大于15cm，皮肤紧绷，半透明状，有渗出，皮肤变色，有瘀斑，肿胀，可凹陷水肿，循环障碍，中到重度疼痛。

【预防与处理】

1.正确评估患者的病情、机体状况、血管条件，是否存在外渗的风险因素。慎重选择穿刺部位，根据血管条件选择穿刺针。避免在同一条血管反复穿刺。避免在下肢或瘫痪的肢体侧穿刺。长期计划静脉输液者要注意合理计划选择和使用血管，遵循由远心端向近心端选择血管的原则。

2.注射特殊药物或有强烈刺激性的药物时，应先用抽有无菌生理盐水的注射器连接穿刺针头，穿刺成功并注入生理盐水，确认针头在血管中后，再更换输注药液装置，以预防药液外渗可能造成的危害。穿刺成功后妥善固定针头，勿使肢体受压，避免留置针侧肢体活动过度。对于活动过度或意识不清的患者要加强看护，采取可行的约束和固定肢体措施。

3.根据药液及患者病情，输液过程中要掌握输注药液的速度，应注意患者局部情况和病情变化。及时发现有无水肿、疼痛、发冷、皮肤紧绷等药液外渗情况。对患者的不适主诉要高度关注，仔细查找原因，以免引起严重后果。如出现局部疼痛，即使查看有回血也要警惕药液渗出的可能。静脉输注对组织有强烈刺激性的药物时，一定要确认针头在静脉内方可滴注，以免药液外渗导致组织坏死。

4.一旦发现药物外渗，应立即停止给药，拔针后以无菌棉签或棉球轻轻按压局部，避免手法过重压迫穿刺部位造成组织进一步损伤，可另选血管穿刺。

5.要密切观察渗出部位的皮肤组织变化。可通过对患者渗出损伤部位在损伤发生时及损伤后24小时、48小时、7天拍照，以观察损伤部位的变化过程。持续评估外渗部位状况，包括皮肤颜色、温度、感觉、关节活动度和指端血供等，做好记录。发疱剂和刺激性药物外渗后，该肢体的远端不能再留置导管。根据渗出药液理化性质不同，采取不同的处理方法，如理疗、冷湿敷、局部封闭、给予药物拮抗药等。对于多发性的小水疱，要避免摩擦和热敷，保持局部的清洁和完整性，促进其吸收。对于较大的水疱，应在严格无菌消毒后，用细针头进行穿刺抽吸，用无菌纱布覆盖。如上述处理无效，组织已发生坏死，应手术将坏死组织清除，以免增加感染机会。

十二、导管堵塞

【原因】

导管堵塞是由于各种原因造成血管内部分堵塞和完全堵塞，使输液受阻、受限或者停止，分为血栓性和非血栓性。

血栓性堵塞是由于导管内或周围形成的血栓导致堵塞，如患者长期卧床，导致肢体血流缓慢；患者血液呈高凝状态造成导管堵塞。液体高度不够，管路打折液体停止，输液或输血完毕未及时发现和更换液体，输入高营养液体后导管冲洗不彻底，封管选择不当或未按照正压封管法进行封管维护，输液肢体呈下垂姿势等，均可造成血液回流至导管凝固。护理操作如果不顺利，反复穿刺损伤血管内壁，形成纤维蛋白鞘，也易形成血栓。

非血栓性堵塞是机械性堵塞导致的，包括多种因素，如导管位置放置不当，针头斜面贴紧在静脉血管壁上；穿刺部位的肢体受压或过度活动；导管发生移位；使用药物时形成不可见的药物结晶或矿物质沉淀附着在血管内壁上；肠外营养的脂类聚集；导管固定不佳导致输液管打折；排气管反折；输液输血后未及时进行导管冲洗，导致分子颗粒沉淀堵管等。

【临床表现】

输注的液体速度减慢或者逐渐停止，不能抽出回血，冲洗导管有阻力。有时可见导管内凝固的血液。

【预防与处理】

1.全面评估患者情况，选择与血管相适应的导管型号，避免反复穿刺。妥善固定导管，避免管路打折、移动或脱落。发现输液有滴速缓慢等异常情况，应及时处理；输注两种以上药液时，注意药物间的配伍禁忌，减少药物联合输注，以减少药物之间可能发生的沉淀反应导致堵管。输注不同药物之间应使用生理盐水进行冲洗。

2.输液过程中认真及时观察，保持导管通畅。应及时更换液体，防止液体走空发生血液回流。按时观察静脉输液滴速，指导患者正确摆放输液肢体和改变体位时的注意要点，避免置管侧肢体下垂或受压，及时纠正患者不正确的体位。保持液体在规定的高度，避免位置过低造成输液管路中血液回流。应用输液泵或微量泵对输液进行管理，确保输液的适宜速度和预警。不应在输液一侧肢体上端测量血压或使用止血带进行采血等，避免造成血液反流形成血栓堵塞导管。

3.采用正压封管方法进行封管。一旦出现外周静脉留置导管堵塞要及时拔出，重新穿刺置管。

第四节　头皮静脉输液并发症预防与处理流程

一、静脉穿刺失败

【原因】

1.患儿穿刺难度大，操作者心情紧张，技术稳定性下降。穿刺中进针角度不准确将血管壁刺破；针头刺入深度过浅，针头斜面未全部进入血管，或针头刺入过深、针头穿透对侧血管壁；穿刺后固定不当，针头从血管内脱出。穿刺成功但没有回血，操作者判断失误而拔出针头；穿刺误入动脉。

2.患者哭闹、严重不配合，操作时躁动不安；反复穿刺血管条件差，常见有血管细、弹性差；肥胖或脱水造成血管充盈度欠佳等。

【临床表现】

穿刺后针头无回血，药液流入不畅或推注药液有阻力，药液渗入到皮下使穿刺部位肿胀，患儿感觉疼痛哭闹。

【预防与处理】

1.穿刺者要培养良好的心理素质，做好与患儿家长的沟通，取得理解和配合。穿刺前认真评估患儿的血管情况，避免盲目进针，减少失败概率。选择易暴露、弹性好、走行直、清晰易固定的血管进行穿刺。

2.根据患儿血管情况和药液性质、输液速度的要求选择合适型号的针头进行穿刺。对长期输液的患儿有计划地保护血管，避免在同一根血管上反复穿刺。穿刺成功后固定牢固，做好家长的教育。

3.血管一旦被刺破，应立即将针头拔出，同时按压皮肤与血管上两个穿刺点部位进行止血。

二、误入动脉

【原因】

选择血管不当可将患儿头皮动脉误认为是静脉进行穿刺，或由于患儿脱水、穿刺不配合、肥胖等原因穿刺时误入动脉。

【临床表现】

血液回流到穿刺针头、输液通路不通畅、推药阻力大。

【预防与处理】

选择患儿处于相对配合和安静状态时进行穿刺。穿刺过程中密切观察患儿的反应，发现针头穿刺进入动脉立即拔针，另选静脉穿刺。

三、糖代谢紊乱

【原因】

对于重度感染、极度衰竭等患儿，静脉输注葡萄糖过程中，若输注速度突然变慢或停止，会发生低血糖；若输注速度过快，易发生高血糖。

【临床表现】

患儿哭闹、无力、嗜睡、拒乳、不愿进食。血糖监测为血糖升高或降低。

【预防与处理】

了解患儿的病情，根据需要及时调节输液速度，避免过快或过慢。遵医嘱做好患儿的血糖及电解质等指标的监测，及时发现病情变化，调整输液种类和输液速度。如发生低血糖，适当加快输液速度；出现高血糖时，暂停输注葡萄糖溶液。

四、发热反应

【原因】

输液用具被致热源污染，药液不纯、变质或被污染，致热源进入体内引起发热反应。

【临床表现】

可发生在输液过程中或输液后，患儿出现发冷、寒战，继之体温上升，可达40～42℃，伴有面色苍白、皮肤红斑、呼吸加快、脉搏加快等症状和体征。

【预防与处理】

1.各项输液给药环节应严格遵循无菌技术操作。严格管理输液用具，认真查对药物质量，按规范要求调配和存放输注药液，注意药物配伍禁忌，减少过多药物的合并使用。

2.一旦发生发热反应，立即更换新的液体和输液管路或停止输液。保留输液器具及液体进行检验。

3.严密观察患儿的生命体征，遵医嘱给予解热镇痛药和抗过敏药物，体温过高者给予物理降温。

第五节　静脉输血并发症预防与处理流程

一、非溶血性发热反应

【原因】

1.由致热源引起　被污染的保养液、贮血器、输血用具、血液，可引起发热反应。

2.由免疫反应引起　多次输血的患者，血液中可产生白细胞凝集素和血小板凝集素，再次输血时，受血者体内产生的抗体与供血者的白细胞和血小板发生作用，产生凝集，发生免疫反应，引起发热。

【临床表现】

发生在输血过程中或输血后1～2小时，往往先有发冷或寒战，继之体温逐渐上升，可高达39～40℃，伴有皮肤潮红、头痛、恶心、呕吐等症状，一般血压无变化，症状多持续数小时后缓解，发热持续时间不等，缓解后体温逐渐降为正常。严重者也可出现抽搐、血压下降、呼吸困难甚至昏迷。

【预防与处理】

1.采血、备血、输血过程中严格无菌技术操作，严格管理血库保养液和输血用具，按无热源技术调配保养液，确保输血、采血用具无菌。

2.输血速度应遵循先慢后快的原则，前15分钟应慢，建议输注速度20滴/分钟，如无输血反应，再调整和加快输血速度。

3.一旦发生发热反应，应立即停止输血，换上液体输入。保留剩余血液、血袋及输血器，进行检验，以查找原因。

4.严密观察患者生命体征，给予保暖，遵医嘱给予解热镇痛和抗过敏药物，体温过高者给予物理降温及对症处理。

二、过敏反应

【原因】

1.患者为过敏体质，输入血液中的异体蛋白质同过敏机体组织细胞结合形成全抗原，导致机体致敏。

2.多次输血的患者体内可产生过敏性抗体，当再次输血时，抗原抗体相互作用发生过敏反应。

3.供血者的血液中有致敏物质，或变态反应性抗体输入给受血者，导致过敏反应。

【临床表现】

多数患者发生在输血后期或即将结束时，也可在输血开始时发生。输血过敏反应分为轻度反应和重度反应。轻度过敏反应可在输血数分钟内出现皮肤瘙痒，局部皮肤或者全身出现荨麻疹，关节疼痛及神经性水肿等。重度过敏反应可出现腹泻、呼吸困难、哮喘、喉头水肿、窒息等，严重者可发生过敏性休克危及生命。

【预防与处理】

1.可选择自体输血方式，或选择无过敏史、未服用或注射任何药物的供血者。不选用有过敏史的献血者，献血者在献血前4小时内可食用少量清淡食物或糖水，不宜食用高蛋白和高脂肪食物。

2.输血前应询问患者过敏史，有过敏史者尽量避免输血。若确因病情需要输血时，可输注洗涤红细胞或冷冻红细胞，输血前30～60分钟给予口服苯海拉明、盐酸异丙嗪等；也可以使用糖皮质激素。

3.血液中不可加入任何药物。连续输入不同供血者血液制品时，中间应输入生理盐水。

4.对轻度过敏反应者，可减慢输血速度，严密观察，遵医嘱给予苯海拉明、异丙嗪等抗组胺药物或地塞米松等糖皮质激素类药物。

5.对重度过敏反应者，应立即停止输血，保持呼吸道通畅，给予高流量吸氧，维持静脉通路，密切观察病情变化。出现过敏性休克时，按照过敏性休克处理原则紧急处理，给予皮下注射肾上腺素等治疗。发生喉头水肿窒息者，应紧急行气管插管或气管切开。

三、溶血反应

【原因】

1.输入异型血，即供血者和受血者血型不符，多为ABO血型不合的血液。

2.输血前红细胞已被破坏发生溶解，多见于血液存储过久、保存环境温度过高或过低、血液发生剧烈振荡、血液内加入高渗或低渗溶液或药物、血液被细菌污染等，均可导致红细胞大量破坏。

3.Rh因子所致溶血：Rh阴性者输入Rh阳性血液后，在其血清中出现Rh抗体，若再次接受Rh阳性血液，即可发生凝集而造成溶血性输血反应。

4.输入未被发现的抗体所致延迟性的溶血反应。

【临床表现】

溶血反应是输血中最严重的并发症，轻者与发热反应相似，重者可在输血10～20ml后出现症状。按病情进展可分为三个阶段，第一阶段患者可出现头部胀痛、面色潮红、恶心呕吐、心前区压迫感、四肢麻木、腰背部剧烈疼痛等；第二阶段可出现寒战、高热、呼吸困难、发绀、血压下降等；第三阶段可发生紫癜、血红蛋白尿、黄疸等，严重者出现急性肾衰竭、休克、高钾血症、酸中毒、DIC甚至死亡。

迟发型溶血反应多为Rh血型不合所致，可发生在输血后7～14天，表现为不明原因的发热、贫血、黄疸和血红蛋白尿、血浆胆红素升高、畏冷、寒战、腰痛等。

【预防与处理】

1.预防

（1）严格遵守输血规章制度，严格三查八对的查对要求，预防血标本采取错误。输血前认真做好血型鉴定，受血者和供血者交叉配血试验。输血时经两人共同核对受血者和供血者姓名、ID号、血袋号、血型、交叉配血报告，询问患者血型，无误后方可输注。

（2）遵守血液储存规定，温度要适宜，不得自行储存。在规定时间内输入血液，全血、成分血和其他血液制品应从血库取出后30分钟内输注，1个单位的全血或成分血应在4小时内输完，防止血液变质。运送血液过程中应避免剧烈振荡，轻拿轻放。血液从冰箱中取出，恢复至室温即可输注，一般不需要加温。特殊情况需要加温时，温度不宜超过37℃。

（3）血液制品中禁止随意加入其他药物，以防引起溶血。

2.处理

（1）发生溶血反应后应立即停止输血，更换输血器，用生理盐水维持静脉通路。迅速通知医师紧急处理，做好抢救准备。

（2）保留输血器及剩余血液并记录，需要时做细菌涂片和培养，以排除细菌污染。复查血型和交叉配血试验。

（3）给予患者吸氧、保温、维持静脉通道。给予双侧腰部封闭，并用热水袋热敷，以解除肾血管痉挛，保护肾脏。静脉滴注碳酸氢钠碱化尿液，防止和减少血红蛋白堵塞肾小管造成肾功能损伤。

（4）严密观察血压和尿量的变化，必要时放置尿管监测每小时尿量。纠正水电解平衡，及早预防休克和急性肾衰竭的发生。如出现休克症状，应进行抗休克治疗。

四、循环负荷过重

【原因】

输血速度过快，短时间内输入大量血液，使有效循环血量剧增，心脏负荷过重，引起心力衰竭和急性肺水肿。多见于心功能不全患者、老年人、婴幼儿和慢性严重贫血患者。

【临床表现】

患者在输血过程中或输血后突然出现头部剧烈胀痛、呼吸困难、胸闷、咳嗽、发绀，咳粉红色泡沫样痰，患者常端坐呼吸，双侧颈静脉怒张，心动过速，听诊双肺大量水泡音，中心静脉压升高，胸部X线片显示肺水肿影像。

【预防与处理】

1.严格控制输血速度和输血量。输血操作时，输注的速度要根据血液成分、患者的病情和患者的年龄区别对待。健康状况良好的年轻患者可耐受较快速度输血，体质虚弱合并呼吸、心血管疾病或有中毒情况时，输血宜谨慎，输血速度要适当减慢。一般情况下输血速度为40～60滴/分。对老年人、儿童、心脏功能不全者根据病情调整滴速。输液过程中加强巡视，密切注意滴速的变化，监测生命体征变化。

2.发生肺水肿时应立即停止输血，迅速通知医师进行处理。在病情许可的情况下，让患者取端坐位，两腿下垂，及时清理呼吸道分泌物，高流量氧气吸入，并在湿化瓶中加入20%～30%的乙醇溶液，以减低肺泡内泡沫的表面张力，改善肺泡的气体交换，改善缺氧症状。

3.根据病情给予镇静、强心、利尿、平喘、血管扩张药进行治疗，必要时进行四肢轮流扎止血带或血压计袖带，每隔5～10分钟轮流放松一侧肢体的止血带，以减少静脉回心血量，症状缓解后，逐步解除止血带。

4.给予心理护理，耐心向患者解释检查和治疗的目的，以减轻患者的焦虑和恐惧。

五、出血倾向

【原因】

库存血中的血小板破坏较多，凝血因子较少，导致凝血功能障碍。枸橼酸钠输入过多，枸橼酸盐与钙离子结合使钙离子浓度下降，导致凝血功能障碍。长期反复输血或超过患者原血液总量的输血。

【临床表现】

手术创面渗血不止或手术野渗血不止，手术后伤口持续出血，非手术部位皮肤、黏膜出现瘀斑、紫癜，牙龈出血，鼻出血，静脉穿刺点出血，消化道出血，严重者会出现血尿。

【预防与处理】

1.短时间大量输入库存血时，应密切观察患者生命体征及皮肤黏膜、手术伤口等有无出血现象。

2.根据凝血因子缺乏情况补充有关成分。在输入3～5个单位库存血时，应间隔输入1个单位的新鲜血液。

3.若发现出血表现，首先排除溶血反应，立即抽血检查凝血项目，查明原因，输注新鲜血、血小板悬液，补充各种凝血因子。

六、枸橼酸钠中毒反应

【原因】

大量输血时，使枸橼酸钠大量进入体内，如果患者肝功能不全，枸橼酸钠尚未氧化即和血液中游离钙结合，使血钙浓度下降，导致凝血功能障碍、毛细血管张力下降、血管收缩不良和心肌无力等。

【临床表现】

患者出现手足抽搐，出血倾向，血压下降，心率减慢，心电图Q-T间期延长，ST段延长，心室颤动，甚至会发生心搏骤停。血液检验血清钙小于2.2mmol/L。

【预防与处理】

每输入库存血1000ml时，应遵医嘱静脉注射10%葡萄糖酸钙或氯化钙10ml，补充钙离子，预防发生低血钙。输入库存血较多时，应注意监测患者电解质变化。

七、细菌污染反应

【原因】

采血到输血过程中各种原因导致细菌污染采血袋、保养液、输血器具、血液和血液制品，并大量繁殖，输入人体内导致严重的细菌性败血症发生。

【临床表现】

细菌污染反应的程度和患者的临床表现因污染细菌种类、输血量及受血者的身体状况而不同。轻者主要表现为发热，重者可出现全身症状，如寒战、高热、烦躁不安、头痛、腹痛、恶心、呕吐、腹泻、呼吸困难、面部潮红、皮肤黏膜充血、紫癜、大汗、血压下降等；也可出现急性肾衰竭、DIC、中毒性休克等危及患者生命。

【预防与处理】

1.严格遵循无菌技术操作，严格规范采血、输血流程，保证采血、输血器具的灭菌合格。应用一次性器具进行采血和输血。

2.遵守对血液制品的保存和使用规定，血液输注前再从冷藏箱内取出，如在室温下放置全血及成分血，最长时间不得超过30分钟。从冰箱取出的血液应在4小时内输注完。

3.输血前应仔细检查血液质量、血袋完整性，血液如有变色、混浊、气泡、凝块、絮状物等异常情况时不能输注。

4.如出现细菌污染的临床表现时，应立即停止输血，更换输血器，用生理盐水保持输液管路通畅。严密观察患者生命体征，及时采取抗感染、抗休克治疗，采取预防DIC及急性肾衰竭的措施。抽取患者血标本，做血培养和药敏试验。将输血器、剩余血制品、输血过程中所输注药液留存送检。

5.采用支持疗法，增强患者机体免疫力。

八、低体温

【原因】

输注进入体内的血液温度太低，或者因大量快速的输血造成。

【临床表现】

患者出现寒冷或寒战，皮肤发凉，心律失常，体温可下降至30℃左右。

【预防与处理】

输血前将血液从冰箱中取出后应复温至室温再输注，可用热水袋加温输血的肢体。大量、快速输血时，应将房间温度控制在24～25℃，输血过程中采用温热盐水作为冲洗液。为患者采取保温措施，避免不必要的躯体裸露。注意观察患者生命体征，特别是体温的变化。

九、疾病传播

【原因】

为患者输入的血液带有感染性病原体。主要是由于供血者患有感染性疾病，包括乙型、丙型病毒性肝炎，疟疾，梅毒，艾滋病等，在采血体检时未能检出。采血、贮血、输血过程中血液被污染。

【临床表现】

患者输血后，出现乙型、丙型肝炎及艾滋病等有关血液传播疾病的临床表现，无其他可能传播的经历和接触史。

【预防与处理】

1.加强防护，对供血者进行严格的检查，杜绝传染患者和疑有传染性疾病的供血者献血。对血液制品进行病毒灭活。

2.严格掌握输血适应证，合理用血，杜绝不必要的输血。需要时鼓励自体输血。对相应的血源性疾病及时采取相应治疗措施。

十、液血胸

【原因】

当颈静脉留置针发生异位，穿破血管壁进入胸腔时，输注血液就会进入胸腔。

【临床表现】

随着血液输注的增加，患者出现进行性呼吸困难，发绀，颈静脉留置针侧胸部肿胀、隆起、呼吸运动减弱；纵隔向健侧移位，叩诊由浊音到实音，呼吸音减弱或消失，X线胸片可明确显示和诊断。

【预防与处理】

输血前和输血过程中，要判断颈静脉留置针的位置是否正确，如疑有外渗，要停止输血，用抽有生理盐水的注射器抽吸回血，进一步判断留置针位置。如留置针位置改变，发生血液渗漏到胸腔，要立即拔出留置针，改用其他静脉通路。发生液血胸时，应及时给予胸腔闭式引流，严密观察患者的病情变化，监测患者的生命体征及血氧饱和度。

十一、空气栓塞

【原因】

输血器内气体未排尽；输血器墨菲滴管以上部分连接不严密；加压快速输血时导致大量空气进入。

【临床表现】

输血过程中患者突然感到胸部异常不适，眩晕；一般空气栓塞量在30ml以上，可致患者出现严重缺氧、呼吸困难，伴随胸部压迫感，继而出现严重发绀、气急、心前区闻及水泡样杂音，短时间内可导致死亡。

【预防与处理】

1.输血前将输血器内的空气排净，导管连接紧密，输血过程中密切观察；加压快速输血时应专人守护；更换输血袋时应再次检查输血器内有无空气。加强巡视和观察，及时发现空气栓塞征兆。

2.患者出现空气栓塞后，应迅速通知医生进行处理，置患者于左侧卧位和头低足高位，此卧位使肺动脉的位置低于右心室，可使空气栓子浮向右心室顶部，避免堵塞肺动脉入口，使空气随着心脏的搏动混成泡沫，分次小剂量进入肺动脉，减少气体栓子的危害。

3.给予高流量氧气吸入，纠正缺氧症状，密切观察病情变化，做好抢救的准备。

十二、移植物抗宿主反应

【原因】

移植物抗宿主反应是一种特异的免疫现象，它由存在于血制品中含有免疫能力的异体淋巴细胞所介导，在受体内迁移、增殖，进而引起严重攻击和破坏宿主体内细胞和组织的免疫反应。

【临床表现】

输血后7～14天出现发热、皮肤红斑、呼吸困难、肝脾大等排斥反应。

【预防与处理】

尽量避免长期反复输血，如病情需要应尽量输注血液中淋巴细胞灭活的血制品，也可采用白细胞滤器去除白细胞。遵医嘱进行抗排斥反应治疗。

第六节　PICC置管并发症预防与处理流程

一、穿刺时并发症预防及处理流程

（一）送管困难

【原因】

选择的静脉较细，静脉瓣较多；静脉走行及解剖位置有异常，有瘢痕、硬化或分叉；患者寒冷或紧张，血管出现痉挛；送管过程中导管打折；患者体位摆放不当；选择头静脉穿刺，当导管进入到腋静脉时容易出现送管困难。

【临床表现】

插管过程中，将导管送入血管内遇到阻力或无法送管。

【预防与处理】

1.熟悉解剖位置，尽量选择粗直且静脉瓣少的静脉，首选右侧贵要静脉，次选肘正中静脉，尽量避免选择头静脉穿刺。肘部静脉穿刺条件差者可采用B超引导下置管。

2.穿刺前要正确摆放患者体位，取平卧位，充分暴露穿刺区域，穿刺侧的手臂与身体摆放成90°。保持与患者沟通交流，降低血管应激反应，防止血管痉挛。

3.送管时如遇到阻力，可抬高床头30°～40°，嘱患者放松肢体，做深呼吸，助手协助按摩血管使静脉舒张，或采取热敷方法，促使血管扩张后再送入导管。

4.送管过程中，要控制好速度，送管速度不宜过快。调整患者手臂位置，头偏向导管侧，下颌紧靠肩部，对于静脉瓣丰富的血管可一边推注生理盐水一边送管。

5.穿刺完毕后要拍摄胸片确定管路的尖端位置在上腔静脉。

（二）导管异位

【原因】

导管异位是导管尖端在上腔静脉内"U"形回折或移位到颈静脉及头臂静脉，或其他小静脉。造成导管脱出异位的原因有多种。患者血管解剖及血管变异的个体差异，既往手术史或外伤史造成导管异位；患者体位配合不当，如无法偏头，当导管送至锁骨下静脉时导管尖端可上行至颈内静脉；操作者强行送管；选择头静脉时可因头静脉汇入锁骨下静脉时角度较小，容易造成导管反折；测量导管放置长度不够准确，置入长度不够，导管尖端位于上腔静脉入口处。

【临床表现】

体外导管末端刻度固定没有变化，导管内可出现回血，还可出现输液速度减慢或无法抽到回血。

【预防与处理】

1.放置导管时正确评估患者情况，避免在手术、化疗和锁骨下静脉置管的同侧手臂进行穿刺。尽量避免在头静脉和左上肢穿刺。准确测量穿测点到上腔静脉的距离以确定置入长度，使导管真正到达上腔静脉下1/3处；体外部分导管的长度要有准确的刻度数，固定测量的起始点。按照测量距离准确修剪导管长度。

2.指导患者配合置管，教会患者偏头的要求和方法。穿刺时要摆好正确的穿刺体位，穿刺侧的手臂与身体摆放成90°。当导管送至20cm时，患者头部偏向置管一侧，下颌尽量靠压在穿刺侧肩部。必要时可用手压迫穿刺侧颈静脉，避免导管异位进入。送管要轻柔，匀速送管，防止粗暴操作。

3.如果出现导管异位进入颈静脉，可以尝试复位。患者采取坐位或直立位，在X线下确定位置和长度，退出相应长度，在无菌条件下，患者头颈部向异位导管对侧倾斜，使颈静脉和腋静脉夹角增大，给予重力输液或使用50ml注射器反复推注生理盐水，使异位导管自行回复到上腔静脉。或将导管撤到腋静脉及锁骨下静脉使用。如果导管异位到右心房，要把插入过深的导管拔出调整到合适的长度。如果不能恢复正确位置，可以拔出导管。

（三）误伤动脉、神经

【原因】

穿刺过程中误伤动脉或神经。

【临床表现】

造成动脉血管损伤可出现出血症状，如有神经损伤可出现疼痛、麻木等症状。

【预防与处理】

穿刺过程中避免穿刺过深，进针时角度要正确，宜采用15°～30°行静脉穿刺。避免在有静脉瓣处进针，以防止刺激瓣膜神经。

如果发生穿刺碰到动脉血管造成出血时，应立即拔出穿刺针，并给予无菌敷料包扎止血。如果损伤了神经可采用理疗等方法治疗。

（四）心律失常

【原因】

导管测量不准确或将导管插入过深，导管进入心房，引起心律失常。

【临床表现】

表现为各种心律失常的症状。

【预防与处理】

1.置管前评估者情况，准确测量放置导管所需长度，避免导管插入过长。

2.如果发现有心律失常的表现，应及时进行影像学检查，在X线显示下，拔出导管至上腔静脉。

二、留置导管期间并发症预防及处理流程

（一）穿刺处渗血

【原因】

穿刺针穿刺时直接进入血管中；患者置管后肘部活动过度。

【临床表现】

穿刺处有血液渗出。

【预防与处理】

1.进行置管穿刺时，应选择肘下两横指位置进针，并在皮下走行一段后再进入血管。置管后适当用力压迫穿刺点，可用弹力绷带适当加压包扎24小时。嘱患者置管后1周内尽量减少肘部过度活动。

2.穿刺点发生渗血后，应立即按压穿刺点10～15分钟，更换无菌敷料，并使用弹力绷带进行加压包扎。观察穿刺管路的位置，固定导管防止导管脱出。

（二）穿刺处感染

【原因】

导管相关局部感染通常发生在穿刺位置，感染可由多种原因造成，如置管和维护管路过程中无菌技术操作执行不严格；使用过程中维护不当，穿刺部位、敷料、接头、输液器未规范管理等；患者自身免疫力低下。

【临床表现】

穿刺部位导管入口处出现红肿、硬结、脓性分泌物、温度改变等。

【预防与处理】

1.在连接输液管路、给药、输液、冲管、更换敷料过程中严格遵守无菌技术操作原则。按规定时间更换敷料，在无菌透

明敷料上注明置管日期。出现渗血、出汗等导致敷料发生潮湿、卷曲、松动或破损时要及时更换。维持导管穿刺部位无菌和密闭，洗澡时需用防水性敷料覆盖。

2.每日观察穿刺点情况、穿刺部位皮肤状况、有无局部触诊疼痛等，重视患者主诉，及早发现异常及感染征象，一旦有异常，应通知医师及时处理。

3.发生穿刺点感染后要加强局部换药；遵医嘱给予抗生素治疗；为判断和排查感染问题，必要时取穿刺点局部分泌物做细菌培养。

（三）穿刺处渗液

【原因】

可能由体内导管破裂、低蛋白血症、纤维蛋白鞘形成引起。

【临床表现】

输液时从穿刺处有液体渗出。

【预防与处理】

根据不同渗液原因进行相应处理，如为导管破裂，应及时拔出导管；如为纤维蛋白鞘形成，应遵医嘱用尿激酶溶解纤维蛋白鞘；如为低蛋白血症引起，应与医生沟通，为患者输注白蛋白、营养液等。加压包扎穿刺处局部，增加换药次数，使用紫外线照射治疗，同时应用抗生素进行抗感染治疗。

（四）机械性静脉炎

【原因】

由于物理因素对血管内膜刺激导致静脉的炎症反应，与导管材料、穿刺技术有关。穿刺置管中导管对血管壁的摩擦、撞击作用造成血管壁的痉挛和血管内壁损伤，使静脉发生炎症反应。也与导管材质过硬、导管型号与血管的大小规格不匹配、穿刺肢体过度活动、微粒过多和反复穿刺等有关。

【临床表现】

1.穿刺局部或沿血管走向出现皮肤发红、肿胀，皮肤温度升高，患者感觉疼痛。沿着血管走向出现红色或褐色条纹，可触及条索状硬块。穿刺部位周围皮肤颜色改变，为苍白色或暗紫色。

2.美国静脉输液协会将静脉炎分为五级（见下表）。

级别	临床表现
0级	没有症状。
1级	输液部位发红，伴有或不伴有疼痛。
2级	输液部位疼痛，伴有发红或水肿。
3级	在2级的基础上，有条索状物质形成，并可触及条索状静脉。
4级	在2级和3级的基础上，可触及条索状静脉长度＞2.5cm，有脓液流出。

根据静脉炎的临床表现，分为四型：

红肿型：沿静脉走向局部皮肤红肿、疼痛、触痛。

硬结型：沿静脉走向局部皮肤疼痛、触痛、静脉变硬，触之有条索状感。

坏死型：沿穿刺血管周围有较大范围肿胀形成瘀斑至皮肌层。

闭锁型：静脉不通，逐步形成机化。

【预防与处理】

1.严格执行无菌操作技术和手卫生原则。

2.穿刺前要将附着在手套上的滑石粉等微粒冲洗干净，或使用无粉手套，减少微粒进入血管对血管内膜产生刺激。

3.合理选择血管和静脉导管型号。将导管浸泡在生理盐水中，增加润滑度，穿刺和送管时，动作要轻柔，缓慢匀速送管，以减少对血管内膜的摩擦和损伤。

4.对患者体征和主诉要重视，询问患者有无发热、刺痛、灼痛和其他不适，及时发现静脉炎的征象并采取措施。

5.一旦发生静脉炎，要积极处理，将患肢抬高、避免剧烈活动、局部对症治疗。可做握拳、松拳交替运动。给予湿热敷，必要时遵医嘱局部使用抗生素。如果三天没有好转或症状更加严重，应考虑拔出导管，避免发生严重后果。

（五）化学性静脉炎

【原因】

由于化学性因素刺激血管壁导致静脉炎症反应。

【临床表现】

穿刺局部或沿血管走向出现皮肤发红、肿胀，皮肤温度增高，患者感觉疼痛。沿着血管走向出现红线样改变，可触及条索状硬块。穿刺部位周围皮肤颜色改变，为苍白色或暗紫色。

【预防与处理】

1.严格执行无菌操作技术和手卫生制度。对血管刺激性强的药物应充分稀释后再应用，以减少药物对血管的刺激。输入化疗药物、氨基酸、脂肪乳等高渗、强刺激性药物时，或输血前后应及时冲管。更换敷料等操作用酒精棉签消毒时，应避开穿刺点1cm以上，以免引起化学性静脉炎。

2.重视患者主诉及病情观察，及时发现静脉炎的征象并采取措施。发生静脉炎后应积极处理，将患肢抬高、避免剧烈活动、局部对症治疗。必要时遵医嘱局部使用抗生素药膏或湿热敷，伴有全身感染者，遵医嘱给予抗生素治疗。如症状不缓解应考虑拔管，避免发生严重后果。

（六）细菌性静脉炎

【原因】

在置管、使用及维护等过程中，由于导管被细菌污染，引起的静脉炎症反应。

【临床表现】

穿刺局部或沿血管走向出现皮肤发红、肿胀、皮肤温度升高，患者感觉疼痛。沿着血管走向出现红色或褐色条纹，可触及条索状硬块。穿刺部位周围皮肤颜色改变，为苍白色或暗紫色。有时穿刺点有脓性分泌物。

【预防与处理】

1.严格执行无菌操作技术和手卫生制度；体外部分的导管

要完全覆盖在无菌透明敷料之下，按时更换无菌敷料及管路维护；脱出体外部分的导管不能送入体内。如果患者体温大于38℃，不宜进行PICC置管。做好患者的健康教育，保持良好的卫生习惯，使患者做好自我管理。

2.发生细菌性静脉炎时，将患肢抬高、避免剧烈活动，采用对症治疗及全身治疗。将穿刺点的脓性分泌物进行细菌培养以明确诊断，或采血进行血液培养以选用敏感抗生素。密切观察患者生命体征及病情变化。如无好转应拔出导管，并做导管尖端的细菌培养。

（七）血栓性静脉炎

【原因】

1.由于血栓性因素对血管壁的刺激导致血管壁的炎症反应。原因多为导管的型号与血管的大小不适宜，导管外周形成血栓；穿刺或置管过程损伤血管内膜，血管内膜形成血栓；封管不规范，导管尖端及导管内形成血栓等。

2.患者本身处于血液高凝状态。肿瘤、严重创伤、大手术后、烧伤等患者，会产生血小板增高，黏附性增强的情况。当静脉内膜损伤后，血小板凝聚于损伤部位，释放凝血因子，使血液呈现高凝状态，易产生血栓。

【临床表现】

穿刺局部或沿血管走向出现皮肤发红、肿胀，皮肤温度增高，患者感觉疼痛。沿血管走向出现红色或褐色条纹，可触及条索状硬块。穿刺部位周围皮肤颜色改变，为苍白色或暗紫色。

【预防与处理】

1.严格执行无菌操作技术和手卫生制度；合理选择血管和静脉导管型号；采用正确的导管维护方法。

2.发生血栓性静脉炎时，要通过超声进行确诊。监测患者的出凝血时间，局部采用热敷等方法对症治疗，并遵医嘱进行溶栓治疗。如效果不佳或症状不缓解应考虑拔管，避免发生严重后果。

（八）导管阻塞（非血栓性、血栓性）

【原因】

由于各种原因造成导管部分堵塞和完全堵塞，使输液速度受到影响或者停止，分为血栓性和非血栓性。血栓性是由于导管内或周围被血栓堵塞，如患者长期卧床，导管肢体血流缓慢；患者血液呈高凝状态，胸腔压力增加也易造成导管堵塞；患者进食、如厕、下床活动等使液体高度不够，或者管路打折液体停止滴注，未及时更换液体，未按照正压封管法进行封管造成血液回流凝结成血凝块；反复穿刺损伤血管内壁，形成纤维蛋白鞘。非血栓性的导管阻塞包括多种因素，如导管位置放置不当、患者活动不当、导管发生移位、使用药物中形成不可见的药物结晶或沉淀附着在血管内壁上；导管固定不佳导致输液管容易打折；静脉采血标本后、输液输血后未及时进行导管冲洗，导致分子颗粒沉淀堵管。

【临床表现】

输注的液体速度减慢或者逐渐停止，不能抽出回血，冲洗导管遇到阻力。

【预防与处理】

1.非血栓性堵管的预防及处理

（1）全面评估患者情况，选择与血管相适应的导管型号，避免反复穿刺。妥善固定导管，避免管路打折、移动或脱落。置管后应进行X线检查，以确定导管的位置及有无打折和盘绕。

（2）注意用药的配伍禁忌，严禁输注有配伍禁忌的药物，减少药物之间可能发生的沉淀反应导致堵管。输注不同药物之间要使用生理盐水进行冲洗，尤其是输注血液制品或脂肪乳等黏滞性药物后，必须立即进行脉冲式冲管，再继续输注其他药物。不同类别的导管要符合相应的正确导管冲洗和封管要求，如末端开口式导管使用生理盐水脉冲冲管后再用肝素盐水封管；三向瓣膜式导管使用生理盐水冲管封管即可。

（3）一般使用生理盐水进行缓慢回抽导管内的沉淀杂质，

不能强行推注，避免杂质进入血流。如不能排除堵塞物质，应拔出导管。

2.血栓性堵管的预防及处理

（1）输液过程中定时观察，保持液体适当的高度，避免位置太低造成输液管路中血液回流。及时更换液体，防止滴空。可应用输液泵或微量泵对输液进行管理，保证适宜速度和预警。指导患者正确摆放输液肢体，告知改变体位时的注意要点，尽量减少咳嗽等可能导致胸腔内压力增高的情况；掌握正确的冲管、封管技术和频率。

（2）导管堵塞发生后首先要排除非血栓性堵塞的可能，确定导管位置是否正确，检查患者体位是否合理，导管有无打折。PICC堵塞后，不能强行推注生理盐水冲洗导管，以免将血凝块推入血流。可尝试用10ml注射器慢慢回抽导管内的血凝块。溶栓治疗应选用尿激酶，并使用负压注射技术。

（九）导管内自发返血

【原因】

导管发生异位或者漂移；患者异常活动、屏气或者用力，致使胸腔压力增加；正压冲管、封管不到位。

【临床表现】

从PICC外露部分看到导管中反流的血液。

【预防与处理】

1.严格执行护理操作规范，使用肝素盐水封管并遵循正确的脉冲式正压封管操作规程，使用正压接头。良好的固定导管，防止导管异位导致自发返血。

2.一旦发现导管内有血液反流，应立即用20ml生理盐水正压脉冲式冲洗导管。如果是导管异位导致的自发返血，应拔出部分导管或更换导管。

（十）导管脱出移位

【原因】

导管固定不佳；患者肘部过度活动；更换敷料操作不当等。

【临床表现】

体外导管末端刻度发生变化，体外导管长度变长。

【预防与处理】

穿刺时尽量避开肘窝，首选贵要静脉穿刺。体外部分导管的长度要有准确的刻度数，将体外导管放置呈"S"形弯曲固定，以便降低导管拉力，避免导管在体内体外的移动。导管必须完全覆盖在透明敷料下，应将无菌透明敷料与导管紧密按压，保证牢固地固定导管。进行导管操作和维护导管更换敷料时动作要轻巧，更换敷料时采取自下而上方法除去敷料，避免牵拉导管，并注意观察穿刺部位导管外露长度。

（十一）导管断裂

【原因】

发生导管断裂有多种因素。与导管本身材质、患者肢体过度活动外力牵拉导管等有关。也可由插管中送导管时损伤导管，送管用力不当造成导管扭曲打折，撤离导丝时划伤导管，使用中高压注射、强力冲管、用酒精消毒导管等引起。还可因固定导管不当造成导管磨损、打折，致使导管逐渐形成裂口及断裂。

【临床表现】

导管与连接器发生破裂、裂口或者折痕，导管出现渗液、渗血情况；或者导管完全断裂。有可能断裂的导管没有及时发现可进入到人体内。

【预防与处理】

1.置管前仔细检查导管完整性，预充导管。放置导管过程要轻柔，避免暴力和使用锐器接触导管，以防划伤划破导管。导管固定方法要合理，避免导管打折，不可使用缝线或胶布缠绕导管，可使用透明敷贴固定导管，以便于观察。

2.不能暴力冲管，应使用10ml以上注射器冲管和封管，避免压力过大，小于10ml的注射器可产生较大的压力，如果遇到导管阻塞可导致导管破裂。不可使用酒精进行导管消毒，以免造成导管老化。

3.做好患者及家属的健康教育，患者手臂可适当活动，要避免对导管用力牵拉。做好自我观察，加强管路自我正确护理的依从性。

4.根据导管是破裂还是断裂，是体内还是体外破裂的情况，采取不同的处理方法。若导管为体外部分破裂，可采取修复导管或拔管的措施。若导管是前端修剪式的，如果导管出现裂口，可沿着与皮肤平行的方向轻缓地拔出导管，避免发生导管完全断裂，并确认导管的完整性。如果导管是尾端修剪式的，导管破裂部分发生在距离穿刺点较远时，可将导管修复。使用1%碘伏消毒体外导管3次，消毒范围与穿刺时要求的消毒范围等同，用无菌剪刀剪下导管破裂的部分，将连接器的减压筒部分套在导管的末端，将导管延长管部分插进去，连接好两个部分并锁紧。使用注射器抽取回血以确定导管通畅与否，用生理盐水冲洗导管，连接肝素帽，固定好导管可继续使用。

如果导管为体内部分发生断裂，应迅速处理，立即用手加压固定体外导管部分，患肢制动，防止导管进一步进入体内血管。如果断端导管回缩进入血管内，要立即用止血带结扎上臂，起到结扎近心端血管并降低血液速度的作用，阻止导管进入心脏。如果导管尖端已经漂移到心室，应制动患者，进行X线影像学检查确定导管位置，可采取介入法进行血管异物抓捕，取出PICC断裂段。

（十二）血栓形成

【原因】

1.静脉壁受到机械性、化学性或感染性损伤时，使静脉内膜和结缔组织中的胶原蛋白裸露，血小板聚集，形成血栓。如穿刺或置管过程不顺利，反复送针和置管，损伤血管内膜；选择的导管型号不合适，与血管直径的粗细不匹配；放置导管时异位，导管尖端未到达上腔静脉；注射或输注强刺激性的药物使血管受到刺激；当天进行PICC置管，血管应激反应，容易增加血栓风险。

2.患者本身处于血液高凝状态。肿瘤、严重创伤、大手术后、烧伤等患者，会产生血小板增高，黏附性增强，当静脉内膜损伤后，血小板凝聚于损伤部位，释放凝血因子，使血液呈现高凝状态，易产生血栓。血流缓慢、高龄、长期卧床、摄入水分减少等患者，均可成为血流缓慢诱发静脉血栓的因素。

【临床表现】

穿刺置管部位沿静脉走向出现红肿、疼痛、肢体麻木等，抽回血有阻力，冲管有阻力，血栓堵塞导管的程度可对输液速度有不同影响。

【预防与处理】

1.正确全面地评估患者情况，包括患者一般状况、病情、血管情况、治疗方案、使用的药物种类、自理能力等，选择合适规格的穿刺工具。尽量选择最小型号的导管，减少与血管壁的摩擦和刺激。准确测量导管放置的长度，应保持导管末端在上腔静脉。

2.放置PICC时尽量选择右侧肢体静脉，首选贵要静脉。避免反复穿刺、重复送管对血管的损伤。减少盲插的破坏，可在超声引导下放置管路。如果穿刺或送管不顺利，可用25%～50%硫酸镁湿敷。

3.对患者的不适主诉，要引起关注，及时预防和排查血栓的可能。

4.对高凝状态的患者可使用抗凝药物以防止血栓形成。有血栓形成史、血管外科手术史、接受乳腺癌根治术和腋下淋巴结扫除术后者，禁止置管。

5.发现血栓形成，应在患肢静脉输注肝素进行抗凝治疗，或者在患肢静脉泵入尿激酶进行溶栓治疗。

（十三）导管相关性感染

【原因】

病原微生物在PICC置管局部或血液中生长，导致出现穿刺局部或全身的感染症状。

【临床表现】

1.局部感染　穿刺部位2cm内局部皮肤出现红、肿、热、痛，有硬结，穿刺点有炎性分泌物（导管末端细菌培养阳性，血培养阴性）。

2.隧道感染　感染症状沿导管插入方向延伸超过2cm，不伴有全身感染表现。

3.导管相关性血流感染（CRBSI）　不明原因发热，伴有寒战或低血压症状，除导管外没有其他明确的感染源。外周静脉血培养细菌或真菌阳性，或者导管端和外周血培养出相同种类的病原微生物，表现为菌血症或败血症。

【预防与处理】

1.在连接输液管路、给药、输液、冲管、更换敷料过程中严格遵守无菌技术操作原则和手卫生制度。手不可接触无菌透明敷料覆盖区域内的皮肤，体外导管应完全覆盖在无菌透明敷料下，并禁止将导管体外部分人为地移入体内，以免发生感染。

2.进行规范的管路维护。输液管路应每7天维护一次，进行更换接头、冲洗导管及更换敷料等。正确进行冲管及封管操作，避免造成血液凝结在导管内。定期更换无菌透明敷料并注明置管日期。每3～7天更换1次，纱布敷料常规每日更换1次，出现渗血、出汗、污染、潮湿、卷曲、松动或破损时要及时更换。维持导管穿刺部位无菌和密闭，洗澡时需用防水性敷料覆盖。

3.24小时更换输液装置1次。肝素帽内如有血液残留，或完整性受损，或从输液装置取下后，均应更换新的肝素帽。

4.置管后在使用过程中应加强观察导管情况、皮肤状况、有无局部触诊疼痛等，重视患者主诉，及早发现异常及感染征象，一旦有异常，应及时通知医师予以处理。禁止在皮肤有感染或损伤的部位置管。

5.药液调配过程要严格遵循无菌操作技术原则，避免被微生物污染。有条件的医疗机构应在无菌洁净台调配。应遵守有效使用药液的时间规范。

6.对于免疫力低下，有并发症、营养缺乏、婴幼儿或老年人、潜在感染者应加强治疗，减少导致导管血流性感染的因素。置管患者如果出现感染症状，应判断患者感染的严重程度，排查是否为导管相关性感染，遵医嘱做导管细菌培养等。如确认是导管相关性感染，应拔出导管重新置管，遵医嘱给予药物外敷、湿热敷，全身应用抗生素治疗等。

（十四）空气栓塞

【原因】

输液器内空气未排尽；输液装置连接不紧密或有破损；加压输液、输血时无人看守。进入静脉的气体，随血流到右心房，再到右心室，堵塞肺动脉入口，引起肺栓塞。

【临床表现】

患者突发胸闷、胸骨后疼痛、眩晕、濒死感、呼吸困难、严重发绀，听诊心前区可听到水泡音，如空气栓子大，患者可因严重缺氧而死亡。

【预防与处理】

1.输液时必须排尽输液器内的空气，检查输液器、接头、肝素帽等连接是否严密不漏气。

2.输液过程中加强巡视，及时更换液体，防止液体走空，加压输液输血时要有专人在旁护理。

3.发生空气栓塞后立即让患者取左侧卧位和头低足高位，使气体浮向右心室尖部，避免阻塞肺动脉口，使气体随着心脏跳动，将空气混为泡沫，分次小量进入肺动脉。给予高浓度氧气吸入，纠正缺氧状态。做好抢救准备。

（十五）接触性皮炎

【原因】

过敏体质的患者，尤其是经过放疗、化疗等治疗后，皮肤敏感性增强，容易产生皮损。夏天天气热使汗液分泌增加，置管对皮肤有刺激。部分患者对透明敷料贴膜黏胶过敏，个别患者使用消毒剂后出现皮炎变化。女性皮肤细嫩比男性容易发生接触性皮炎。

【临床表现】

导管与敷料贴膜接触位置出现各种皮炎、湿疹、荨麻疹等表现。

【预防与处理】

评估患者是否为过敏体质，对哪些物质可能比较敏感，选择使用通透性强的透明贴膜或无纺敷料固定导管。在透明膜使用前涂抹无痛保护膜，防止易过敏敷料直接接触皮肤。出汗多时要及时更换贴膜，保持管路穿刺部位皮肤清洁干燥，避免引起多汗的活动。

发生接触性皮炎后，应分析原因，除去可能的影响因素，并给予对症治疗。给予抗过敏药物，必要时请皮肤科会诊。对透明敷贴过敏者可选用纱布，对酒精或安尔碘过敏者可选用聚维酮碘溶液进行皮肤消毒。

（十六）拔管困难

【原因】

导管置入时间过长致使导管与静脉壁粘连；由于静脉炎、静脉血栓导致拔管发生阻力。由于输注温度低的注射液、患者紧张等导致静脉痉挛致拔管困难。

【临床表现】

拔除导管时遇到阻力，无法拔除导管。

【预防与处理】

1.做好患者拔管的健康教育，避免情绪紧张。拔管前将止血带放在患者穿刺点上10cm处上臂的下面，避免一旦发生导管断裂，可立即扎紧止血带，以防断裂的导管随着血液循环进入心脏。

2.一旦发生拔管过程困难，首先安慰患者不要慌张，判断导致拔管困难的原因。如果是血管痉挛导致的拔管困难，待血管慢慢松弛下来再拔出。如果感觉拔管有阻力时，或者在拔管时患者有尖锐的疼痛，不可强行粗暴拔管，以避免导管断裂，可进行X线拍片确定导管位置。可采取对静脉血管进行热敷或饮用热饮料等帮助血管扩张后尝试慢慢拔管。必要时，在导管中缓慢推注2%利多卡因1～2ml，如果拔管仍然不畅，应在超声下检查导管尖端是否有血栓形成。经上述处理后再次拔管仍有困难时，应将导管固定好，于12～24小时后再次尝试拔管。

第七节 中心静脉置管并发症与处理流程

一、穿刺时并发症预防及处理流程

（一）猝死
【原因】

操作中过重压迫颈静脉窦可能造成呼吸、心搏骤停；在置管过程中损伤心肺等重要脏器及血管；操作过程中气体进入体内形成空气栓塞，堵塞肺动脉，造成猝死。

【临床表现】

患者突发呼吸困难、胸痛、不适、烦躁、心搏骤停。

【预防与处理】

熟悉解剖位置及置管注意事项。输液装置、肝素帽及三通接头等要衔接紧密和牢固，输液给药时要排尽空气，预防空气栓塞。操作中严密观察患者病情变化，倾听患者主诉，发生上述临床表现后要立即采取抢救措施。

（二）气胸、血气胸
【原因】

气胸是锁骨下静脉置管常见并发症之一，由于进针的角度和针尖的方向不当误伤肺组织所导致。血胸一般是由穿刺时误伤血管、穿破胸膜引起。若气体和血液流到胸膜腔内，就形成血气胸。偶发张力性气胸或血胸。颈内静脉穿刺置管时，如果为了避开颈总动脉使针尖过于偏向外侧，也有发生穿破胸膜顶和肺尖的可能。

【临床表现】

少量气胸一般没有明显临床症状，大量积气时可发生呼吸困难，体检可见伤侧胸部隆起，呼吸运动减弱等体征；伴有血胸时，少量出血也无明显症状，出血量超过 500 ~ 1000ml 时可出现面色苍白、脉搏细数、血压下降、呼吸急促、发绀等休克症状。X 线影像可明确诊断。

【预防与处理】

1.要掌握解剖位置和置管注意事项，准确选择穿刺点，把握好穿刺进针方向，以防穿刺不当伤及内脏。

2.严格评估患者病情和穿刺适应证，对意识不清、躁动的患者要采取措施保证穿刺的正常进行。

3.穿刺置管后常规进行 X 线影像检查，及时发现有无气胸发生。如发生闭合性气胸，气胸压迫肺＜20% 可不做处理。但应定期做相关检查确定和观察病情发展状况。必要时放置胸腔闭式引流。置管后患者如果迅速出现呼吸困难、胸痛、发绀，要考虑张力性气胸的可能性，应立即明确诊断采取措施，进行胸腔穿刺减压或放置胸腔闭式引流排气。发生血气胸时，要进行排气抽液，适当输血，血胸严重时必须及时开胸止血。

（三）心脏压塞

【原因】

比较少见的严重并发症。在颈内静脉或锁骨下静脉置管时，导管送入到右心房，在心脏收缩过程中使导管穿破心房引起心脏压塞。

【临床表现】

患者突然出现发绀、颈静脉怒张、呼吸困难、胸骨后疼痛或上腹部疼痛、血压下降、奇脉、心动过速等。

【预防与处理】

1.正确评估患者的情况，保证留置管路放置在上腔静脉。

2.出现上述临床表现后应立即停止输液，拔除导管。给予患者氧气吸入，根据病情调整体位为坐位或半坐卧，需要时进行心包穿刺排出心包积液，或置心包引流管。根据病情变化，必要时进行手术修补。

（四）导管断裂

【原因】

出现导管断裂有多种因素。导管本身材质和质量不佳。插管时患者躁动或过度活动造成导管根部折断。置管过程中送导管时损伤导管；送管用力不当造成导管扭曲打折；撤离导丝时划伤导管。

【临床表现】

导管与连接器发生破裂、裂口或者折痕，导管出现渗液、渗血情况；有些患者无自觉症状，在术后滴入液体时觉得穿刺部位肿胀、疼痛。如果导管完全断裂，断裂的导管没有及时发现可进入人体内造成严重后果。

【预防与处理】

1.置管前严格检查导管的质量，仔细检查导管完整性，预充导管。放置导管过程动作要轻柔，避免暴力和使用锐器接触导管，避免划伤划破导管。正确进行导管固定，避免导管打折。不要使用胶布缠绕导管。导管留有一定的外露部分，避免外力牵拉导管。加强巡视，注意观察导管有无渗液情况。

2.根据导管破裂或断裂征象，沿导管与皮肤平行的方向轻缓地拔出导管，避免发生导管完全断裂，并确认导管的完整性。

3.如果怀疑断裂的导管在体内，应立即用手加压固定体外导管部分，患肢制动，防止导管进一步进入体内血管的可能性。进行相关影像学检查，查找确定导管位置，可采取介入法进行断裂导管的抓捕。

（五）皮下血肿

【原因】

穿刺过程中由于反复寻找血管，反复穿刺，血管壁形成多个针孔造成皮下渗血；穿刺时损伤血管壁，血液经血管壁上的穿刺针孔流出到皮下造成血肿；穿刺后拔针按压时间不够、按压方法不正确、按压力度不够等；患者的凝血功能异常或服用抗凝药，未凝固的血液渗透到皮下。

【临床表现】

穿刺后出现穿刺局部隆起、肿胀、皮肤颜色变化，如血肿较表浅皮肤可呈青紫色。

【预防与处理】

1.熟悉深静脉的解剖特点和周围解剖关系。避免反复穿刺，如穿刺中发现局部隆起应考虑血肿，立即停止穿刺，改为对侧穿刺。放置导丝要轻缓，防止硬性插入造成血管损伤。

2.掌握患者病情，有出血倾向者拔针后按压时间要长，直至不出血为止。

3.针对已发生的血肿，根据情况进行处理。小的血肿不用特殊处理，大的血肿需进行包扎，加压止血。24小时内局部冷敷促进血管收缩，促进血液凝固，48小时后可以采取热敷以促进淤血吸收。

二、留置导管期间并发症预防及处理流程

（一）感染

【原因】

主要包括导管相关局部感染，隧道感染，导管相关性血流感染（CRBSI）。感染可由多种原因造成，如置管和维护管路过程中无菌技术操作不规范；在使用过程中维护不当，穿刺部位、敷料、接头、输液器未规范管理；导管留置时间过长；皮肤寄生菌沿着导管的软组织隧道生长，进入血液循环，成为致病菌造成感染。如果患者免疫力下降、糖尿病、肿瘤、营养不良等也可成为感染的易感因素。

【临床表现】

局部感染主要发生在穿刺位置，穿刺部位导管入口处有红

肿、硬块、温度改变和渗出等炎性表现，范围在2cm以内。隧道感染通常在导管出口位置，感染症状常见为沿着导管插入方向延伸超过2cm。导管相关性感染表现为有菌血症或败血症的全身感染。如寒战、高热、脉速、呼吸急促、烦躁不安等；白细胞增高，患者外周血培养阳性，并与导管培养相同的病原体等。

【预防与处理】

1.在置管和使用过程中，如连接输液管路、给药、输液、冲管、更换敷料时，严格遵守无菌操作技术原则。每24小时更换一次输液装置，包括输液接头和输液管等。

2.注明置管日期，按规定时间更换敷料，无菌透明敷料每3天更换1次，纱布敷料常规每日更换1次，出现渗血、出汗等导致敷料发生潮湿、卷曲、松动或破损时要及时更换。维持导管穿刺部位无菌和密闭，洗澡时需用防水性敷料覆盖。

3.使用过程中注意观察穿刺点及导管情况、皮肤状况、有无局部触诊疼痛等，重视患者主诉，及早发现异常及感染征象。有异常时，应及时通知医师，遵医嘱做局部分泌物细菌培养及相应的处理。

4.使用多腔导管输注静脉营养液时，应选定一条通路输注。药液调配过程要严格遵循无菌操作技术原则，避免被微生物污染，有条件的医疗机构应在无菌洁净台调配。药液应在有效时间内使用。

5.如确认是导管相关性感染，应拔出导管重新置管。对于不能解释的有发热症状的置管患者，或者冲管后患者出现烦躁、寒战等现象，可能为导管内感染，应考虑拔除中心静脉导管。判断患者感染的严重程度，排查有无导管相关性感染，遵医嘱留取导管尖端培养并采集血标本进行细菌培养。遵医嘱给予药物外敷、湿热敷、全身应用抗生素治疗等。

（二）血栓形成与栓塞

【原因】

1.由于静脉壁受到机械性、化学性或感染性等因素损伤时，使静脉内膜和结缔组织中的胶原蛋白裸露，血小板聚集，形成血栓。形成的原因有多种，如穿刺或置管过程不顺利，反复送针和置管，损伤血管内膜；注射或输注强刺激性的药物使血管受到刺激；当天进行CVC置管，血管受到双重应激反应，增加血栓风险。拔管时为防止出血用力加压局部使黏附在血管外壁的血凝块脱落到管腔。留置导管时间长的高龄、长期卧床、摄入水分减少等患者因血流缓慢，血液浓缩及高凝状态，易在中心静脉导管上形成微小栓子，血栓脱落随血流进入到肺循环，可造成肺微小动脉栓塞。

2.对于肿瘤、严重创伤、大手术后、烧伤等血液呈高凝状态患者，会产生血小板增高，黏附性增强，当静脉内膜损伤后，血小板损伤凝聚于损伤部位，释放凝血因子，使血液呈现高凝状态，容易产生血栓。

【临床表现】

留置导管抽回血有阻力，冲管有阻力，血栓堵塞导管的程度可对输液速度有不同影响。症状轻重程度不一，经股静脉穿刺时主要表现为患肢局部疼痛，主要累及下肢深静脉，局部触及有压痛的条索状物或伴有远端浅静脉曲张等静脉回流受阻现象，下肢水肿等。经颈静脉穿刺时严重者可发生肺栓塞。

【预防与处理】

1.正确全面地评估患者，包括患者一般状况、病情、血管情况、治疗方案、使用的药物种类、自理能力等，选择合适的穿刺工具和途径。尽量选择最小型号的导管，准确测量导管放置的长度，减少与血管壁的摩擦和刺激。避免选择血液回流速度缓慢的下肢静脉。熟练掌握穿刺技术，减少重复送管对血管的损伤。可使用超声引导下放置管路。拔管过程中导管末端未退出血管壁前，局部按压止血勿用力过大。患者有不适的主诉，要引起关注，及时预防和排查血栓的可能。

2.发生深静脉血栓后，应抬高患肢高于心脏水平，以有利于静脉回流。保持大便通畅以免用力过度使血栓脱落造成危险。穿合适尺码的弹力袜，根据受累程度决定穿着时间，促进静脉回流减轻水肿。遵医嘱进行抗凝治疗，严重者需采取外科手术治疗。

（三）导管阻塞

【原因】

由于各种原因造成导管部分堵塞和完全堵塞，使输液速度受到影响或者停止，分为血栓性和非血栓性。

血栓性是由于导管内或周围被血栓堵塞，如患者长期卧床、置管肢体血流缓慢；患者处于血液高凝状态，胸腔压力增加也易造成导管堵塞。液体高度不够，或者管路打折液体停止，输液未及时更换液体；未按照正压封管法进行封管造成血液回流凝结成血凝块等。

非血栓性包括多种因素，如导管位置放置不当，患者活动不当，导管发生移位，使用药物中形成不可见的药物结晶或沉淀附着在血管内壁上。输注高营养时，输入的脂类阳离子复合物遗留在导管内。导管固定不佳导致输液管路容易打折；采集血标本后、输血后未及时进行导管冲洗，导致堵管。

【临床表现】

输注的液体速度减慢或者逐渐停止，不能抽出回血，冲洗导管遇到阻力。外露导管部分可见有凝固血液。

【预防与处理】

1.输液过程中注意观察，防止管路中发生血液回流。指导患者正确摆放输液肢体和改变体位时的注意要点，避免导管侧肢体下垂或受压，及时纠正患者不正确的体位。保持液体一定高度，避免位置太低造成输液管路中血液回流。应用输液泵或微量泵对输液进行管理，保证适宜速度和预警。

2.全面评估患者情况，选择与血管相适应的导管型号，避免反复穿刺。妥善固定导管，避免管路打折、移动或脱落。

3.注意用药的配伍禁忌，减少药物之间可能发生的反应沉淀导致堵管。输注不同药物之间要使用生理盐水进行冲洗。输注化疗药、氨基酸等高渗、高刺激药物，血液制品或脂肪乳等黏滞性药物后，必须立即进行冲管，再继续输注其他药物，以免造成导管损害或因部分药物在管道壁上而引起导管堵塞。尽量不使用深静脉导管抽血，如病情需要，抽血后需要用生理盐水冲净导管。

4.采用正确的冲管、封管技术，选择可行的适宜的冲管液，并使用125U/ml肝素盐水5ml封管，避免导管堵塞。

5.导管堵塞发生后可采取的措施：首先要排除非血栓性堵塞的可能，检查导管位置是否正确，患者体位是否合理，导管有无打折。出现液体流速不畅，可使用10ml注射器慢慢抽吸回血及血凝块，不应正压推注液体，不能强行推注生理盐水冲洗导管，以免将血凝块推入血液循环形成血栓。

根据导管堵塞的物质决定导管再通的处理。如血栓因素堵塞导管，可遵医嘱应用尿激酶；如再通无效，应及时拔出导管重新穿刺置管。

（四）空气栓塞

【原因】

连接输液管或注射器推注药物时空气未排尽；输液器墨菲滴管以上部分有破损；加压输液、输血时无人看守；输液管脱落；拔出较粗的、近胸腔的深静脉导管后，穿刺点封闭不严密。进入静脉的气体，随血流到右心房，再到右心室，堵塞肺动脉的入口，引起肺栓塞。

【临床表现】

进入大量气体后，患者突发胸闷、胸部不适、出现呼吸困难和严重发绀，听诊心前区可听到持续的水泡声。如进入空气量少，到达毛细血管时发生堵塞，则损害较小，如空气栓子大，患者可因严重缺氧而立即死亡。

【预防与处理】

1.输液时认真检查输液器及连接处，必须排尽输液器内的空气，牢固固定导管防止滑脱。输液过程中加强巡视，液体防止滴空，加压输液时一定有人在旁守候。拔出较粗、近胸腔的深静脉导管后，必须严密封闭穿刺点。

2.发生空气栓塞后立即让患者取左侧卧位和头低足高位，使气体浮向右心室尖部，避免阻塞肺动脉口，使气体随着心脏跳动，将空气混为泡沫，分次小量进入肺动脉。高浓度氧气吸入，改善缺氧症状，做好抢救准备。

（五）导管滑脱

【原因】

留置管路固定不牢固或固定方法不当，患者躁动、过分活动、翻身等牵拉力量过大。

【临床表现】

导管外露部分增长，或留置导管全部滑脱到体外。

【预防与处理】

1.保证导管固定良好，做好患者的健康教育，包括置管后体位要求、穿脱衣服的方法及翻身移动预防滑脱的保护等。对意识不清、烦躁不安、老年、健忘、长期卧床、活动不能自理、认知缺陷等高风险患者，要加强巡视和观察，预防管路滑脱。

2.应使用透明敷料固定导管，不宜常规使用纱布加胶布的固定方法，以方便观察中心静脉导管体外长度的变化。更换敷料时，除去敷料应从远心端向近心端，防止把导管带出体外。

（六）导管断裂

【原因】

使用导管期间患者过度活动、外力牵拉导管等。护理和使用中高压注射，强力冲管，使用酒精消毒导管。固定导管不当造成导管磨损、打折，逐渐形成裂口及断裂。

【临床表现】

导管与连接器发生破裂、裂口或者折痕，导管出现渗液、渗血情况；有些患者无自觉症状，在术后滴入液体时感觉穿刺部位肿胀、疼痛。如果导管完全断裂，断裂的导管没有及时发现可进入到患者体内造成严重后果。

【预防与处理】

1.正确导管固定，避免导管打折。不使用胶布缠绕导管，可用透明敷贴固定导管，以便于观察。不可使用酒精消毒导管，以避免造成导管老化。做CT、磁共振等检查时禁止经中心静脉导管管路进行高压泵推注造影剂。做好患者及家属的健康教育，嘱其做好自我观察，加强管路自我护理的依从性。

2.发生导管断裂时，应及时通知医生紧急处理，注意和患者进行有效沟通，解除患者的焦虑。若导管破裂的部分是在体外，可沿着与皮肤平行的方向轻缓地拔出导管，用力要适当，如遇阻力，切勿强行拔管，以避免发生导管完全断裂。拔管后要确认导管的完整性。如果发生导管断裂部分残留在患者体内，要采取措施，防止导管进一步进入体内血管。及时进行相关影像学检查，查找确定导管位置，可采取介入法抓捕断裂导管。

第八节　输液港相关并发症与处理流程

一、导管夹闭综合征

【原因】

导管沿途被锁骨或肋骨及组织所压迫，造成导管受压、管腔狭窄甚至断裂。

【临床表现】

抽血困难、输液时有阻力，输液或者采集血标本时需要患者改变体位。

【预防与处理】

1.在胸部X线下可判断发生导管夹闭综合征的程度。出现导管夹闭症者，应根据夹闭的程度，决定保留导管或者拔出导管。

2.导管夹闭综合征根据压迫情况分为四级，应根据受压状况，采取相应的方法进行处理。

级别	受压状况及处理
0级	导管无压迫，不需要处理。
1级	导管受压不伴有管腔狭窄，处理时要注意观察，每隔1～3个月复查胸部X线片，以观察有无受压状况的发展。
2级	导管受压同时伴有管腔狭窄，应考虑拔管。
3级	导管发生了断裂或破裂，要立即拔出导管。

二、输液港相关性感染

【原因】

存在病原微生物的生长，局部、全身或者两者兼有。输液港相关性感染主要有三种类型，导管相关局部感染、隧道感染、导管相关性血流感染（CRBSI）。导管相关局部感染通常发生在穿刺位置，导管入口处有红肿、硬结、脓性分泌物等，范围在2cm以内。隧道感染通常在隧道式导管出口位置或置入式输液港的开口位置，感染症状沿着导管插入方向延伸超过2cm。导管相关性感染无明显感染来源，并产生全身感染症状，患者外周血培养及导管培养出相同的病原体。

【临床表现】

输液港注射座外皮肤呈现红肿，出现菌血症或败血症的全身感染症状。

【预防与处理】

1.在连接输液管路、给药、输液、冲管、更换敷料过程中严格遵守无菌操作技术原则。定期更换输液装置。敷料、无损伤针至少应每7天更换1次。使用过程中加强观察输液港穿刺点、局部皮肤情况及全身症状,重视患者主诉,及早发现异常及感染征象,并通知医生进行处理。药液调配过程要严格遵循无菌技术操作原则,避免被微生物污染,有条件的医疗机构应在无菌洁净台调配,在有效时间内使用药液。

2.判断患者感染的严重程度,排查有无导管相关性感染等。如确认是导管相关性感染,应拔出导管重新置管。遵医嘱给予药物外敷、湿热敷,全身应用抗生素治疗等。

三、药液外渗

【原因】

穿刺针与注射座连接不当;导管断裂;反复穿刺对注射座的损伤;药物的酸碱度、渗透压、药物浓度、药物本身的毒性及药物引起的变态反应均可导致血管的通透性增高而至药液外渗。局部感染及物理、化学因素引起的静脉炎导致血管通透性增强。药液中不溶性微粒对血管的刺激、输液量、输液速度、液体温度及液体所产生的压力也是影响药液外渗的因素。

【临床表现】

一般表现为穿刺部位肿胀疼痛,皮肤温度降低。如果渗漏到身体组织或体腔内,放置管路一侧有疼痛、肿胀和不适感。化疗药、高渗药及收缩血管药物外渗后可引起组织坏死。

【预防与处理】

1.必须使用无损伤针穿刺输液港;穿刺时掌握正确的方法,针头必须垂直刺入,以免针尖刺入输液港侧壁;穿刺时动作应轻柔,妥善固定穿刺针,不可任意摆动,防止穿刺针从穿刺隔中脱出来。输液过程中加强巡视,尽早发现药液外渗情况,以免引起严重后果。

2.输液过程中如发现药物外渗,应立即停止输液,并立即给予相应的医疗处理。

四、输液不畅或无法回抽

【原因】

连接输液港的穿刺针位置和方向不正确；输液港导管末端贴在血管壁上；患者胸腔压力过大；输液港注射系统完整性损坏或移位。

【临床表现】

推注液体有阻力，液体滴注不畅或停止，不能回抽血液。

【预防与处理】

1.应及时准确进行冲管和封管，避免血液或药物反应沉积造成堵塞；不应在连接有置入式输液港的一侧肢体上进行血流动力学监测和静脉穿刺。

2.发生输液不畅和无法回抽现象后，可旋转穿刺针蝶翼调整方向，将穿刺针刺入到注射座的底部，抽回血以确认位置的准确性。尝试注入5ml生理盐水，促进导管漂浮在血管中，防止导管末端贴在血管壁上。协助患者活动上肢，做深呼吸和咳嗽，改变胸腔压力。

3.抽吸无回血时，应立即停止输液治疗，查找可能的原因。必要时行胸部X线拍片检查，确认输液港的准确位置。全面检查输液管路和装置。通过胸片确定静脉输液港注射系统的完整性和相关位置。如果怀疑发生导管血栓或蛋白鞘形成，可进行造影检查以确定具体问题，并进行溶栓治疗。

五、导管或输液座阻塞

【原因】

用输液港给药、抽血或输血等操作后没有充分冲管或正压封管。

【临床表现】

推注液体有阻力，输液不滴或不畅。

【预防与处理】

1.保持输液管路通畅。每次加药、抽血、输血等治疗后要充分冲管，静脉连续输注时，每输完一组药，应用生理盐水以脉冲方式冲洗输液港。常规连续输液时，每8小时冲管一次，输入高黏滞性液体应每4小时用生理盐水冲管1次，输血后应立即冲管，两种药物之间有配伍禁忌的时候，要冲净输液港后再输入，治疗间歇应每4周冲管、封管1次。

2.采取正确的退针操作和正压封管技术。拔出针头时要正确实施维持静脉输液港注射系统正压技术。为防止血液反流导致导管堵塞，退针时应轻缓，当注射液剩下0.5ml时，应以两指固定置入输液泵的泵体，边推注边退出无损伤针，做到正压封管。定期进行标准脉压式正压冲管。

3.发生导管或输液座堵塞时，要及时处理。首先要确认静脉输液港的位置无误，给予肝素稀释液冲洗。遵医嘱给予5000～10 000U/ml尿激酶或组织源型纤溶酶等其他溶栓药溶栓，要使用10ml以上注射器。如果冲洗过程中感觉有阻力，应考虑使用负压方式进行溶栓。导管通畅后，使用20ml以上生理盐水以脉冲方式冲洗导管，并进行导管正压封管。

六、导管脱落或断裂

【原因】

出现导管断裂可能有多种因素。与导管本身材质、患者过度活动、操作不规范等有关。

【临床表现】

导管与连接器发生破裂、裂口、折痕；或者导管完全断裂。药液没有输注到血管内，渗漏到血管外的组织和体腔内。断裂的导管没有及时发现可进入人体内。

【预防与处理】

1.放置送入导管过程要轻柔，避免暴力和使用锐器接触导管，避免划伤划破导管。导管固定方法要合理，避免导管打折。

做好患者及家属的健康教育，做好自我观察，加强管路自我正确护理的依从性。

2.使用10ml以上注射器进行各种推注药物和冲管、封管的操作，防止小容量注射器的压强过大，损伤导管、瓣膜或导管与注射座连接处。做CT、磁共振成像等检查时禁止经静脉输液港使用高压泵推注造影剂。正确实施冲管及封管技术。

3.发生导管断裂应及时通知医生紧急处理，注意和患者进行有效沟通，解除患者焦虑。根据患者不同情况，采取修复或者拔除。

第四章

静脉用药调配方法与配伍禁忌

第一节　神经系统用药

一、单唾液酸四己糖神经节苷脂钠注射液

【通用名】

单唾液酸四己糖神经节苷脂钠注射液

【调配方法与滴速】

静脉滴注用药时，用0.9％氯化钠注射液或5％葡萄糖注射液溶解并稀释。

【忌配伍药物】

建议单独使用。

【注意事项】

以下情况禁用本品：已证实对本品过敏，遗传性糖脂代谢异常（神经节苷脂贮积病，如家族性黑矇性痴呆、视网膜色素变性）。

二、盐酸法舒地尔注射液

【通用名】

盐酸法舒地尔注射液

【调配方法与滴速】

用50～100ml的0.9％氯化钠注射液或5％葡萄糖注射液稀

释后静脉滴注，每次静脉滴注时间为30分钟。

【忌配伍药物】

建议单独使用。

【注意事项】

1.本品只可采用静脉滴注，不可采用其他途径给药。

2.术前合并糖尿病或术中主干动脉有动脉硬化的患者，肝、肾功能不全的患者，严重意识障碍的患者，70岁以上的高龄患者，蛛网膜下腔出血合并重症脑血管病的患者慎用。

3.本品使用时应密切注意临床症状及CT改变，若发现颅内出血，应立即停药并进行适当处理。

4.本品可引起低血压，因此在用药过程中应注意血压变化及给药速度。

三、注射用脑蛋白水解物

【通用名】

注射用脑蛋白水解物

【调配方法与滴速】

用250ml的0.9%氯化钠注射液溶解并稀释后，缓慢滴注。

【忌配伍药物】

1.注射用脑蛋白水解物不能与氨基酸注射液在同一瓶中输注，当同时应用氨基酸输液时，应注意可能出现氨基酸不平衡。

2.同用抗抑郁药治疗可能发生不良反应，导致不适当的精神紧张。此时建议减少抗抑郁药剂量。

【注意事项】

1.癫痫持续状态、癫痫大发作、严重肾功能不全者禁用。

2.老年用药：在使用本品期间如出现尿量过多，且2～3天不能自行缓解者应停药。

3.与单胺氧化酶抑制剂有相加作用，应避免合用。

四、脑苷肌肽注射液

【通用名】

脑苷肌肽注射液

【调配方法与滴速】

用250ml 0.9%氯化钠注射液或5%葡萄糖注射液稀释后缓慢滴注。

【忌配伍药物】

不宜与平衡型氨基酸注射液同用。

【注意事项】

1.对本品过敏者、神经节苷脂贮积病（如家族性黑矇性痴呆）患者禁用。

2.有个别患者静脉滴注3～4小时出现发冷、体温略有升高、头晕、烦躁等症状，个别病例可引起过敏性皮疹，调慢滴速或停药后症状可自行消失。

五、注射用尤瑞克林

【通用名】

注射用尤瑞克林

【调配方法与滴速】

溶于50～100ml的0.9%氯化钠注射液中，静脉滴注30分钟。

【忌配伍药物】

本品与血管紧张素转化酶抑制剂类药物（如卡托普利、赖诺普利等）存在协同降压作用，应禁止联合使用。

【注意事项】

1.尤瑞克林与血管紧张素转化酶抑制剂（ACEI）类药物有协同降压作用，合并用药可能导致血压急剧下降。

2.尤瑞克林与其他降压药物无协同降压作用。

3.有个别病例可能对尤瑞克林反应特别敏感，发生血压急剧下降。故在应用本品时需密切观察血压，药物滴注速度不能过快，特别在开始注射的15分钟内应缓慢，整个滴注应控制在30分钟左右滴完。如果患者在用药过程中出现血压明显下降，应立即停止给予本品，进行升压处理。

4.使用时需注意，本品溶解后应立即使用。

5.脑出血及其他出血性疾病的急性期禁用。

六、阿加曲班注射液

【通用名】

阿加曲班注射液

【调配方法与滴速】

以适当量的注射液稀释，静脉滴注3小时。

【忌配伍药物】

建议单独使用。

【注意事项】

阿加曲班注射液与以下药物合并使用时，可增加出血倾向，应注意减量：

1.抗凝药如肝素、华法林等。

2.抑制血小板凝集作用的药物，如阿司匹林、奥扎格雷钠、盐酸噻氯匹定、双嘧达莫（潘生丁）等。

3.血栓溶解剂如尿激酶、链激酶等。

4.降低纤维蛋白原作用的降纤酶等。

七、依达拉奉注射液

【通用名】

依达拉奉注射液

【调配方法与滴速】

1.加入0.9%氯化钠注射液中稀释后静脉滴注。

2.本品需30分钟内滴完。

【忌配伍药物】

建议单独使用。

【注意事项】

1.孕妇或有妊娠可能的妇女禁用本品。

2.哺乳期的妇女禁用。必须应用时，在给予本品期间应停止哺乳。

3.本品给药过程中应进行多次肝、肾功能检测，同时在给药结束后继续密切观察，出现肝、肾功能下降的表现或少尿等症状的情况，立即停止给药，进行适当处理。

八、奥拉西坦注射液

【通用名】

奥拉西坦注射液

【调配方法与滴速】

用前加入到100 ~ 250ml的5%葡萄糖注射液或0.9%氯化钠注射液中，摇匀。

【忌配伍药物】

尚不明确。

【注意事项】

1.轻、中度肾功能不全者应慎用。

2.患者出现精神兴奋和睡眠紊乱时，应减量。

九、注射用乙酰谷酰胺

【通用名】

注射用乙酰谷酰胺

【调配方法与滴速】

用250ml 5%或10%葡萄糖注射液稀释后缓慢滴注。

【忌配伍药物】

尚不明确。

【注意事项】

静脉滴注时可能引起血压下降，使用时应注意。

十、马来酸桂哌齐特注射液

【通用名】

马来酸桂哌齐特注射液

【调配方法与滴速】

稀释于500ml 10%葡萄糖注射液或0.9%氯化钠注射液中，静脉滴注，速度为100ml/h。

【忌配伍药物】

建议单独使用。

【注意事项】

1.由于本品存在引发粒细胞缺乏症的可能，建议：①使用过程中注意观察是否有炎症、发热、溃疡和其他可能由于治疗引发的症状，一旦出现此类症状应停止使用本药；②应用本药品过程中要定期进行血液学检查；③避免与可能引起白细胞减少的其他药物合用。

2.应用本药品期间，考虑临床效果及不良反应的程度再慎重决定是否继续用药。给药1～2周后，若未见效果可停止使用。

十一、注射用阿魏酸钠

【通用名】

注射用阿魏酸钠

【调配方法与滴速】

溶解后加入100～500ml葡萄糖注射液、0.9%氯化钠注射液或葡萄糖氯化钠注射液静脉滴注。

【忌配伍药物】

建议单独使用。

【注意事项】

使用0.9%氯化钠注射液溶解时如出现少许沉淀，并不影响使用，摇匀即可。

十二、奥扎格雷钠注射液

【通用名】

奥扎格雷钠注射液

【调配方法与滴速】

溶于500ml 0.9%氯化钠注射液或5%葡萄糖注射液中。

【忌配伍药物】

1.本品与抑制血小板功能的药物并用有协同作用，必须适当减量。

2.本品与抗血小板聚集药、血栓溶解剂及其他抗凝药合用，可增强出血倾向，应慎重合用。

3.本品避免与含钙液体（如林格液等）混合使用，以免出现白色混浊。

【注意事项】

1.出血性脑梗死或大面积脑梗死深度昏迷者禁用。

2.有血液病或有出血倾向者禁用。

3.严重高血压、收缩压26.6kPa（即200mmHg）以上者禁用，心律失常及心肌梗死者禁用。

十三、注射用盐酸川芎嗪（川青）

【通用名】

注射用盐酸川芎嗪（川青）

【调配方法与滴速】

用250～500ml 0.9%氯化钠注射液或5%葡萄糖注射液稀释后缓慢静脉滴注。

【忌配伍药物】

不得与碱性药物配伍使用。

【注意事项】

1. 对本品过敏者禁用。

2. 脑出血及有出血倾向者禁用。

3. 脑水肿者应慎用。

4. 本品静脉滴注速度不宜过快。

十四、胞磷胆碱注射液

【通用名】

胞磷胆碱注射液

【调配方法与滴速】

用5%或10%葡萄糖注射液稀释后缓慢滴注。

【忌配伍药物】

维生素C为酸性药物，胞磷胆碱为碱性药物，相互作用致使疗效、稳定性显著降低。

【注意事项】

1. 脑出血急性期不宜大剂量应用。

2. 一般不采用肌内注射，若用时应经常更换注射部位。

第二节　麻醉药与麻醉辅助用药

一、硫喷妥钠

【通用名】

硫喷妥钠（thiopental sodium）

【调配方法与滴速】

静脉滴注一般用5%葡萄糖注射液稀释至本品浓度为0.2%～0.4%，滴速以1～2ml/min为宜。

【忌配伍药物】

与多种药物存在配伍禁忌，如多沙普仑、贝美格、咪达唑仑、甲氯芬酯、尼可刹米、氢吗啡酮、异丙嗪、酒石酸左啡诺、氢化筒箭毒碱、氯化琥珀胆碱、利多卡因、阿曲库铵、罗库溴铵、维库溴铵、顺苯磺阿曲库铵、乳酸喷他佐辛、枸橼酸舒芬太尼、阿芬太尼、硫酸吗啡、哌替啶、氯丙嗪、丙氯拉嗪、麻黄碱、肾上腺素、艾司洛尔、异丙肾上腺素、拉贝洛尔、去甲肾上腺素、去氧肾上腺素、间羟胺、多巴胺、多巴酚丁胺、尼卡地平、地尔硫䓬、西咪替丁、阿托品、格隆溴铵、精氨酸、谷氨酸钠、谷氨酸钾、肌苷氯化钠、果糖、转化糖、呋塞米、氨甲苯酸、氨甲环酸、维生素 K_1、胰岛素、青霉素钾、头孢匹罗、庆大霉素、磷霉素、克林霉素磷酸酯、阿米卡星、卡那霉素、多柔比星、表柔比星、柔红霉素、氟尿嘧啶、复方氯化钠注射液、苯海拉明、维生素 C、碳酸氢钠。

【注意事项】

1. 对其他巴比妥类药物过敏者，也可对本品过敏。

2. 本品妊娠安全性分级为 C 级。分娩或剖宫产时慎用。

3. 由于本品药液碱性强，一般不宜肌内注射，注射时药液切忌外漏。

4. 稀释液调配后置于低温环境中密封保存，在 24 小时内使用。

二、氯胺酮

【通用名】

氯胺酮（ketamine）

【调配方法与滴速】

1. 肌内注射　直接抽取药液，或稀释于注射用水或 0.9% 氯化钠注射液 2～4ml 中，使药液浓度为 100mg/ml。

2. 静脉注射　将本品 100～200mg 溶于 10～20ml 5% 葡萄糖注射液或 0.9% 氯化钠注射液中，使药液浓度为 10mg/ml。

3. 静脉滴注　将本品 25～50mg 溶于 250～500ml 5% 葡萄糖注射液或 0.9% 氯化钠注射液中，使药液浓度为 1mg/ml。

4. 静脉注射时间与速度　时间为 2～3 分钟；滴速：①用

于麻醉诱导0.5mg/（kg·min）；②用于麻醉维持0.01 ～ 0.03mg/（kg·min）；③用于镇静镇痛0.005 ～ 0.02mg/（kg·min）。

【忌配伍药物】

巴比妥类药物、甲氯芬酯、尼可刹米、多沙普仑、肾上腺素、谷氨酸钾、呋塞米。

【注意事项】

1.空腹给药。

2.给药前后24小时禁止饮酒。

三、丙泊酚

【通用名】

丙泊酚（propofol）

【调配方法与滴速】

本品用5%葡萄糖注射液稀释，稀释后浓度不低于2mg/ml。使用方法根据不同给药途径、用途而不同。静脉注射：用于诱导麻醉，40mg/10s，直至临床上产生麻醉效应。对于美国麻醉师协会（ASA）全身评估3级、4级的患者，注入速度要放慢至2mg/10s。用于维持麻醉，通常0.1 ～ 0.2mg/（kg·h）可维持满意的麻醉效果。在连续输注时，诱导10 ～ 20分钟，需稍快的输注速度。静脉滴注：用于强化监护期间的镇静，1 ～ 4mg/（kg·h）。

【忌配伍药物】

建议单独使用。

【注意事项】

1.不能肌内注射给药。

2.应选择较粗的注射针头静脉注射。先用2ml 1%利多卡因注射后再注入本品，可消除注射部位疼痛。

3.稀释液调配后6小时内是稳定的。

4.老年患者应根据患者反应调节剂量，年龄大于55岁者约减量20%。

四、盐酸利多卡因

【通用名】

盐酸利多卡因（lidocaine hydrochloride）

【调配方法与滴速】

本品100mg用100 ～ 200ml 5% ～ 10%葡萄糖注射液稀释，使药液浓度为0.5 ～ 1mg/ml。

【忌配伍药物】

苯巴比妥、美索比妥、氯丙嗪、硫喷妥钠、硝普钠、肾上腺素、去氧肾上腺素、尼卡地平、阿托品、谷氨酸钾、呋塞米、甘露醇、两性霉素B、氨苄西林、左氧氟沙星、磺胺嘧啶、金属离子溶液、碱性药液、丹参、甲硫酸新斯的明、琥珀胆碱、环丙沙星、氨基己酸、地塞米松、氟尿嘧啶、加兰他敏、肌苷、丝裂霉素、头孢拉定、头孢曲松、头孢唑林、头孢呋辛、头孢噻吩、奥美拉唑。

【注意事项】

1.对其他酰胺类局麻药过敏者，对本品也可能过敏。

2.与金属离子合用可加重局部刺激作用，故忌与金属接触。

3.本品妊娠安全性分级为B级。孕妇慎用。

五、氯化琥珀胆碱

【通用名】

氯化琥珀胆碱（suxamethonium chloride）

【调配方法与滴速】

本品150 ～ 500mg用100 ～ 500ml 5% ～ 10%葡萄糖注射液（或与1%盐酸普鲁卡因混合液）稀释，使药液浓度为1mg/ml，常规滴速。

【忌配伍药物】

戊巴比妥钠、硫喷妥钠、萘夫西林钠、头孢硫脒、头孢他啶、五水头孢唑林钠、头孢唑肟、妥布霉素、林可霉素、克林霉素（克林霉素磷酸酯）、碳酸氢钠、阿糖胞苷、肝素钠、呋塞米、酚妥拉明、利多卡因。

【注意事项】

1. 本品药液在 pH 3.7～4.5 时稳定，pH＞4.5 时可发生降解，调配药液宜在24小时内用毕，剩余的药液应弃去。

2. 本品妊娠安全性分级为 C 级。孕妇慎用。

六、阿曲库铵

【通用名】

阿曲库铵（atracurium）

【调配方法与滴速】

静脉注射：5～10mg 溶于 5～10ml 注射用水或 0.9% 氯化钠注射液中，使药液浓度为 1mg/ml；静脉滴注：15～30mg 溶于 150～300ml 0.9% 氯化钠注射液中，使药液浓度为 1mg/ml。滴速：0.3～0.6mg/（kg·h）。

【忌配伍药物】

地西泮、丙泊酚、碱性药物（如硫喷妥钠）、硝普钠、葡萄糖酸奎尼丁、氨茶碱、雷尼替丁、呋塞米、肝素钠、哌拉西林、头孢唑林、头孢呋辛、头孢噻肟、头孢哌酮、头孢他啶、头孢唑肟、头孢替坦、头孢西丁、替卡西林-克拉维酸钾、舒他西林（注射用）、妥布霉素、两性霉素 B、头孢唑林钠、碳酸氢钠。

【注意事项】

1. 本品的给药剂量宜个体化。

2. 本品只能静脉给药，因肌内注射可引起肌肉组织坏死。

3. 本品妊娠安全性分级为 C 级。孕妇慎用。

七、顺苯磺阿曲库铵

【通用名】

顺苯磺阿曲库铵（cisatracurium besilate）

【调配方法与滴速】

用0.9%氯化钠注射液或5%葡萄糖注射液稀释。给药速度取决于药物浓度、神经肌肉阻滞所要达到的程度和患者的体重。

【忌配伍药物】

丙泊酚注射液、替卡西林－克拉维酸钾、舒他西林（注射用）、哌拉西林、头孢噻肟、头孢替坦、酮咯酸氨丁三醇注射液、乳酸钠林格注射液、5%葡萄糖注射液加林格液、碱性药物（如硫喷妥钠）。

【注意事项】

1.给药剂量根据适应证、体重不同而不同，请参照说明书。

2.本品与下列常用的围术期药物具有相容性：盐酸阿芬太尼、枸橼酸芬太尼、枸橼酸舒芬太尼、氟哌利多、盐酸咪达唑仑，与上述药物合用时，可通过三通管进行静脉输注。

3.本品妊娠安全性分级为B级。

八、罗库溴铵

【通用名】

罗库溴铵（rocuronium bromide）

【调配方法与滴速】

用0.9%氯化钠注射液、5%葡萄糖注射液或葡萄糖氯化钠注射液稀释。

【忌配伍药物】

地西泮、甲乙炔巴比妥、戈拉碘铵、硫喷妥钠、依诺昔酮、法莫替丁、呋塞米、胰岛素、两性霉素B、头孢唑林、氯唑西林、红霉素、万古霉素、甲氧苄啶、氢化可的松琥珀酸钠、甲泼尼龙、泼尼松龙琥珀酸钠、地塞米松、氢化可的松、长链脂肪乳注射液、硫唑嘌呤。

【注意事项】

1.对溴化物过敏者禁用。

2.给药剂量根据适应证、体重不同而不同，具体参照说明书。

3.本品注射液呈酸性，不宜与碱性药液混合，也不宜通过同一导管静脉滴注。

九、维库溴铵

【通用名】

维库溴铵（vecuronium bromide）

【调配方法与滴速】

本品用灭菌注射用水溶解后，用0.9%氯化钠注射液、5%葡萄糖注射液、林格液或葡萄糖林格注射液稀释成40mg/L。

滴速：一般为0.075mg/（kg·h）。1～10岁儿童初始剂量可稍增，重复给药的间隔时间也酌情缩短；10～17岁同成人。

【忌配伍药物】

地西泮、依托咪酯、硫喷妥钠、肾上腺素、呋塞米、两性霉素B脂质体。

【注意事项】

1.本品可与含有溴离子的药物交叉过敏。

2.本品注射用粉针剂仅供静脉注射或静脉滴注，不可肌内注射。

3.本品妊娠安全性分级为C级。

4.对肥胖者宜减量。

5.新生儿手术剂量不宜超过0.1mg/kg。

十、盐酸哌替啶

【通用名】

盐酸哌替啶（pethidine hydrochloride）

【调配方法与滴速】

本品5～10mg溶于20ml 5%葡萄糖注射液中稀释后静脉注射。

【忌配伍药物】

地西泮、硫喷妥钠、苯妥英钠、巴比妥类、吗啡、哌替啶、氨茶碱、肾上腺素、肝素钠、法莫替丁、磺胺甲噁唑、甲氧西林、磺胺嘧啶、碳酸氢钠、碘化钠、甘草酸二铵。

【注意事项】

1.与芬太尼的化学结构相似，两药可有交叉过敏。

2.本品的给药剂量宜个体化。

3.用药期间不宜饮酒，与乙醇合用可通过对中枢神经的抑制作用而使镇静作用增强。

十一、盐酸吗啡注射液

【通用名】

盐酸吗啡注射液（morphine hydrochloride injection）

【调配方法与滴速】

根据适应证不同，滴注速度请参照说明书调整。

【忌配伍药物】

氨茶碱注射液、氟尿嘧啶注射液、氨基己酸注射液、醋酸泼尼松龙注射液、氟哌啶醇注射液、磺胺嘧啶钠注射液、尼可刹米注射液、乳酸钠注射液、盐酸多巴胺注射液、盐酸哌替啶注射液、注射用氨力农、肝素钠注射液、枸橼酸芬太尼注射液、甲硫酸新斯的明注射液、马来酸氯苯那敏注射液、塞替派注射液、碳酸氢钠注射液、细胞色素c注射液、盐酸多巴酚丁胺注射液、盐酸纳洛酮注射液、盐酸异丙嗪注射液、注射用阿昔洛韦、注射用苯巴比妥钠、注射用苯妥英钠、注射用丝裂霉素、注射用两性霉素B、注射用氢化可的松琥珀酸钠、注射用头孢呋辛钠、注射用依他尼酸钠。

【注意事项】

成人中毒量为60mg，致死量为250mg。药物不良反应和注意事项请参见相关药品说明书。

十二、瑞芬太尼

【通用名】

瑞芬太尼（remifentanil）

【调配方法与滴速】

0.9%氯化钠注射液、5%葡萄糖注射液或葡萄糖氯化钠注射液稀释成25μg/ml、50μg/ml或250μg/ml浓度的溶液。根据适应证不同，滴注速度请参照说明书调整。

【忌配伍药物】

地西泮、氯丙嗪、头孢哌酮钠、两性霉素B脂质体、血液制品。

【注意事项】

1.对其他芬太尼衍生物过敏者，也可能对本品过敏。

2.给药停止后，输液管中残存的药物应清除，以免药物继续进入血液导致呼吸抑制、肌肉强直等不良反应。

3.本品妊娠安全性分级为C级。

4.稀释液调配后于室温保存不超过24小时。

第三节　精神药物

一、盐酸氯丙嗪

【通用名】

盐酸氯丙嗪（chlorpromazine hydrochloride）

【调配方法与滴速】

本品初始剂量25～50mg稀释于500ml的葡萄糖氯化钠注射液中缓慢静脉滴注。静脉滴注：50～400mg溶于250～500ml 0.9%氯化钠注射液中，使溶液浓度为0.2～0.8mg/ml。

【忌配伍药物】

巴比妥类、地西泮、硫喷妥钠、苯丙胺、盐酸吗啡、罂粟碱、利多卡因、瑞芬太尼、氯化琥珀胆碱、丙米嗪、奋乃静、间羟胺、氨力农、去氧肾上腺素、甲氧明、多巴胺、多巴酚丁胺、三磷腺苷、山梨醇、血管紧张素胺、氨酪酸、罗通定、依达拉奉、双氢麦角毒碱、烟酸、氨茶碱、奥美拉唑钠、肌苷、雷尼替丁、西咪替丁、甲氧氯普胺、谷氨酸钠（钾）、呋塞米、氢氯噻嗪、依他尼酸钠、氨基己酸、酚磺乙胺、肝素、氨甲苯酸、华法林钠、尿激酶、辅酶A、氢化可的松、氢化可的松琥珀酸钠、地塞米松磷酸钠、青霉素钠（钾）、氯唑西林钠、氨苄西林钠、羧苄西林钠、哌拉西林钠、苯唑西林钠、磺苄西林钠、头孢吡肟钠、头孢唑林钠、头孢拉定、头孢呋辛钠、头孢曲松钠、头孢匹胺钠、头孢哌酮钠、头孢他啶、头孢美唑钠、头孢唑肟、头孢吡肟、阿莫西林-克拉维酸钾、舒他西林（注射用）、哌拉西林-舒巴坦、哌拉西林-他唑巴坦、头孢哌酮钠-舒巴坦钠、甲硝唑、甲硝唑葡萄糖、磺胺嘧啶钠、卡那霉素、氯霉素、克林霉素（磷酸酯）、妥布霉素、乳糖酸红霉素、四环素、氨曲南、亚胺培南-西司他汀钠、去甲万古霉素、两性霉素B、磷霉素钠、对氨基水杨酸钠、甲氨蝶呤、丝裂霉素、环磷酰胺、氟尿嘧啶、阿糖胞苷、长春新碱、依托泊苷、美法仑、塞替派、氟达拉滨、吉西他滨、安西他滨、氨磷汀、紫杉醇、硫酸镁、碳酸氢钠、维生素C、氨丁三醇、清开灵、双黄连。

【注意事项】

1.易透过血脑屏障，孕妇、哺乳期妇女不宜用。

2.本品不宜静脉注射。

3.不能突然停药，应在几周内逐渐减少用量。

4.长期应用应定期进行白细胞计数检查、肝功能检查、尿胆红素检查、眼科检查。

5.药液稀释后在pH 6环境下最稳定，在pH 6.7～6.8环境下即发生沉淀。

二、氟哌啶醇

【通用名】

氟哌啶醇（haloperidol）

【调配方法与滴速】

本品10～30mg用250～500ml 5%葡萄糖注射液稀释后常

规滴速输注。

【忌配伍药物】

地西泮、盐酸吗啡、肾上腺素、去氧肾上腺素、硝普钠、阿托品、消旋山莨菪碱、谷氨酸钠、谷氨酸钾、肝素钠、肝素钙、呋塞米、哌拉西林钠、头孢吡肟、头孢拉定、头孢呋辛、头孢唑肟、哌拉西林-他唑巴坦、克林霉素、氟康唑、两性霉素B脂质体、膦甲酸钠、甲氨蝶呤、氟尿嘧啶、苯海拉明、氯化钾。

【注意事项】

1.不能突然停药，应在几周内逐渐减少用量。

2.肌内注射可引起呼吸肌运动障碍。

三、舒必利

【通用名】

舒必利（sulpiride）

【调配方法与滴速】

本品100～200mg用250～500ml葡萄糖氯化钠注射液稀释后静脉滴注，滴注时间不少于4小时。

【忌配伍药物】

建议单独使用。

【注意事项】

1.不能突然停药，应在几周内逐渐减少用量。

2.一日量不超过800mg。

四、盐酸氯米帕明

【通用名】

盐酸氯米帕明（clomipramine hydrochloride）

【调配方法与滴速】

用250～500ml葡萄糖氯化钠注射液稀释后在1.5～3小时滴完，如能耐受可逐渐增加至最佳治疗剂量。

【忌配伍药物】

建议单独使用。

【注意事项】

1.剂量需个体化。

2.不宜骤然停药，应在 1 ～ 2 个月逐渐减少用量。

第四节　心血管系统用药

一、硝酸异山梨酯注射液

【通用名】

硝酸异山梨酯注射液

【调配方法与滴速】

最适浓度：最适浓度为 1 支 10ml 安瓿注入 200ml 0.9% 氯化钠注射液或 5% 葡萄糖注射液中；或者 5 支 5ml 安瓿注入 500ml 0.9% 氯化钠注射液或 5% 葡萄糖注射液中，振摇数次，得到 50μg/ml 的浓度；亦可用 10ml 安瓿 5 支注入 500ml 0.9% 氯化钠注射液或 5% 葡萄糖注射液中，得到 100μg/ml 的浓度。

药物剂量可根据患者的反应调整，静脉滴注开始剂量 30μg/min，观察 0.5 ～ 1 小时，如无不良反应可加倍。

【忌配伍药物】

和治疗勃起功能障碍的西地那非合用会加强硝酸异山梨酯注射液的降压作用，这将导致致命的心血管并发症，所以用硝酸异山梨酯注射液治疗的患者一定不能使用西地那非。

【注意事项】

1.必须密切观察脉搏及血压，以便及时调整剂量。

2.下列情况慎用：肥厚梗阻型心肌病、缩窄性心包炎、心脏压塞、伴有颅内压增高的疾病、直立性低血压、闭角型青光眼、近期心肌梗死、甲状腺功能减退症、营养不良、严重肝脏或肾脏疾病、主动脉和（或）二尖瓣狭窄、低温患者、低充盈压（如急性心肌梗死、左心室功能衰竭）和收缩压＜90mmHg时。

3.用药期间宜保持卧位，站起时应缓慢，以防突发直立性低血压。

4.长期连续用药可产生耐受性，故不宜长期连续使用。

二、单硝酸异山梨酯注射液

【通用名】

单硝酸异山梨酯注射液

【调配方法与滴速】

使用前加0.9%氯化钠注射液或5%葡萄糖注射液溶解并稀释后静脉滴注。开始给药速度为60μg/min，一般速度为60～120μg/min。

【忌配伍药物】

与其他抗高血压药（血管扩张药、钙拮抗药、β受体拮抗药等）、三环类抗抑郁药及酒精合用，可强化本品的降血压效应。

【注意事项】

1.同时应用抗高血压药（β受体拮抗药、钙拮抗药、血管扩张药）、安定三环类抗抑郁药或酒精，可能增加本品的降血压效应。

2.同时应用一氧化氮供体药物，如本品的活性成分和西地那非，抗高血压作用可明显加强。

3.本品可增强双氢麦角胺的升血压效应。

4.同时服用非固醇类抗风湿药可能会使本品的效应降低。

5.长期应用可耐受，且与其他硝酸酯类药物交叉耐受。

6.低充盈压的急性心肌梗死患者，应避免收缩压＜90mmHg。主动脉和（或）二尖瓣狭窄、直立性低血压及肾功能不全者慎用。

三、注射用二丁酰环磷腺苷钙

【通用名】

注射用二丁酰环磷腺苷钙

【调配方法与滴速】

用5%葡萄糖注射液溶解。

【忌配伍药物】

尚不明确。

【注意事项】

用量大时可有嗜睡、恶心、呕吐、皮疹等症状。

四、注射用环磷腺苷葡胺

【通用名】

注射用环磷腺苷葡胺

【调配方法与滴速】

1.静脉滴注　加入200～500ml 5%葡萄糖注射液溶解后静脉滴注。

2.静脉推注　加入20～40ml 25%或10%葡萄糖注射液溶解后缓慢静脉推注。

【忌配伍药物】

本品禁与氨茶碱同时静脉给药。

【注意事项】

1.滴注不应太快，用量在150mg以上者应在90分钟以上滴完。

2.如出现心悸、心慌，应停止用药，停药后症状自行消失。

五、注射用磷酸肌酸钠

【通用名】

注射用磷酸肌酸钠

【调配方法与滴速】

在30～45分钟完成静脉滴注。

【忌配伍药物】

建议单独使用。

【注意事项】

1.快速静脉注射磷酸肌酸钠可能会引起血压下降。

2.大剂量（5～10g/d）给药引起大量磷酸盐摄入，可能会影响钙代谢、稳态调节激素的分泌、肾功能和嘌呤代谢。上述大剂量需慎用且仅可短期使用，慢性肾功能不全患者禁止大剂量应用。

六、前列地尔注射液

【通用名】

前列地尔注射液

【调配方法与滴速】

溶于50ml 0.9%氯化钠注射液（或5%葡萄糖注射液）后缓慢静脉滴注，或直接入输液器滴壶缓慢静脉滴注。

【忌配伍药物】

避免与血浆增容剂（如右旋糖酐、明胶制剂等）混合。

【注意事项】

1.本品与注射液混合后在2小时内使用，残液不能再使用。

2.打开安瓿时，先用酒精棉签擦净后，把安瓿上的标记点朝上，向下折断瓶颈。

3.严重心力衰竭（心功能不全）患者、妊娠或可能妊娠的妇女禁用。

4.心力衰竭（心功能不全）、青光眼或眼压升高、既往有胃溃疡、间质性肺炎的患者慎用。

5.用于治疗动脉硬化性闭塞症、微小血管循环障碍的患者。由于本品的是对症治疗，停止给药后，有复发的可能性。

七、门冬氨酸钾镁注射液

【通用名】

门冬氨酸钾镁注射液

【调配方法与滴速】

加入250ml或500ml 5%葡萄糖注射液中缓慢滴注。

【忌配伍药物】

1.本品能抑制四环素、铁盐和氯化钠的吸收。

2.本品与留钾利尿药或血管紧张素转化酶抑制剂（ACEI）配伍时，可能会发生高钾血症。

【注意事项】

1.本品不能肌内注射和静脉推注，静脉滴注速度宜缓慢。

2.肾功能不全、房室传导阻滞患者慎用。

3.电解质紊乱的患者应常规检查血钾、血镁浓度。

八、三磷腺苷二钠注射液

【通用名】

三磷腺苷二钠注射液

【调配方法与滴速】

静注宜缓慢，以免引起头晕、头胀、胸闷及低血压等症状。

【注意事项】

心肌梗死和脑出血患者在发病期慎用。

第五节　呼吸系统用药

一、注射用细辛脑

【通用名】

注射用细辛脑

【调配方法与滴速】

1.静脉推注　稀释于20%葡萄糖注射液40ml中，缓慢静脉推注。

2.静脉滴注　用5%或10%葡萄糖注射液稀释成0.01%～0.02%的溶液。

【忌配伍药物】

1.与利血平或氯丙嗪合用对中枢的作用有协同效应。

2.本品能增强巴比妥类催眠作用。

【注意事项】

1.调配时因本品容易产生泡沫，故避免摇晃。

2.避光，密闭，贮藏在冷处（2～10℃）。

3.对本品过敏者禁用。

4.肝、肾功能严重障碍时慎用。

二、注射用盐酸氨溴索

【通用名】

注射用盐酸氨溴索

【调配方法与滴速】

将本品加入到100ml 5%葡萄糖注射液或0.9%氯化钠注射液中静脉滴注。婴儿呼吸窘迫综合征（IRDS）的治疗，应使用注射泵给药。静脉滴注时间至少5分钟。本品亦可与5%葡萄糖注射液、0.9%氯化钠注射液、果糖注射液或林格液混合静脉滴注使用。

【忌配伍药物】

本品与抗生素（阿莫西林、头孢呋辛、红霉素、多西环素）同时应用可导致抗生素在肺组织的浓度升高，与其他药物合用所致临床相关不良反应未见报道。

【注意事项】

1.孕妇及哺乳期妇女慎用。应避免同服强力镇咳药。

2.本品不能与pH＞6.3的其他溶液混合，因为pH增加会导致产生氨溴索游离碱沉淀。

三、氨茶碱注射液

【通用名】

氨茶碱注射液

【调配方法与滴速】

1.静脉注射，每次0.125～0.25g用5%葡萄糖注射液稀释至20～40ml，注射时间不得短于10分钟。

2.静脉滴注，以5%～10%葡萄糖注射液稀释后缓慢滴注。

3.小儿常用量：静脉注射，以5%～25%葡萄糖注射液稀释后缓慢注射。

【忌配伍药物】

1.地尔硫䓬、维拉帕米可干扰本品在肝内的代谢，合用时可增加本品的血药浓度和毒性。

2.西咪替丁可降低本品肝清除率，合用时可增加茶碱的血清浓度和（或）毒性。

3.某些抗菌药物，如大环内酯类的红霉素、罗红霉素、克拉霉素，喹诺酮类的依诺沙星、环丙沙星、氧氟沙星、左氧氟沙星，以及克林霉素、林可霉素等可降低氨茶碱清除率，增高其血药浓度，其中尤以红霉素、依诺沙星为著。当本品与上述药物配伍使用时，应适当减量或监测本品血药浓度。

4.苯巴比妥、苯妥英钠、利福平可诱导肝药酶，增加氨茶碱肝清除率，使本品血药浓度降低；本品也干扰苯妥英钠的吸收，两者血浆浓度均下降，合用时应调整剂量，并监测血药浓度。

5.与锂盐合用，可使锂的肾脏排泄增加，影响锂盐的作用。

6.与美西律合用，可降低氨茶碱清除率，增加血清中茶碱浓度，需调整剂量。

7.与咖啡因或其他黄嘌呤类药合用，可增加本品作用和毒性。

【注意事项】

1.应定期监测血清茶碱浓度。

2.肾功能、肝功能或心功能不全患者，应酌情调整用药剂量或延长用药间隔时间。

3.高血压或非活动性消化道溃疡病史的患者慎用本品。

4.孕妇、哺乳期妇女及新生儿慎用。

5.55岁以上患者慎用或酌情减量。

四、二羟丙茶碱注射液

【通用名】

二羟丙茶碱注射液

【调配方法与滴速】

以5%或10%葡萄糖注射液稀释。

【忌配伍药物】

1.西咪替丁与茶碱类合用，可使后者的去甲基代谢清除率降低20%～30%，血药浓度升高，诱发中毒反应，应避免两药同时使用。

2.不可与氨茶碱、克林霉素、红霉素、林可霉素合用。

【注意事项】

1.应慎与其他经肝脏代谢的药物配伍使用。

2.与锂盐合用时，可使锂的肾脏排泄增加，疗效减低。

3.与普萘洛尔合用时，本品的支气管扩张作用受抑制。

4.交叉过敏，对本品过敏者可能对其他茶碱类药也过敏。

5.对诊断的干扰：本品可使血清尿酸及尿中儿茶酚胺的测定值增高。

6.下列情况慎用：乙醇中毒、心律失常、严重心脏病、肺源性心脏病、肝脏疾病、高血压、甲状腺功能亢进、急性心肌损害。

7.静脉注射时，注射速度不能太快。

五、多索茶碱注射液

【通用名】

多索茶碱注射液

【调配方法与滴速】

加入100ml 0.9%氯化钠注射液或5%葡萄糖注射液稀释。

【忌配伍药物】

本品不得与其他黄嘌呤类药物同时服用，建议不要同时饮用含咖啡因的饮料或食品。

【注意事项】

1.茶碱类药物反应个体差异较大，多索茶碱剂量应视个体病情变化选择最佳剂量和用药方法，并监测血药浓度。

2.患有甲状腺功能亢进、窦性心动过速、心律失常者，遵医嘱用药。

3.严重肺功能、心功能、肝功能或肾功能不全者及活动性胃、十二指肠溃疡者慎用。

4.静脉滴注速度不宜过快，一般应在45分钟以上。

5.本品在低温放置时会有析出现象，使用前应认真检查，如发现药液混浊勿使用。

第六节　消化系统用药

一、泮托拉唑钠注射液

【通用名】

泮托拉唑钠注射液

【调配方法与滴速】

临用前将10ml 0.9%氯化钠注射液注入冻干粉小瓶，将溶解后的溶液加入0.9%氯化钠注射液100～250ml中稀释后供静脉滴注，15～60分钟滴完。

【忌配伍药物】

建议单独使用。

【注意事项】

1.本品溶解和稀释后必须在4小时内用完，禁止用其他溶剂或药物溶解和稀释。

2.本品抑制胃酸分泌的作用强，时间长，故应用本品时不宜同时再服用其他抗酸药或抑酸剂。

3.为防止抑酸过度，在一般消化性溃疡等病时不建议大剂量长期使用。

4.大剂量使用时可出现心律失常、氨基转移酶升高、肾功能改变和粒细胞降低等症状。

5.肝功能不全者需要酌情减量。

6.治疗溃疡时应排除胃癌后才能使用本品，以免延误诊断和治疗。

7.对本品过敏者禁用。妊娠期与哺乳期妇女禁用。

二、注射用奥美拉唑钠（奥西康）

【通用名】

注射用奥美拉唑钠（奥西康）

【调配方法与滴速】

临用前将10ml专用溶剂注入冻干粉小瓶内，禁止用其他溶剂溶解，溶解后及时加入100ml 0.9%氯化钠注射液或5%葡萄糖注射液中稀释后进行静脉滴注，经稀释后的奥美拉唑钠溶液滴注时间不得少于20分钟。本品溶解和稀释后必须在4小时内用完。

【忌配伍药物】

本品不应与阿扎那韦合用。

【注意事项】

1.本品仅供静脉滴注用，不能用于静脉注射。

2.本品抑制胃酸分泌的作用强、时间长，故应用本品时不宜同时再服用其他抗酸剂或抑酸剂。为防止抑酸过度，一般消化性溃疡等疾病，不建议大剂量长期应用（Zollinger-Ellison综合征患者除外）。

3.因本品能显著升高胃内pH，可影响许多药物的吸收。

4.肾功能不全者不须调整剂量；肝功能不全者慎用，根据需要酌情减量。

5.治疗胃溃疡时应排除胃癌后才能使用本品，以免延误诊断和治疗。

6.动物实验中，长期大量使用本品后，观察到高胃泌素血症及继发胃嗜铬细胞肥大和良性肿瘤的发生，这种变化在应用其他抑酸剂及施行胃大部切除术后亦可出现。

三、注射用兰索拉唑

【通用名】

注射用兰索拉唑

【调配方法与滴速】

用100ml 0.9%氯化钠注射液溶解后，推荐静脉滴注时间为30分钟。

【忌配伍药物】

正在使用硫酸阿扎那韦的患者禁止使用本品。

【注意事项】

对兰索拉唑及处方中任一成分过敏的患者禁止使用本品。

四、注射用埃索美拉唑钠

【通用名】

注射用埃索美拉唑钠

【调配方法与滴速】

本品只能溶于0.9%氯化钠注射液中供静脉使用。调配的溶液不应与其他药物混合或在同一输液装置中合用。

1.注射用药　调配溶液的静脉注射时间应在3分钟以上。

2.滴注用药　调配溶液的静脉滴注时间应在30分钟内。

【忌配伍药物】

不推荐本品与阿扎那韦联合使用。如果阿扎那韦与质子泵抑制剂必须联合使用，阿扎那韦剂量需增至400mg（同时辅以利托那韦100mg）；建议配合密切的临床监测，且本品剂量不应超过20mg。

【注意事项】

1.当患者被怀疑患有或已患有胃溃疡时，如果出现异常症状（如明显的非有意识的体重减轻、反复呕吐、吞咽困难、呕血或黑便），应先排除恶性肿瘤的可能性。因为使用本品治疗可减轻症状，延误诊断。

2.使用质子泵抑制剂可能会使胃肠道感染（如沙门菌和弯曲菌）的危险略有增加。

3.轻到中度肾功能不全的患者无须调整剂量。由于严重肾功能不全的患者使用本品的经验有限，治疗时应慎重。

4.轻到中度肝功能不全的患者无须调整剂量。严重肝功能不全的患者每日剂量不应超过20mg。

五、西咪替丁注射液

【通用名】

西咪替丁注射液

【调配方法与滴速】

用250～500ml 5%葡萄糖注射液、0.9%氯化钠注射液或葡萄糖氯化钠注射液稀释后静脉滴注，滴速为1～4mg/（kg·h）。

【忌配伍药物】

1.应避免本品与中枢抗胆碱药同时使用，以防加重中枢神经毒性反应。

2.与茶碱、咖啡因、氨茶碱等黄嘌呤类药配伍时，肝脏代谢降低，导致清除缓慢可发生中毒反应。

【注意事项】

1.不宜用于急性胰腺炎。

2.用药期间应注意检查肾功能和血常规。

3.用本品时应禁用咖啡因及含咖啡因的饮料。

4.老年人、儿童应慎用。

5.突然停药，可能导致慢性消化性溃疡穿孔，估计为停用后回跳的高酸度所致。故完成治疗后尚需继续服药3个月（每晚

400mg）。

6.对诊断的干扰：胃液隐血试验可出现假阳性；血液水杨酸浓度、血清肌酐、催乳素、氨基转移酶等浓度均可能升高；甲状旁腺激素浓度则可能降低。

7.下列情况应慎用：①严重心脏及呼吸系统疾病；②肝功能不全患者慎用；③慢性炎症，如系统性红斑狼疮（SLE），可使本品的骨髓毒性增高；④器质性脑病；⑤肾功能损害（中度或重度）。

六、盐酸甲氧氯普胺注射液

【通用名】
盐酸甲氧氯普胺注射液

【调配方法与滴速】
静脉注射本品时应慢速，1～2分钟注完，快速给药可出现躁动不安，随即进入昏睡状态。

【忌配伍药物】
西咪替丁与本品合用时，西咪替丁的血药浓度可降低，影响疗效。

【注意事项】
1.较常见的不良反应，如昏睡、烦躁不安、疲乏无力。

2.下列情况禁用：对普鲁卡因或普鲁卡因胺过敏者；癫痫发作的频率与严重性均可因用药而增加者；胃肠道出血、机械性肠梗阻或穿孔者，可因用药使胃肠道动力增加，病情加重者；不能用于因行化疗和放疗而呕吐的乳腺癌患者。

3.对晕动病所致呕吐无效。

4.醛固酮与血清催乳素浓度可因本品的使用而升高。

5.本品遇光变成黄色或黄棕色后，毒性增加。

6.如本品出现变色、结晶、混浊或异物应禁用。

七、盐酸托烷司琼注射液

【通用名】

盐酸托烷司琼注射液

【调配方法与滴速】

本品溶于100ml常用的输注液中（如生理盐水等）。

【忌配伍药物】

建议单独使用。

【注意事项】

1.高血压未控制的患者，用药后可能引起血压进一步升高，故高血压的患者应慎用，其用量不宜超过10mg/d。

2.本品常见的不良反应是头晕和疲劳，患者服药后需驾车或操纵机械者应慎用。

3.肝、肾功能不全者使用本品半衰期延长，但这种变化在用药5mg/d、连续6天的治疗中不会发生药物蓄积，因此不必调整用药剂量。

八、甘草酸二铵注射液

【通用名】

甘草酸二铵注射液

【调配方法与滴速】

加入到250ml 10%葡萄糖注射液中稀释。

【忌配伍药物】

建议单独使用。

【注意事项】

本品未经稀释不得进行注射。

九、异甘草酸镁注射液

【通用名】

异甘草酸镁注射液

【调配方法与滴速】

以溶液稀释后静脉滴注。

【忌配伍药物】

建议单独使用。

【注意事项】

1.治疗过程中，应定期监测血压和血清钾、钠浓度。

2.本品可能引起假性醛固酮增多症，在治疗过程中如出现发热、皮疹、高血压、血钠潴留、低钾血症等情况，应予以停药。

十、复方甘草酸苷注射液

【通用名】

复方甘草酸苷注射液

【调配方法与滴速】

静脉给药时，应注意观察患者的状态，尽量缓慢速度给药。

【忌配伍药物】

建议单独使用。

【注意事项】

1.对高龄患者应慎重给药（高龄患者低钾血症发生率高）。

2.重要注意事项：①为防止休克的出现，问诊要充分。②事先准备急救用品，以便发生休克时能及时抢救。③给药后，需保持患者安静，并密切观察患者状态。④与含甘草的制剂并用时，由于本品亦为甘草酸苷制剂，容易出现假性醛固酮增多症，应予以注意。

十一、注射用复方甘草酸苷

【通用名】

注射用复方甘草酸苷

【调配方法与滴速】

溶于0.9%氯化钠注射液或5%的葡萄糖注射液中，最终浓度不超过40mg/20ml。

【忌配伍药物】

建议单独使用。

【注意事项】

孕妇及哺乳期妇女，应在权衡治疗利弊后慎重给药。

十二、注射用丁二磺酸腺苷蛋氨酸

【通用名】

注射用丁二磺酸腺苷蛋氨酸

【调配方法与滴速】

静脉注射必须非常缓慢。

【忌配伍药物】

本品不应与碱性溶液或含钙溶液混合。

【注意事项】

1.注射用冻干粉针须在临用前用所附溶剂溶解。静脉注射必须非常缓慢。

2.本品不应与碱性溶液或含钙溶液混合。

十三、注射用还原型谷胱甘肽

【通用名】

注射用还原型谷胱甘肽

【调配方法与滴速】

溶于100ml 0.9%氯化钠注射液或5%葡萄糖注射液，15分钟内静脉滴注。

【忌配伍药物】

建议单独使用。

【注意事项】

注射前必须完全溶解，外观澄清、无色；溶解后的本品在室温下可保存2小时，0～5℃环境中保存8小时。

十四、注射用硫普罗宁

【通用名】

注射用硫普罗宁

【调配方法与滴速】

临用前本品每0.1g先用2ml 5%碳酸氢钠注射液溶解，再扩容至250～500ml 5%～10%的葡萄糖注射液或0.9%氯化钠注射液中，按常规静脉滴注。

【忌配伍药物】

不得与具有氧化作用的药物合并使用。

【注意事项】

以下患者禁用：①对本品成分过敏的患者。②重症肝炎并伴有高度黄疸、顽固性腹水、消化道出血等并发症的患者。③肾功能不全合并糖尿病者。④孕妇、哺乳妇女及儿童。⑤急性重症铅、汞中毒患者。⑥既往使用本品时发生过粒细胞缺乏症、再生障碍性贫血、血小板减少或其他严重不良反应者。

十五、精氨酸注射液

【通用名】

精氨酸注射液

【调配方法与滴速】

加入1000ml 5%葡萄糖注射液稀释。

【忌配伍药物】

本品禁忌与强心苷类药物联合应用。

【注意事项】

高氯性酸中毒、肾功能不全及无尿患者禁用。

十六、多烯磷脂酰胆碱注射液

【通用名】

多烯磷脂酰胆碱注射液

【调配方法与滴速】

调配静脉输液时只可用不含电解质的葡萄糖注射液稀释，如5%葡萄糖注射液、10%葡萄糖注射液、5%木糖醇注射液。严禁用电解质溶液（0.9%氯化钠注射液、林格液等）稀释。

【忌配伍药物】

建议单独使用。

【注意事项】

1.本品中含苯甲醇，新生儿和早产儿禁用。

2.禁止用于儿童肌内注射。

十七、肌苷注射液

【通用名】

肌苷注射液

【调配方法与滴速】

本品用100～250ml 0.9%氯化钠注射液或5%葡萄糖注射液溶解或稀释。静脉滴注宜缓慢。

【忌配伍药物】

不能与氯霉素、双嘧达莫、硫喷妥钠等注射液配伍。

【注意事项】

本品静脉滴注有引起心搏骤停、过敏性休克、死亡等报道。

十八、注射用乌司他丁

【通用名】

注射用乌司他丁

【调配方法与滴速】

每100 000U本品溶于500ml 5%葡萄糖注射液或0.9%氯化钠注射液中静脉滴注，每次静脉滴注1～2小时。

【忌配伍药物】

建议单独使用。

【注意事项】

1.药物过敏史、对食品过敏者或过敏体质患者慎用。

2.本品用于急性循环衰竭时，应注意不能代替一般的休克疗法（输液、吸氧、外科处理、抗生素等），休克症状改善后即终止给药。

3.本品溶解后应迅速使用。

第七节　泌尿系统用药

呋塞米注射液

【通用名】

呋塞米注射液

【调配方法与滴速】

静脉注射时宜用0.9%氯化钠注射液稀释，而不宜用葡萄糖注射液稀释。

【忌配伍药物】

1.肾上腺糖、盐皮质激素，促肾上腺皮质激素及雌激素能降低本品的利尿作用，并增加电解质紊乱尤其是低钾血症的发生机会。

2.非甾体类抗炎药能降低本品的利尿作用，增加肾损害机会，这与前者抑制前列腺素合成、减少肾血流量有关。

3.本品与拟交感神经药物及抗惊厥药物合用，利尿作用减弱。

4.本品与氯贝丁酯（安妥明）合用，两药的作用均增强，并可出现肌肉酸痛、强直。

5.本品与多巴胺合用，利尿作用加强。

6.饮酒及含酒精制剂和可引起血压下降的药物能增强本药的利尿和降压作用。

7.本品与巴比妥类药物、麻醉药合用，易引起直立性低血压。

8.本品可使尿酸排泄减少、血尿酸升高，故与治疗痛风的药物合用时，后者的剂量应做适当调整。

9.降低降血糖药的疗效。

10.降低抗凝药物和抗纤溶药物的作用，主要与利尿后血容量下降致血中凝血因子浓度升高，以及利尿使肝脏血液供应改善、肝脏合成凝血因子增多有关。

11.本品加强非除极肌松药的作用，与血钾下降有关。

12.本品与两性霉素B、头孢菌素、氨基糖苷类等抗生素合用，肾毒性和耳毒性增加，尤其是原有肾功能不全者。

13.本品与抗组胺药物合用时耳毒性增加，易出现耳鸣、头晕、眩晕。

14.本品与锂合用时肾毒性明显增加，应尽量避免。

15.服用水合氯醛后静脉注射本品可致出汗、面色潮红和血压升高，主要与甲状腺素由结合状态转为游离状态增多、导致分解代谢加强有关。

16.本品与碳酸氢钠合用可增加低氯性碱中毒机会。

【注意事项】

1.下列情况慎用：①无尿或严重肾功能不全者；②糖尿病；③高尿酸血症或有痛风病史者；④严重肝功能不全者；⑤急性心肌梗死；⑥胰腺炎或有此病史者；⑦有低钾血症倾向者；⑧红斑狼疮；⑨前列腺肥大。

2.运动员慎用。

第八节　血液系统用药

一、维生素K_1注射液

【通用名】

维生素K_1注射液

【调配方法与滴速】

本品用于重症患者静脉注射时，给药速度不应超过1mg/min。

【忌配伍药物】

本品与苯妥英钠混合2小时后可出现颗粒沉淀，与维生素C、维生素B_{12}、右旋糖酐混合易出现混浊。与香豆素类口服抗凝剂合用，作用相互抵消。水杨酸类、磺胺类、奎宁、奎尼丁等也影响维生素K_1的效果。

【注意事项】

1.肝功能不全的患者，本品的疗效不明显，盲目加量可加重肝损伤。

2.本品对肝素引起的出血倾向无效。外伤出血无须使用本品。

3.本品应避免冻结，如有油滴析出或分层则不宜使用，但可在遮光条件下加热至70～80℃，振摇使其自然冷却，如可见异物消失则仍可继续使用。

4.如遇变色、结晶、混浊、异物应禁用。

二、氨甲苯酸注射液

【通用名】

氨甲苯酸注射液

【忌配伍药物】

1.与青霉素或尿激酶等溶栓剂有配伍禁忌。

2.口服避孕药、雌激素或凝血酶原复合物浓缩剂与本品合用，有增加血栓形成的危险。

【注意事项】

1.应用本品患者要监护血栓形成并发症的可能性。

2.本品一般不单独用于弥散性血管内凝血（DIC）所致的继发性纤溶性出血，以防进一步血栓形成，影响脏器功能，特别是急性肾衰竭。如有必要，应在肝素化的基础上应用本品。

3.如与其他凝血因子（如因子Ⅸ）等合用，应警惕血栓形成。

4.本品可导致继发肾盂和输尿管凝血块阻塞。

5.宫内死胎所致低纤维蛋白原血症出血，肝素治疗较本品安全。

6.慢性肾功能不全时用量酌情减少，给药后尿液浓度常较高。治疗前列腺手术出血时，用量也应减少。

三、注射用卡络磺钠

【通用名】

注射用卡络磺钠

【调配方法与滴速】

临用前，灭菌注射用水或0.9%氯化钠注射液溶解。

【忌配伍药物】

尚不明确。

【注意事项】

避光，密闭保存。

四、酚磺乙胺注射液

【通用名】

酚磺乙胺注射液

【调配方法与滴速】

本品用100ml 0.9%氯化钠注射液或5%葡萄糖注射液溶解或稀释。静脉滴注速度：5mg/min。

【忌配伍药物】

不可与氨基己酸注射液混合使用。

【注意事项】

本品可与维生素K_1注射液混合使用。

第九节　内分泌系统用药

硫辛酸注射液

【通用名】

硫辛酸注射液

【调配方法与滴速】

加入0.9%氯化钠注射液中稀释，30～45分钟滴完。

【忌配伍药物】

本品不能与葡萄糖注射液、林格液及所有可能与硫基或二硫键起反应的溶液配伍使用。

【注意事项】

避光，静脉滴注。

第十节　抗微生物药物

一、青霉素类

（一）注射用青霉素钠

【通用名】

注射用青霉素钠

【调配方法与滴速】

本品80万～400万U用100ml 0.9%氯化钠注射液溶解。给药速度不超过50万U/min。

【忌配伍药物】

建议单独使用。

【注意事项】

1.应用本品前需详细询问药物过敏史并进行青霉素皮试。

2.对一种青霉素过敏者可能对其他青霉素类药物过敏，有哮喘、湿疹、花粉症、荨麻疹等过敏性疾病患者应慎用本品。

3.青霉素水溶液在室温下不稳定，因此应用本品须新鲜调配。

（二）注射用哌拉西林钠-他唑巴坦钠

【通用名】

注射用哌拉西林钠-他唑巴坦钠

【调配方法与滴速】

相容的复溶稀释液：0.9%氯化钠注射液、灭菌注射用水、5%葡萄糖注射液、抑菌盐水/对羟基苯甲酸酯、抑菌水/对羟基苯甲酸酯、抑菌盐水/苯甲醇、抑菌水/苯甲醇、复溶好的本品应当采用下列相容的静脉用药的稀释液进一步稀释（推荐每次给药的体积为50～150ml）。静脉滴注给药时间至少为30分钟，滴注期间最好停止原来的静脉输液。相容的静脉用药稀释液：0.9%氯化钠注射液、灭菌注射用水、5%葡萄糖注射液、6%右旋糖酐氯化钠注射液、推荐每次用药的无菌注射用水最大体积为50ml。

【忌配伍药物】

建议单独使用。

【注意事项】

1.当本品与另一种抗生素（如氨基糖苷类药物）合用时，必须分别给药。

2.禁用于对任何β-内酰胺类抗生素（包括青霉素类和头孢菌素类）或β-内酰胺酶抑制剂过敏的患者。

3.哌拉西林可能引起出血。

（三）注射用阿莫西林钠-克拉维酸钾

【通用名】

注射用阿莫西林钠-克拉维酸钾

【调配方法与滴速】

本品一次用量溶于50～100ml 0.9%氯化钠注射液中，静脉滴注30分钟。

【忌配伍药物】

建议单独使用。

【注意事项】

有报道曾接受青霉素治疗的患者出现严重且偶发致命的过敏反应（过敏性休克），此反应仅见于对青霉素过敏者。对于中度或严重肾功能不全的患者，按肾功能不全患者的用法用量调整本品的使用剂量。传染性单核细胞增多症患者使用阿莫西林易发生红斑性皮疹，怀疑有传染性单核细胞增多症的患者应避免使用本品。长期使用本品可能会造成耐药菌生长。

（四）氟氯西林

【通用名】

氟氯西林

【调配方法与滴速】

加入到100 ～ 250ml 0.9%氯化钠注射液或葡萄糖注射液中溶解，缓慢静脉滴注（每次滴注持续时间30 ～ 60分钟）。在4小时内滴完。

【忌配伍药物】

建议单独使用。

【注意事项】

1.用本品前进行青霉素皮试，呈阳性反应者禁用。

2.新生儿使用时必须特别谨慎，因为有高胆红素血症的危险。

3.哮喘、湿疹、花粉症、荨麻疹等过敏性疾病患者慎用本品。

4.肝、肾功能不全的患者应谨慎使用本品。

二、第一代头孢菌素类

注射用头孢唑林钠

【通用名】

注射用头孢唑林钠

【调配方法与滴速】

本品先用10ml灭菌注射用水溶解，再用100ml 0.9%氯化钠注射液、5%或10%葡萄糖注射液稀释，静脉滴注时间0.5～1小时。

【忌配伍药物】

建议单独使用。

【注意事项】

1.用药前应进行皮肤过敏试验。

2.青霉素过敏者慎用。

三、第二代头孢菌素类

（一）注射用头孢呋辛

【通用名】

注射用头孢呋辛

【调配方法与滴速】

本品0.75g或1.5g用50ml灭菌注射用水、50～100ml 0.9%氯化钠注射液或5%葡萄糖注射液溶解或稀释。滴速：100ml/（0.5～1h）。

【忌配伍药物】

建议单独使用。

【注意事项】

1.用药前应进行皮肤过敏试验。

2.青霉素过敏者慎用。

（二）盐酸头孢替安

【通用名】

盐酸头孢替安

【调配方法与滴速】

可用0.9%氯化钠注射液或葡萄糖注射液溶解后使用。

【忌配伍药物】

建议单独使用。

【注意事项】

下列患者慎重用药：①对青霉素类抗生素既往有过敏史者；②本人或父母兄弟有易引起支气管哮喘、皮疹、荨麻疹等变态反应性疾病体质者；③严重肾功能不全者。

四、第三代头孢菌素类

（一）注射用头孢曲松钠

【通用名】

注射用头孢曲松钠

【调配方法与滴速】

加入5%或10%葡萄糖注射液或0.9%氯化钠注射液中溶解稀释。

静脉滴注时间至少要30分钟。

【忌配伍药物】

建议单独使用。

【注意事项】

1.用药前应进行皮肤过敏试验。

2.本品不能加入含钙溶液中使用。

（二）注射用头孢他啶

【通用名】

注射用头孢他啶

【调配方法与滴速】

本品1～2g用10ml灭菌注射用水溶解，再用0.9%氯化钠注射液或5%葡萄糖注射液100ml稀释，静脉滴注时间0.5小时。

【忌配伍药物】

建议单独使用。

【注意事项】

1.用药前应进行皮肤过敏试验。

2.头孢他啶禁用于对头孢菌素类抗生素过敏的患者。

3.低浓度的头孢他啶可经乳腺排入乳汁中，哺乳期妇女慎用。

五、第四代头孢菌素类

注射用盐酸头孢吡肟

【通用名】

注射用盐酸头孢吡肟

【调配方法与滴速】

静脉滴注时可将本品 1 ～ 2g 溶于 50 ～ 100ml 0.9%氯化钠注射液、5%或 10%葡萄糖注射液、1/6mol/L 乳酸钠注射液、葡萄糖氯化钠注射液或乳酸钠林格和 5%葡萄糖混合注射液中，药物浓度不应超过 40mg/ml，经约 30 分钟滴注完毕。

【忌配伍药物】

建议单独使用。

【注意事项】

1.本品禁用于对头孢吡肟或 L-精氨酸、头孢菌素类药物、青霉素或其他 β-内酰胺类抗生素有即刻过敏反应的患者。

2.用药前应进行皮肤过敏试验。

六、头孢类复方制剂

头孢哌酮钠-舒巴坦钠

【通用名】

头孢哌酮钠-舒巴坦钠

【调配方法与滴速】

本品需先用 0.9%氯化钠注射液、5%葡萄糖注射液或灭菌注射用水溶解后再稀释，尽管乳酸钠林格注射液可作为本品静脉注射液的溶媒，但不能用于最初的溶解过程。本品静脉滴注时间不少于 15 ～ 60 分钟。

【忌配伍药物】

建议单独使用。

【注意事项】

1.已知对青霉素类、舒巴坦、头孢哌酮及其他头孢菌素类抗生素过敏者禁用。

2.遇到严重胆道梗阻、严重肝疾病或肾功能不全时，可能需要调整用药剂量。

3.本品与氨基糖苷类抗生素之间有物理性配伍禁忌，因此如必须本品与氨基糖苷类合用时，可采用序贯间歇静脉输注给药，但必须使用不同的静脉输液管，或在输注间歇期用适宜的液体冲管。另外，建议在全天用药过程中本品与氨基糖苷类抗生素两者给药的间隔时间尽可能长一点。

七、碳青霉烯类

（一）注射用美罗培南

【通用名】

注射用美罗培南

【调配方法与滴速】

用100ml以上的液体溶解0.25～0.5g本品，调配成静脉滴注注射液，可以经15～30分钟静脉滴注给药。

【忌配伍药物】

建议单独使用。

【注意事项】

1.本品溶解时，溶液呈无色或微黄透明状液体，颜色的浓淡不影响本品的效果。

2.对本品成分及其他碳青霉烯类抗生素有过敏史的患者禁用。

3.使用丙戊酸钠的患者禁用，本品会使丙戊酸钠的血液浓度降低，而导致癫痫再发。

4.严重肾功能不全的患者，应减少给药剂量或延长给药时间。

5.老年人生理功能多下降，发生不良反应的可能性增加，可能因维生素 K 缺乏而出现出血倾向。

（二）注射用亚胺培南–西司他汀钠

【通用名】

注射用亚胺培南–西司他汀钠

【调配方法与滴速】

当本品静脉滴注的剂量低于或等于500mg时，静脉滴注时间应不少于20～30分钟；如剂量大于500mg时，静脉滴注时间应不少于40～60分钟。如患者在滴注时出现恶心症状，可减慢滴注速度。

【忌配伍药物】

建议单独使用。

【注意事项】

1.用丙戊酸的患者禁用，因为可能引起癫痫发作。

2.对本品过敏者禁用。

3.患者在滴注时出现恶心症状，可减慢滴注速度。

八、单环类

注射用氨曲南

【通用名】

注射用氨曲南

【调配方法与滴速】

本品用5%或10%葡萄糖注射液或0.9%氯化钠注射液溶解和稀释。本品浓度不得超过2%，滴注时间20～60分钟。

【忌配伍药物】

本品可与氯霉素磷酸酯、硫酸庆大霉素、硫酸妥布霉素、头孢唑林钠、氨苄西林钠联合使用，但和萘夫西林、头孢拉定、甲硝唑有配伍禁忌。

【注意事项】

1.本品与青霉素之间无交叉过敏反应，但对青霉素、头孢菌素过敏及过敏体质者仍需慎用。

2.本品的肝毒性低，但对肝功能已受损的患者应观察其动态变化。

九、大环内酯类

注射用阿奇霉素

【通用名】

注射用阿奇霉素

【调配方法与滴速】

加入至250ml或500ml的0.9%氯化钠注射液或5%葡萄糖注射液中，最终使阿奇霉素浓度为1.0 ～ 2.0mg/ml，然后静脉滴注。浓度为1.0mg/ml，滴注时间为3小时；浓度为2.0mg/ml，滴注时间为1小时。

【忌配伍药物】

建议单独使用。

【注意事项】

由于肝胆系统是阿奇霉素排泄的主要途径，肝功能不全者慎用，严重肝病患者不应使用。用药期间定期监测肝功能。用药期间如果发生过敏反应（如血管神经性水肿、皮肤反应、Stevens-Jonson综合征及毒性表皮坏死等），应立即停药，并采取适当措施。治疗期间，若患者出现腹泻症状，应考虑假膜性肠炎发生；如果诊断确立，应采取相应治疗措施，包括维持水、电解质平衡和补充蛋白质等。

十、氨基糖苷类

（一）硫酸依替米星

【通用名】

硫酸依替米星

【调配方法与滴速】

稀释于100ml或250ml 0.9%氯化钠注射液或5%葡萄糖注射液中，静脉滴注，每次滴注1小时。

【忌配伍药物】

建议单独使用。

【注意事项】

能发生神经肌肉阻滞。

（二）硫酸阿米卡星注射液

【通用名】

硫酸阿米卡星注射液

【调配方法与滴速】

调配静脉用药时，每500mg本品加入0.9%氯化钠注射液、5%葡萄糖注射液或其他灭菌稀释液100～200ml中。成人应在30～60分钟缓慢滴注，婴儿的稀释液量相应减少。

【忌配伍药物】

氨基糖苷类与β-内酰胺类（头孢菌素类与青霉素类）混合时可导致相互失活。本品与上述抗生素联合应用时必须分瓶滴注。本品亦不宜与其他药物同瓶滴注。

【注意事项】

1.交叉过敏，对一种氨基糖苷类过敏的患者可能对其他氨基糖苷类也过敏。

2.在用药过程中应注意：监测尿常规和肾功能测定，以防止出现严重肾毒性反应。听力检查，尤其注意高频听力损失，这对老年患者尤为重要。

3.下列情况应慎用本品：失水、第八对脑神经损害、重症肌无力、帕金森或肾功能不全者。

4.应给予患者足够水分，以减轻肾小管损害。

十一、林克霉素类

盐酸克林霉素

【通用名】

盐酸克林霉素

【调配方法与滴速】

静脉滴注需将本品0.6g用100～200ml 0.9%氯化钠注射液或5%葡萄糖注射液稀释成浓度为6mg/ml的药液，每100ml滴注时间不低于30分钟。

【忌配伍药物】

禁与氨苄西林、苯妥英钠、巴比妥盐、氨茶碱、葡萄糖酸钙及硫酸镁配伍。

【注意事项】

肝、肾功能不全者慎用。

十二、糖肽类

（一）盐酸万古霉素

【通用名】

盐酸万古霉素

【调配方法与滴速】

至少用100ml的0.9%氯化钠注射液或5%葡萄糖注射液稀释，静脉滴注时间在60分钟以上。

【忌配伍药物】

建议单独使用。

【注意事项】

1.对糖肽类、氨基糖苷类抗生素既往有过敏史患者禁用。

2.肝肾功能不全者、老年患者、低出生体重儿和新生儿慎用。

（二）注射用替考拉宁

【通用名】

注射用替考拉宁

【调配方法与滴速】

用3ml注射用水缓慢溶解，注意不能产生气泡，再用0.9%氯化钠注射液、5%葡萄糖注射液、葡萄糖氯化钠注射液或腹膜透析液稀释。

【忌配伍药物】

建议单独使用。

【注意事项】

对万古霉素过敏者慎用。

十三、抗病毒类

（一）利巴韦林注射液

【通用名】

利巴韦林注射液

【调配方法与滴速】

用0.9%氯化钠注射液或5%葡萄糖注射液稀释成1mg/ml的溶液后静脉缓慢滴注。

【忌配伍药物】

建议单独使用。

【注意事项】

对本品过敏者、孕妇禁用。不推荐老年人使用。

（二）注射用阿昔洛韦

【通用名】

注射用阿昔洛韦

【调配方法与滴速】

每次滴注时间在1小时以上。

【忌配伍药物】

建议单独使用。

【注意事项】

1.对本品过敏者禁用。

2.肾功能不全者不宜使用。

（三）注射用更昔洛韦

【通用名】

注射用更昔洛韦

【调配方法与滴速】

滴注浓度不得大于10mg/ml。

【忌配伍药物】

建议单独使用。

【注意事项】

须静脉给药，不能肌内注射。

十四、抗真菌类

（一）注射用伏立康唑

【通用名】

注射用伏立康唑

【调配方法与滴速】

建议静脉滴注速度最快不超过3mg/（kg·h），稀释后每0.2g本品滴注时间须在1～2小时以上。

【忌配伍药物】

建议单独使用。

【注意事项】

不宜做静脉推注。

（二）注射用醋酸卡泊芬净

【通用名】

注射用醋酸卡泊芬净

【调配方法与滴速】

1.成人患者和3个月及以上的儿童患者，注射液需大约1小时经静脉缓慢滴注。

2.用100～250ml 0.9%氯化钠注射液或乳酸钠林格注射液稀释。

【忌配伍药物】

不得使用任何含有右旋糖（α-D-葡聚糖）的稀释液，不得将本品与其他药物混合或同时输注。

【注意事项】

1.对于成人患者，当本品与具有代谢诱导作用的药物依非韦伦、奈韦拉平、利福平、地塞米松、苯妥英钠或卡马西平同时使用时，应考虑给予每日剂量70mg。

2.本品能穿过胎盘屏障，除非必须使用，否则不得在妊娠期使用。

十五、抗结核类

异烟肼注射液

【通用名】

异烟肼注射液

【调配方法与滴速】

用0.9%氯化钠注射液或5%葡萄糖注射液稀释后使用。

【忌配伍药物】

建议单独使用。

【注意事项】

同时服用维生素 B_6 可减轻周围神经炎发生。

第十一节 抗肿瘤药物

一、烷化剂

（一）环磷酰胺

【通用名】

环磷酰胺

【调配方法与滴速】

静脉滴注：200mg本品溶解于10ml 0.9%氯化钠注射液中，完全溶解后加入至100～500ml 0.9%氯化钠注射液、5%葡萄糖注射液或林格液中，滴注0.5～2小时。

静脉注射：200mg本品溶解于20～30ml 0.9%氯化钠注射液

中，静脉注射5分钟。

【忌配伍药物】

苯甲醇可降低本品的稳定性。

【注意事项】

1.使用足量美司钠、强化补液和促进利尿可显著降低膀胱毒性的发生率和严重性。

2.本品用药前、用药过程中及用药后，确保足够的液体摄入和有效的排出。

3.本品水溶液稳定性不好，最好现配现用。

4.用药期间定期监测血常规、尿常规及肝、肾功能。

5.本品可增强磺脲类降糖药的作用。

6.孕妇、哺乳期妇女禁用。

（二）异环磷酰胺

【通用名】

异环磷酰胺

【调配方法与滴速】

1.1g本品溶解于13ml灭菌注射用水中，调配成等渗溶液。

2.静脉滴注：静脉滴注时可将上述已溶解的药液稀释于250ml的林格液、5%葡萄糖注射液或0.9%氯化钠注射液中，如输注时间达1～2小时及以上推荐将本溶液稀释于500ml的林格液、5%葡萄糖注射液或0.9%氯化钠注射液中。

3.连续输注大剂量本品时，调配好的药液，用5%葡萄糖注射液或0.9%氯化钠注射液稀释到3000ml。

【忌配伍药物】

与顺铂同用时，可增强本品的神经毒性。

【注意事项】

1.本品输注液的浓度不能超过4%。

2.由于本品具有泌尿道毒性，应用时应鼓励患者多饮水，大剂量应用时应补液、利尿，同时联合使用美司钠。

3.用药期间定期监测血常规、尿常规及肝、肾功能。

4.本品水溶液不稳定，须现配现用。

5.孕妇、哺乳期妇女、肾功能不全者、尿路梗阻者和严重骨髓抑制者禁用。

（三）达卡巴嗪

【通用名】

达卡巴嗪

【调配方法与滴速】

用10～15ml 0.9%氯化钠注射液溶解后，以5%葡萄糖注射液250～500ml稀释，滴注30分钟以上。

【忌配伍药物】

体外配伍禁忌：氢化可的松琥珀胆钠。

【注意事项】

1.水痘、带状疱疹、严重过敏者及妊娠期妇女禁用。

2.本品对光和热极不稳定，遇光或热易变红，尽量避光。在水中不稳定，放置后溶液变浅红色。使用时需临时调配，溶解后立即注射。

3.静脉滴注速度不宜太快。

4.用药期间定期监测血常规及肝、肾功能。

二、抗代谢药

（一）甲氨蝶呤

【通用名】

甲氨蝶呤

【调配方法与滴速】

用于鞘内注射时，本品应该用不含防腐剂的溶剂（如0.9%氯化钠注射液）稀释至1mg/ml的浓度。

本品大剂量疗法，溶于5%葡萄糖注射液，4～6小时静脉滴注。

【忌配伍药物】

甲氨蝶呤与阿糖胞苷、氟尿嘧啶及泼尼松龙存在配伍禁忌。

【注意事项】

1.本品大剂量疗法时，自用药前1日至用药后1～2日每天补液3000ml，并用碳酸氢钠碱化尿液，每日尿量不少于2000ml。开始用药后24小时起每3小时肌内注射亚叶酸钙9～12mg，连用3～6次或直至本品血药浓度降至5×10^{-8}mol/L以下。

2.本品能使香豆素衍生物分解减少，凝血酶时间延长，故可令口服香豆素类抗凝剂作用增强。

3.全身高剂量或鞘内注射本品会引起明显的中枢神经系统毒性。严密监测患者的神经系统症状，如果在治疗期间发生异常，需要停止用药并给予相应的治疗。

4.非甾体抗炎药物不应该在本品大剂量给药之前或同时使用。有报道与大剂量本品同时使用，非甾体抗炎药物能提高并延长本品血清浓度，结果导致患者因为严重的血液学和胃肠道毒性而死亡。

5.叶酸缺乏状态可能增加本品的毒性。相反，多种维生素制品，包括叶酸或其衍生物可以改变本品的疗效，所以不能同时给予。

6.用药期间定期监测血常规及肝、肾功能。

（二）氟尿嘧啶

【通用名】

氟尿嘧啶

【调配方法与滴速】

0.9%氯化钠注射液、5%葡萄糖注射液及葡萄糖氯化钠注射液均可作为溶媒。

【忌配伍药物】

与甲硝唑、放线菌素、西咪替丁、别嘌醇、长春新碱配伍使用时，有可能降低药效并增加其毒性。

【注意事项】

1.伴发带状疱疹或水痘、哺乳及妊娠期妇女禁用。

2.不可鞘内注射。

3.有心脏病史、乙醇中毒、吸烟史的患者，应加强心脏监测。

4.用药期间定期监测血常规及肝、肾功能。

（三）替加氟

【通用名】

替加氟

【调配方法与滴速】

溶于500ml 5%葡萄糖注射液或0.9%氯化钠注射液中。

【忌配伍药物】

替加氟呈碱性且含碳酸盐，避免与含钙、镁离子及酸性较强的药物合用。注射液禁与酸性药物配伍。

【注意事项】

1.注射用替加氟，若遇冷则析出结晶，遇热可使其溶解并摇匀后使用。

2.妊娠初期3个月以内妇女禁用。

3.用药期间定期监测血常规及肝、肾功能。

（四）阿糖胞苷

【通用名】

阿糖胞苷

【调配方法与滴速】

1.静脉滴注 溶于250～500ml 5%或10%葡萄糖注射液中，静脉滴注1～3小时。

2.鞘内注射 建议用不含防腐剂的0.9%氯化钠注射液调配。

【忌配伍药物】

应当预料到与其他疗法联用对骨髓的损害，特别是与其他肿瘤抑制剂和放疗联用时对骨髓的抑制。个别患者显示本品能损坏氟胞嘧啶的抗真菌作用。

【注意事项】

1.使用本品时应适当增加患者的液体摄入量，使尿液保持碱性。

2.不与氟尿嘧啶合用。

3.用药期间严格检查血常规。

（五）吉西他滨

【通用名】

吉西他滨

【调配方法与滴速】

稀释药物时，应先将至少5ml的0.9%氯化钠注射液注入200mg规格瓶中，或将至少25ml的0.9%氯化钠注射液注入1000mg规格瓶中。振摇至完全溶解后，进一步用0.9%氯化钠注射液稀释。滴注药物时间延长和增加用药频率可增加药物毒性，故滴注时间为30分钟。

【忌配伍药物】

未进行该项实验且无可靠参考文献。

【注意事项】

1.调配好的本品溶液应储存在室温下并在24小时内使用，不得冷藏，以防结晶析出。

2.肝、肾功能不全者慎用。

3.定期检查肝、肾功能及血常规。

（六）氟达拉滨

【通用名】

氟达拉滨

【调配方法与滴速】

用2ml灭菌注射用水溶解。静脉注射时，以10ml 0.9%氯化钠注射液稀释；静脉滴注时，用100ml 0.9%氯化钠注射液稀释，滴注30分钟。

【忌配伍药物】

1.在一项临床研究中，本品合用喷司他丁（脱氧柯福霉素）治疗难治性慢性淋巴细胞白血病（CLL）时，出现了高发生率的致命性肺毒性。因此，在使用本品时不推荐合用喷司他丁。

2.本品治疗效果会被双嘧达莫及其他腺苷吸收抑制剂所

减弱。

【注意事项】

1. 对本品或其所含成分过敏的患者禁用；肌酐清除率＜30ml/min的肾功能不全患者和失代偿性溶血性贫血的患者禁用；妊娠及哺乳期妇女禁用。

2. 本品治疗效果会被双嘧达莫及其他腺苷吸收抑制剂所减弱。

3. 不推荐合用喷司他丁。

4. 定期监测血常规及肝、肾功能。

（七）培美曲塞

【通用名】

培美曲塞

【调配方法与滴速】

100mg本品用4.2ml 0.9%氯化钠注射液溶解，200mg用8ml 0.9%氯化钠注射液溶解，再用100ml 0.9%氯化钠注射液稀释，静脉滴注10分钟以上。

【忌配伍药物】

不能溶于含钙稀释剂，包括林格液及乳酸钠林格注射液。

【注意事项】

预服地塞米松（或相似药物）可以降低皮肤反应的发生率及其严重程度。给药方法：口服地塞米松4mg、每日2次，本品给药前1天、给药当天和给药后1天连服3天。

使用低剂量叶酸及维生素B_{12}可降低严重血液学和胃肠道毒性发生率。叶酸服用方法：第一次给予本品治疗开始前7天至少服用5次日剂量的叶酸，一直服用整个治疗周期，在最后一次本品给药后21天可停服。患者还需在第一次本品给药前7天内肌内注射维生素B_{12}一次，以后每3个周期肌内注射一次，以后的维生素B_{12}可与本品在同一天用药。叶酸给药剂量：350～1000μg/d，常用剂量是400μg/d；维生素B_{12}剂量为1000μg。

（八）雷替曲塞

【通用名】

雷替曲塞

【调配方法与滴速】

溶于50～250ml 0.9%氯化钠注射液或5%葡萄糖注射液中，滴注15分钟以上。

【忌配伍药物】

避免与其他药物混合输注。

临床尚未发现特殊的药物相互作用，与叶酸、亚叶酸及包含这些成分的维生素制剂合用可降低药物作用。所以在使用本品前和使用本品期间禁用此类药物。

【注意事项】

1.孕妇、治疗期间妊娠或哺乳期妇女禁用。重度肾功能不全者禁用。

2.轻度到中度的肝功能不全者应慎用，而重度肝功能不全者不推荐使用。

3.治疗期间定期检查血常规及肝、肾功能。

三、抗肿瘤抗生素

（一）多柔比星

【通用名】

多柔比星

【调配方法与滴速】

用5ml灭菌注射用水或0.9%氯化钠注射液溶解本品，再用0.9%氯化钠注射液、5%葡萄糖注射液或氯化钠葡萄糖注射液稀释。静脉注射时间5分钟，静脉滴注时间1小时。

【忌配伍药物】

不建议本品与其他药物混合。

【注意事项】

1.累积剂量超过450～500mg/m^2，发生不可逆性充血性心力衰竭的危险性大大增加，最大累积剂量不要超过550mg/m^2。

2.因会产生沉淀，速溶型多柔比星不可与肝素混合。

3.治疗期间定期监测心脏功能，检查血常规及肝、肾功能。

（二）多柔比星脂质体

【通用名】

多柔比星脂质体

【调配方法与滴速】

剂量＜90mg，用250ml 5%葡萄糖注射液稀释；剂量≥90mg，用500ml 5%葡萄糖注射液稀释。

为降低滴注反应的风险，起始给药速率应≤1mg/min。如果无滴注反应，以后的滴注可在60分钟内完成。对有滴注反应的患者，滴注方法应做如下调整：总剂量的5%应在开始的15分钟缓慢滴注，如果患者可以耐受且无反应，接下来的15分钟里滴注速度可以加倍。如果仍能耐受，滴注可在接下来的1小时内完成，总滴注时间为90分钟。

【忌配伍药物】

不得与其他药物混合使用。

【注意事项】

1.禁用于肌内和皮下注射。

2.禁止使用在线滤器。

（三）表柔比星

【通用名】

表柔比星

【调配方法与滴速】

1.静脉给药　用0.9%氯化钠注射液或注射用水稀释，使其浓度不超过2mg/ml。

2.膀胱灌注　50mg本品溶于25～50ml 0.9%氯化钠注射液中。

【忌配伍药物】

不可与肝素混合注射，两者在一定浓度时会发生沉淀反应。

【注意事项】

1.当本品总累积剂量超过900mg/m^{2}时进展性充血性心力衰竭（CHF）的发生率明显增高。

2.停用曲妥珠单抗之后的24周内避免使用以蒽环类药物为基础的治疗。如果在该时间之前需要使用蒽环类抗肿瘤抗生素，须仔细监测心功能。

3.不可肌内注射和鞘内注射。

（四）吡柔比星

【通用名】

吡柔比星

【调配方法与滴速】

用5%葡萄糖注射液或注射用水10ml溶解，以免因pH影响效价或引起混浊。输注时稀释至250～500ml。

【忌配伍药物】

与其他有潜在心脏毒性药物或细胞毒药物合用时，可能出现心脏毒性或骨髓抑制作用的叠加，应密切注意心脏功能和血液学的监测。

【注意事项】

1.对于以往未使用过蒽环类药物的患者，如果本品的使用总量超过950mg/m^2，有可能产生充血性心力衰竭，使用时应格外注意。

2.以往使用过蒽环类药物或其他可能产生心脏毒性药物的患者、心脏或纵隔部位接受过放射治疗且本品使用剂量超过700mg/m^{2}的患者，应密切监测心脏功能，慎重使用本品。

3.药液溶解后，即时用完，室温下放置不得超过6小时。

（五）丝裂霉素

【通用名】

丝裂霉素

【调配方法与滴速】

以0.9%氯化钠注射液溶解后静脉注射5分钟。

【忌配伍药物】

丝裂霉素与多柔比星同时应用可增加心脏毒性，建议多柔比星的总量小于450mg/m^2。

【注意事项】

1.水痘或带状疱疹患者禁用。

2.用药期间应密切监测血常规及肝、肾功能。

3.在应用本品后数月仍应监测血常规及肾功能，特别是接受总量大于60mg的患者，易发生溶血性贫血。

4.不可肌内或皮下注射。

（六）博来霉素

【通用名】

博来霉素

【调配方法与滴速】

1.肌内及皮下注射　15～30mg本品溶于5ml 0.9%氯化钠注射液、5%葡萄糖注射液或灭菌注射用水中。用于病变周边皮下注射时，以不高于1mg/ml为宜。

2.动脉注射　5～15mg溶于适量0.9%氯化钠注射液或葡萄糖注射液等溶液中，直接弹丸式动脉内注射或连续灌注。

3.静脉注射　15～30mg溶于5～20ml注射用水、葡萄糖注射液或0.9%氯化钠注射液中，缓慢静脉注射。

【忌配伍药物】

1.与顺铂合用，可降低本品消除率。

2.与地高辛合用时，本品可降低地高辛的治疗作用，继发心脏代偿失调。对必须合用者，须密切监测。

3.与苯妥英钠合用，本品可降低苯妥英钠在肠内的吸收而降低其作用。治疗期间应监测苯妥英钠的血药浓度水平，必要时可增加苯妥英钠剂量。

4.使用本品时接种活疫苗（如轮状病毒疫苗），将增加活疫苗所致感染的危险，故接受免疫抑制化疗的患者禁止接种活疫苗；处于缓解期的白血病患者，化疗结束后至少间隔3个月才能接种活疫苗。

【注意事项】

1.使用本品可能出现间质性肺炎、肺纤维化，并有可能引起致命危险。当判断真正需要使用者，在使用中和使用后的2个月内，患者必须有医生观察监督，定期检查相关指标。

2.严重肺部疾病、严重弥漫性肺纤维化、严重肾功能不全及严重心脏疾病者禁用。

（七）博安霉素

【通用名】

博安霉素

【调配方法与滴速】

本品5～6mg/m^{2}加入至2～4ml 0.9%氯化钠注射液中。

【忌配伍药物】

未进行该项实验且无可靠参考文献。

【注意事项】

1.肺放射治疗患者及有肺、肝、肾功能不全的患者慎用。

2.对出现高热的患者，在以后的治疗中应减少剂量，缩短给药时间，并在给药前后给予解热药或抗过敏药。

四、抗肿瘤植物药

（一）长春新碱

【通用名】

长春新碱

【调配方法与滴速】

临用前用0.9%氯化钠注射液适量溶解。

【忌配伍药物】

1.吡咯类抗真菌药（如伊曲康唑），增加肌肉神经系统的副作用。如发现有副作用，应进行减量、暂停或停药等适当处理。伊曲康唑有阻碍肝细胞色素P_{450} 3A的作用，本品通过肝细胞色素P_{450} 3A代谢，合用可使本品代谢受抑制。

2.与苯妥英钠合用,减少苯妥英钠吸收或使代谢亢进。

3.与L-天冬酰胺酶合用,可能增强神经系统及血液系统毒性。为将毒性控制到最小,可将本品在L-天冬酰胺酶给药前12~24小时以前使用。

4.与异烟肼、脊髓放射治疗合用可加重神经系统毒性。

【注意事项】

1.给药时避免日光直接照射。

2.不能肌内、皮下或鞘内注射。

3.用药过程中,出现严重四肢麻木、膝反射消失、麻痹性肠梗阻、腹绞痛、心动过速、脑神经麻痹、白细胞过低、肝功能不全,应停药或减量。

4.剂量限制性毒性是神经系统毒性,主要引起外周神经症状,与累积量有关。

(二)长春地辛

【通用名】

长春地辛

【调配方法与滴速】

用0.9%氯化钠注射液溶解后缓慢静脉注射,亦可溶于5%葡萄糖注射液500~1000ml中缓慢静脉滴注6~12小时。

【忌配伍药物】

联合化疗若有其他降低白细胞药物时应减量。

【注意事项】

1.静脉滴注时应小心,防止外漏,一旦出现应立即冷敷,并用5%普鲁卡因封闭。

2.药物溶解后应在6小时内使用。

3.白细胞降到3×10^9/L及血小板降到50×10^9/L时应停药。

(三)长春瑞滨

【通用名】

长春瑞滨

【调配方法与滴速】

本品必须溶于125ml 0.9%氯化钠注射液，并在短时间内（15～20分钟）静脉滴注，其后沿此静脉滴注等量0.9%氯化钠注射液以冲洗血管。

【忌配伍药物】

1.禁与苯妥英钠或黄热病疫苗合用。

2.一般不要与减毒活疫苗及伊曲康唑合用。

【注意事项】

1.必须严格经静脉给药。

2.严重肝功能不全者禁用。

3.肝功能不全时应减少用药剂量。

（四）依托泊苷

【通用名】

依托泊苷

【调配方法与滴速】

用0.9%氯化钠注射液稀释，浓度不超过0.25mg/ml，静脉滴注时间不少于30分钟。

【忌配伍药物】

1.本品可抑制机体免疫防御机制，使疫苗接种不能激发人体抗体产生。

2.化疗结束后3个月以内，不宜接种病毒疫苗。

3.本品与血浆蛋白结合率高，因此，合用其他与血浆蛋白结合的药物可影响本品排泄。

4.本品有明显骨髓抑制作用，与其他抗肿瘤药物联合应用时应注意。

【注意事项】

1.不宜静脉推注，静脉滴注时速度不得过快，至少30分钟，否则容易引起低血压、喉痉挛等过敏反应。

2.不得胸腔、腹腔和鞘内注射。

3.稀释后立即使用，若有沉淀产生严禁使用。

4.用药期间应定期检查血常规和肝、肾功能。

（五）替尼泊苷

【通用名】

替尼泊苷

【调配方法与滴速】

用5%葡萄糖注射液或0.9%氯化钠注射液稀释，滴注时间不少于30分钟。

【忌配伍药物】

不宜与其他药物混合；与肝素溶液混合易产生沉淀。

【注意事项】

1.为减少低血压反应的可能性，本品不应静脉推注或静脉快速滴注。

2.肝素溶液可引起替尼泊苷沉淀，因此在给药前后，必须用5%葡萄糖注射液或0.9%氯化钠注射液彻底冲洗输液用具和（或）针管。

3.不能通过动脉、胸腔或腹腔给药。

4.须定期复查血常规和肝、肾功能。

（六）羟喜树碱

【通用名】

羟喜树碱

【调配方法与滴速】

以0.9%氯化钠注射液溶解并稀释。

【忌配伍药物】

不宜用葡萄糖注射液等酸性溶液溶解和稀释。

【注意事项】

1.仅限于用0.9%氯化钠注射液稀释。

2.治疗期间定期检查血常规及肝、肾功能。

（七）拓扑替康

【通用名】

拓扑替康

【调配方法与滴速】

先用灭菌注射水溶解为1mg/ml溶液，再以0.9%氯化钠注射液或5%葡萄糖注射液稀释，最终浓度为25～50μg/ml。静脉滴注30分钟。

【忌配伍药物】

拓扑替康与其他细胞毒药物联合的时候，骨髓抑制作用可能更严重，因此需要进行减量。

【注意事项】

1.本品不含抗菌防腐剂，调配后的溶液应立即使用。

2.治疗期间定期检查血常规及肝、肾功能。

（八）伊立替康

【通用名】

伊立替康

【调配方法与滴速】

用5%葡萄糖注射液或0.9%氯化钠注射液稀释至最终浓度为0.12～2.8mg/ml的溶液。联合用药时静脉滴注30～90分钟，单药治疗时静脉滴注90分钟以上。

【忌配伍药物】

不宜与其他药物混合。

【注意事项】

1.使用本品后24小时内有可能出现头晕或视觉障碍，如果出现这些症状不要进行驾驶或机械操作活动。

2.本品可以引起早发性和迟发性腹泻，它们由不同的机制产生。两种腹泻都可能是严重的。

3.治疗期间定期检查血常规及肝、肾功能。

（九）紫杉醇

【通用名】

紫杉醇

【调配方法与滴速】

临用前将本品稀释于500ml 0.9%氯化钠注射液或5%葡萄

糖注射液中，稀释液最终浓度应为 0.3 ～ 1.2mg/ml，静脉滴注 3 小时。

【忌配伍药物】

细胞色素 P_{450}（CYP）同工酶 CYP 2C8 和 CYP 3A4 促进本品的代谢。本品与细胞色素 P_{450} 同工酶 CYP 2C8 和 CYP 3A4 的已知底物、诱导剂（如利福平、卡马西平、苯妥英钠、依法韦仑、奈韦拉平）或抑制剂（如红霉素、氟西汀、吉非罗齐）合用时，本品的药物代谢动力学也会发生改变，应当慎重。

【注意事项】

1.使用非聚氯乙烯（PVC）的容器及给药设备。

2.本品只能静脉滴注给药，不能通过颅内、胸腔或腹腔给药。

3.为减少由于组胺释放引起的过敏反应的可能性，每次本品治疗开始前应给予预防用药。

4.治疗期间定期检查血常规及肝、肾功能。

（十）多西他赛

【通用名】

多西他赛

【调配方法与滴速】

低于 200mg 的多西他赛，以 250ml 的 0.9% 氯化钠注射液或 5% 葡萄糖注射液调配，高于 200mg 的多西他赛应采用相应体积溶液调配，最终浓度不高于 0.74mg/ml。静脉滴注 1 小时。

【忌配伍药物】

尚无正式临床资料评估本品与其他药物的相互作用。体外研究表明本品的代谢可能因合并用药而改变，这些药物能诱导、抑制或被细胞色素 P_{450} 3A 代谢而可能竞争性抑制该酶，如环孢素、特非那定、酮康唑、红霉素及醋竹桃霉素。当患者合并使用以上药物时，因为潜在的显著药物间作用，应加以注意。

【注意事项】

1.在接受本品治疗前需预服药物以减轻体液潴留的发生，

预服药物只包括糖皮质激素类。

2.在本品开始滴注的最初几分钟内有可能发生过敏反应。如果发生过敏反应的症状轻微，如脸红或局部皮肤反应，则不需中止治疗。如果发生严重过敏反应，如血压下降超过20mmHg、支气管痉挛、全身皮疹或红斑，则需立即停止滴注并进行对症治疗。对已发生严重不良反应的患者不能再次应用本品。

3.治疗期间定期检查血常规及肝、肾功能。

（十一）注射用紫杉醇（白蛋白结合型）

【通用名】

注射用紫杉醇（白蛋白结合型）

【调配方法与滴速】

每瓶用20ml 0.9%氯化钠注射液分散溶解，静脉滴注30分钟。

【忌配伍药物】

不建议在输液管中接装过滤器。未进行本品的药物相互作用研究。

【注意事项】

1.本品药效特性与其他配方紫杉醇制剂不同，请勿将本品与其他配方紫杉醇制剂互相替换或混合使用。

2.用药期间应监测患者可能出现的骨髓抑制，重点监测外周血中性粒细胞是否减少。

（十二）注射用紫杉醇脂质体

【通用名】

注射用紫杉醇脂质体

【调配方法与滴速】

使用前先向瓶内加入10ml 5%葡萄糖注射液，置专用振荡器（振荡频率20Hz，振幅：X轴方向7cm、Y轴方向7cm、Z轴方向4cm）上振摇5分钟，待完全溶解后，注入250～500ml 5%葡萄糖注射液中，采用符合国家标准的一次性输液器静脉滴注3小时。

【忌配伍药物】

不可用0.9%氯化钠注射液或其他溶液溶解、稀释。

【注意事项】

1.用药期间应定期检查血常规和肝功能。

2.本品只能用5%葡萄糖注射液溶解和稀释，不可用0.9%氯化钠注射液或其他溶液溶解、稀释，以免发生脂质体聚集。

3.肝功能不全者慎用。

五、铂类药物

（一）顺铂

【通用名】

顺铂

【调配方法与滴速】

用0.9%氯化钠注射液调配。

【忌配伍药物】

顺铂可与铝相互作用生成黑色沉淀。避免使用含铝部分的针头、注射器、套管或静脉滴注装置。

【注意事项】

1.注意充分水化。用前12小时静脉滴注2000ml 0.9%氯化钠注射液或等渗葡萄糖注射液，本品使用当日静脉滴注3000～3500ml等渗氯化钠注射液或葡萄糖注射液，并用氯化钾、甘露醇及呋塞米，每日尿量2000～3000ml。

2.调配好的溶液避光保存及滴注。

3.定期监测血常规、肝功能、肾功能及电解质。

（二）卡铂

【通用名】

卡铂

【调配方法与滴速】

用5%葡萄糖注射液溶解稀释，再以250或500ml 5%葡萄糖注射液调配。静脉滴注15～60分钟。

【忌配伍药物】

不能接触含铝的针头或静脉滴注装置。

【注意事项】

1.禁用于严重肾功能不全者及严重骨髓抑制患者。

2.禁用于对本品和其他铂类化合物曾有过敏史的患者。

3.稀释后应在8小时以内用完，滴注及存放时应避免直接日晒。

4.治疗期间定期检查血常规、肝功能、肾功能及电解质。

（三）奥沙利铂

【通用名】

奥沙利铂

【调配方法与滴速】

溶于250～500ml 5%葡萄糖注射液中，最终浓度高于0.2mg/ml，静脉滴注2～6小时。

【忌配伍药物】

不得使用含铝的注射材料；不得用盐溶液调配或稀释本品；不得与碱性药物或溶液（特别是5-氟尿嘧啶、碱性溶液、氨丁三醇、含辅料氨丁三醇的亚叶酸类药品）配伍；不要与其他任何药物混合或经同一个静脉滴注装置同时使用。

【注意事项】

1.奥沙利铂必须在5-氟尿嘧啶前滴注。

2.如果以2小时内滴注完本品的速度给药时，患者出现急性喉痉挛，下次滴注时，应将滴注时间延长至6小时。

3.定期监测血常规及肝、肾功能。

（四）奈达铂

【通用名】

奈达铂

【调配方法与滴速】

用0.9%氯化钠注射液溶解后，再稀释至500ml，静脉滴注不应少于1小时，滴完后需继续滴注注射液1000ml以上。

【忌配伍药物】

不可与其他抗肿瘤药混合滴注，也不宜使用氨基酸注射液、pH＜5的酸性注射液（如电解质注射液、5%葡萄糖注射液或葡萄糖氯化钠注射液等）；本品忌与含铝器皿接触。

【注意事项】

1.有明显骨髓抑制者、严重肝肾功能不全者及对其他铂类化合物过敏者禁用。

2.应用本品过程中须确保充分的尿量，以减少尿中药物对肾小管的毒性损伤。充分水化，必要时适当补液及使用甘露醇、呋塞米等利尿药。

3.存放及滴注时应避光。

4.治疗期间定期检查血常规及肝、肾功能。

（五）洛铂

【通用名】

洛铂

【调配方法与滴速】

用5ml注射用水溶解，250～500ml 5%葡萄糖注射液稀释。

【忌配伍药物】

洛铂不能用氯化钠注射液溶解，这样可增加洛铂的降解。

【注意事项】

1.有骨髓抑制患者，或有凝血功能障碍的患者禁用。

2.对铂类化合物有过敏反应者禁用。

3.治疗期间定期检查血常规及肝、肾功能。

六、靶向药物

（一）曲妥珠单抗

【通用名】

曲妥珠单抗

【调配方法与滴速】

1.调配　每瓶本品应由同时配送的稀释液稀释，配好的溶液可多次使用，本品浓度为21mg/ml，pH约为6。对苯甲醇过敏的患者，必须使用无菌注射用水调配。根据本品剂量计算所需溶液的体积：所需溶液的体积＝体重（kg）×剂量÷21（调配好的溶液浓度）。所需的溶液量从小瓶中吸出后加入250ml 0.9%氯化钠注射液中，不可使用5%葡萄糖注射液。

2. 滴注时间　给予负荷剂量时，滴注时间为90分钟以上，若耐受良好，无输液反应，以后可滴注30分钟。

【忌配伍药物】

1. 不能使用5%葡萄糖注射液，因其可使蛋白聚集。

2. 本品不可与其他药混合或稀释。

【注意事项】

1. 对发生轻至中度输注反应患者应降低输注速率；对呼吸困难或临床明显低血压患者应中断滴注；对发生严重和危及生命的输注反应的患者，强烈建议永久停止本品的滴注。

2. 本品和蒽环类抗肿瘤抗生素不能合并用药。

3. 本品治疗期间每3个月进行一次左心室射血分数（LVEF）测量，且在治疗结束时进行一次；本品治疗结束后至少2年内每6个月进行一次LVEF测量。

（二）利妥昔单抗

【通用名】

利妥昔单抗

【调配方法与滴速】

用0.9%氯化钠注射液或5%葡萄糖注射液稀释到1mg/ml。初次滴注时，起始滴注速度为50mg/h，最初60分钟过后，可每30分钟增加50mg/h，直至最大速度400mg/h；以后滴注时，开始速度可为100mg/h，每30分钟增加100mg/h，直至最大速度400mg/h。

【忌配伍药物】

有关本品与其他药物可能发生的相互作用的资料十分有限。尚未对采用本品治疗以后、免疫接种活病毒疫苗的安全性进行过研究，因此不建议在使用本品治疗时，或外周血B细胞水平下降时，使用活病毒疫苗进行接种。

【注意事项】

1.建议采用苯海拉明和对乙酰氨基酚对输注反应进行治疗。此外，还可以采用支气管扩张药或者静脉注射0.9%氯化钠注射液进行治疗。

2.发生本品相关的超敏反应时，应当立即使用肾上腺素、抗组胺药和糖皮质激素。

3.具有心脏病史的患者应该进行密切的监测。

4.本品滴注期间可能发生低血压，因此在本品滴注的12小时里不应使用降压药。

（三）贝伐珠单抗

【通用名】

贝伐珠单抗

【调配方法与滴速】

用0.9%的氯化钠注射液稀释本品，最终浓度应该保持在1.4～16.5mg/ml。首次静脉滴注时间需持续90分钟。如果第一次滴注耐受性良好，则第二次滴注的时间可以缩短到60分钟。如果患者对60分钟的滴注也具有良好的耐受性，则随后进行的所有滴注都可以用30分钟的时间完成。

【忌配伍药物】

不能与右旋糖或葡萄糖注射液同时或混合给药。

【注意事项】

1.本品治疗过程中应监测血压。

2.在本品给药期间和给药后密切观察患者，如发生输液反应，应终止滴注，并采取适当的治疗。全身性预防给药不能防止此类反应发生。

（四）西妥昔单抗

【通用名】

西妥昔单抗

【调配方法与滴速】

用0.9%氯化钠注射液稀释。初次给药时，建议滴注时间为120分钟，随后每周给药的滴注时间为60分钟。最大滴注速度不得超过5ml/min。

【忌配伍药物】

尚未进行本品与其他药物相互作用的人体研究。

【注意事项】

1.滴注快结束时必须使用0.9%氯化钠注射液冲洗输液管。

2.本品常可引起不同程度的皮肤毒性反应，此类患者用药期间应注意避光。

3.发生轻至中度输液反应时，可减慢输液速度或服用抗组胺药物；若发生严重的输液反应需立即停止输液，静脉注射肾上腺素、糖皮质激素、抗组胺药物并给予支气管扩张药及输氧等治疗。

（五）尼妥珠单抗

【通用名】

尼妥珠单抗

【调配方法与滴速】

100mg本品稀释到250ml 0.9%氯化钠注射液中，静脉滴注，滴注过程应持续60分钟以上。

【忌配伍药物】

缺乏本品与其他药物相互作用的数据。

【注意事项】

1.本品在储存和运输过程中严禁冷冻。

2.本品稀释于0.9%氯化钠注射液后，在2～8℃可保持稳定12小时，在室温下可保持稳定8小时。如稀释后储存超过上述时间，不宜使用。

（六）重组人血管内皮抑制素

【通用名】

重组人血管内皮抑制素

【调配方法与滴速】

将本品加入500ml 0.9%氯化钠注射液中，匀速静脉滴注，滴注时间为3～4小时。

【忌配伍药物】

未系统研究过本品与其他药物的相互作用。在临床使用时，应注意勿与可能影响本品酸碱度的其他药物或溶液混合使用。

【注意事项】

1.治疗期间定期监测心电图。

2.过敏体质或对蛋白类生物制品有过敏史者慎用。

七、其他抗肿瘤药物

（一）门冬酰胺酶

【通用名】

门冬酰胺酶

【调配方法与滴速】

1.皮试的药液可按下列方法制备　加5ml灭菌注射用水或0.9%氯化钠注射液入小瓶内摇动，使小瓶内10 000U的门冬酰胺酶溶解，抽取0.1ml（每1ml含2000U），注入另一含9.9ml稀释液的小瓶内，制成浓度约为1ml含20U的皮试药液。用0.1ml皮试液做皮试，至少观察1小时。

2.静脉滴注　本品要先用0.9%氯化钠注射液或5%葡萄糖注射液稀释，然后加入0.9%氯化钠注射液或5%葡萄糖注射液中滴注。

3.肌内注射　先要在含本品10 000U的小瓶内加入2ml 0.9%氯化钠注射液加以稀释，每一肌内注射部位每一次的肌内注射量不应超过2ml。

【忌配伍药物】

1.泼尼松、促皮质素或长春新碱与本品同用时，会增强本品的致高血糖作用，并可能增加本品引起的神经病变及红细胞生成紊乱的危险性；但有报道如先用前述药后再用本品，则毒性较先用本品或同时用两药者轻。

2.由于本品可增高血尿酸浓度，故与别嘌醇、秋水仙碱或磺吡酮等抗痛风药合用时，要调节上述抗痛风药的剂量以控制高尿酸血症及痛风。一般抗痛风药选用别嘌醇，因该药可阻止或逆转本品引起的高尿酸血症。

3.糖尿病患者用本品时及治疗后，均须注意调节口服降糖药或胰岛素的剂量。

4.本品与硫唑嘌呤、苯丁酸氮芥、环磷酰胺、环孢素、巯嘌呤、CD3⁻单克隆抗体或放射疗法合用时，可提高疗效，因而应考虑减少化疗药物、免疫抑制剂或放射疗法的剂量。

5.本品与甲氨蝶呤同用时，可通过抑制细胞复制作用而阻断甲氨蝶呤的抗肿瘤作用。有研究表明如本品在给甲氨蝶呤9～10日前应用或在给甲氨蝶呤后24小时内应用，可以避免产生抑制甲氨蝶呤的抗肿瘤作用，并可减少甲氨蝶呤对胃肠道和血液系统的不良反应。

【注意事项】

1.下列情况禁用：对本品有过敏史或皮试阳性者；有胰腺炎病史或现患胰腺炎者；现患水痘、广泛带状疱疹等严重感染者。

2.应从静脉大量补充液体、碱化尿液、口服别嘌醇，以预防白血病或淋巴瘤患者发生高尿酸血症和尿酸性肾病。

3.在治疗开始前及治疗期间进行下列监测：血常规、血浆凝血因子、血糖、血清淀粉酶、血尿酸、肝功能、肾功能、骨髓涂片分类、血清钙及中枢神经系统功能等。

（二）榄香烯乳

【通用名】

榄香烯乳

【调配方法与滴速】

本品0.4～0.6g用300～400ml 0.9%氯化钠注射液稀释。

【忌配伍药物】

尚缺乏相关研究资料。

【注意事项】

1.部分患者初次用药后，可有轻微发热，多在38℃以下；于给药之前30分钟口服泼尼松或解热镇痛药可预防或减轻发热。

2.腔内注射时可致少数患者疼痛，使用前应根据患者的具体情况使用局部麻醉药，可减轻或缓解疼痛，使患者能够耐受。

（三）重组人干扰素 α-2b

【通用名】

重组人干扰素α-2b

【调配方法与滴速】

以灭菌注射用水溶解时应沿瓶壁注入，以免产生气泡。

【忌配伍药物】

1.本品与麻醉药、催眠药或镇静药合用时应谨慎。

2.尚未有充分数据可评价本品与其他药物之间的相互作用。本品与其他潜在的骨髓抑制药联合应用时应谨慎。

3.本品与齐多夫定合用时，可协同增强对白细胞的不良反应，同时接受这两种药物的患者，产生剂量依赖性，中性粒细胞减少症的发生率高于单用齐多夫定。

【注意事项】

1.一旦发生过敏反应，应立即停止用药。

2.肝脏代偿失调的患者不应使用本品。

3.使用本品期间发生肝功能异常的患者应严密监测，如果症状和体征有所发展，则应停药。

4.对于原有心脏病史和（或）晚期癌症的患者，在用药前和用药期间应做心电图检查。

（四）重组人白细胞介素-2

【通用名】

重组人白细胞介素-2

【调配方法与滴速】

用灭菌注射用水溶解。

【忌配伍药物】

尚不明确。

【注意事项】

1.使用本品从小剂量开始，逐渐增大剂量。应严格掌握安全剂量。

2.药瓶开启后，应一次使用完，不得多次使用。

八、抗肿瘤辅助药物

（一）升血细胞药

1.重组人粒细胞集落刺激因子

【通用名】

重组人粒细胞集落刺激因子

【调配方法与滴速】

溶解于1ml注射用水中。静脉滴注时，与5%葡萄糖注射液或0.9%氯化钠注射液等混合使用，滴注速度应尽量缓慢。

【忌配伍药物】

尚不完全清楚。对促进白细胞释放的药物（如锂剂）应慎用。勿与其他药物混用。

【注意事项】

（1）使用本品期间，应定期检查血常规，当发现中性粒细胞数增加到必要值以上时，需采取减少用量或暂时停药等措施。

（2）一旦发生过敏反应，应立即终止给药并采取适当的处理措施。

（3）由于肿瘤化疗所引起的中性粒细胞减少症患者，应该避免在化疗的前24小时和后24小时期间使用本品。

2.重组人促红素

【通用名】

重组人促红素

【调配方法与滴速】

将消毒针连接消毒注射器，吸入适量药液，静脉或皮下注射。

【忌配伍药物】

尚不明确。

【注意事项】

（1）用药期间应定期检查血细胞比容。

（2）应用本品治疗期间，需严格监测和控制患者血压。

（3）开启后，应一次使用完，不得多次使用。

3.重组人血小板生成素

【通用名】

重组人血小板生成素

【调配方法与滴速】

将消毒针连接消毒注射器，吸入适量药液，皮下注射。

【忌配伍药物】

尚不明确。

【注意事项】

（1）本品应在化疗结束后6～24小时开始使用。

（2）使用本品过程中应定期检查血常规，一般应隔日一次，密切注意外周血小板计数的变化，血小板计数达到所需指标时，应及时停药。停药后定期监测至少2周。

4.重组人白细胞介素-11

【通用名】

重组人白细胞介素-11

【调配方法与滴速】

3mg本品用2ml灭菌注射用水溶解稀释，其余用1ml灭菌注射用水溶解稀释。

【忌配伍药物】

尚不明确。

【注意事项】

（1）在化疗后24～48小时开始使用，不宜在化疗前或化疗过程中使用。

（2）使用本品过程中应定期检查血常规（一般隔日一次），血小板升至 $100 \times 10^9/L$ 时应及时停药。

（3）器质性心脏病患者，尤其充血性心力衰竭、心房颤动及心房扑动病史的患者慎用。

（二）止吐药

1.昂丹司琼

【通用名】

昂丹司琼

【调配方法与滴速】

可与0.9%氯化钠注射液、5%葡萄糖注射液、10%甘露醇及林格液混合使用。

【忌配伍药物】

不能与其他药物混于同一注射器中同时使用。

【注意事项】

（1）开启后，应一次使用完，不得多次使用。

（2）肝功能中度或重度不全者体内本品的清除能力显著下降，血清半衰期也显著延长。因此，上述患者的用药剂量每日不应超过8mg。

2.格拉司琼

【通用名】

格拉司琼

【调配方法与滴速】

（1）静脉推注：本品3mg用0.9%氯化钠注射液或5%葡萄糖注射液稀释至15ml，推注时间不少于30秒。

（2）静脉滴注：用20～50ml 0.9%氯化钠注射液或5%葡萄糖注射液稀释，滴注时间不少于5分钟。

【忌配伍药物】

本品不能在溶液中与其他药物混合。

【注意事项】

（1）本品可能减少大肠蠕动，患者若有亚急性肠梗阻，用本品时应严密观察。

（2）胃肠道梗阻者禁用。

（3）本品应在调配24小时内使用。

3．托烷司琼

【通用名】

托烷司琼

【调配方法与滴速】

（1）静脉滴注：100ml 0.9%氯化钠注射液、林格液、5%葡萄糖注射液或果糖溶液等稀释，静脉滴注15分钟以上。

（2）静脉注射：速度为2mg/min，每支5mg/5ml的剂量约3分钟注射完。

【忌配伍药物】

本品若与利福平或其他肝酶诱导药物（如苯巴比妥）同时使用，则可导致本品的血浆浓度降低，因此代谢正常者需增加剂量（代谢不良者不需增加）。

【注意事项】

（1）高血压未控制的患者，用药后可能引起血压进一步升高，故高血压患者应慎用，其用量不宜超过10mg/d。

（2）本品常见的不良反应是头晕和疲劳，患者服药后需驾车或操纵机械者应慎用。

4．阿扎司琼

【通用名】

阿扎司琼

【调配方法与滴速】

（1）静脉注射：用40ml 0.9%氯化钠注射液稀释后，于化疗前30分钟缓慢静脉注射。

（2）静脉滴注：10mg本品溶于100ml 0.9%氯化钠注射液中，于化疗前30分钟静脉滴注。

【忌配伍药物】

（1）本品与碱性注射液（如呋塞米、甲氨蝶呤、氟尿嘧啶、吡咯他尼）或依托泊苷注射液配伍会发生混浊或结晶析出，应避免配伍使用。

（2）本品与地西泮注射液配伍会出现混浊或产生沉淀，应避免配伍使用。

【注意事项】

（1）胃肠道梗阻者禁用。

（2）遇光易分解，注意避光。

5.帕洛诺司琼

【通用名】

帕洛诺司琼

【调配方法与滴速】

化疗前约30分钟，单剂量静脉注射本品，注射时间为30秒以上。

【忌配伍药物】

本品不能跟其他药物混合。

【注意事项】

（1）使用本品前、后均需用0.9%氯化钠注射液冲洗输注管道。

（2）伴随使用延长Q-T间期药物，以及患有可能发展为Q-T间期延长的患者，应谨慎使用本品。

（三）抑制破骨细胞药

1.帕米膦酸二钠

【通用名】

帕米膦酸二钠

【调配方法与滴速】

以灭菌注射用水充分溶解后，稀释于不含钙离子的0.9%氯化钠注射液或5%葡萄糖注射液中，最大浓度不得超过60mg/500ml。静脉缓慢滴注4小时以上，滴速不得大于15mg/h。

【忌配伍药物】

本品不应加入含钙静脉注射液中。

【注意事项】

（1）严禁静脉推注。

（2）治疗开始后，应监测患者血常规、血清电解质、血钙、血磷水平及肾功能。

（3）用于治疗高钙血症时，应同时注意补充液体，使每日尿量达2L以上。

2.伊班膦酸钠

【通用名】

伊班膦酸钠

【调配方法与滴速】

（1）治疗高钙血症：稀释于500～700ml不含钙离子的0.9%氯化钠注射液或5%葡萄糖注射液中，静脉缓慢滴注，滴注时间不少于2小时。

（2）治疗骨痛：本品4mg稀释于500ml不含钙离子的0.9%氯化钠注射液或5%葡萄糖注射液中，滴注时间不少于4小时。

【忌配伍药物】

不可与含钙离子溶液配伍。

【注意事项】

（1）使用本品过程中，应注意监测血清钙、磷、镁等电解质水平及肝、肾功能。

（2）肝、肾功能不全者慎用。

（3）有心力衰竭危险的患者应避免过度水化治疗。

3.唑来膦酸

【通用名】

唑来膦酸

【调配方法与滴速】

用100ml 0.9%氯化钠注射液或5%葡萄糖注射液稀释，滴注时间应不少于15分钟。

【忌配伍药物】

本品不得与含钙或其他二价阳离子的输注溶液（如乳酸钠

林格注射液）配伍使用，应使用与其他药品分开的输液管进行单次静脉输注。

【注意事项】

（1）严重肾功能不全者不推荐使用。

（2）使用本品时应密切监测血清中钙、磷、镁及血清肌酸酐的水平，如出现血清中钙、磷和镁的含量过低，应给予必要的补充治疗。

（3）伴有恶性高钙血症患者给予本品前应充分补水，利尿药与本品合用时只能在充分补水后使用，本品与具有肾毒性的药物合用时应慎重。

（4）对阿司匹林过敏的哮喘患者应慎用。

（四）其他药物

1.亚叶酸钙

【通用名】

亚叶酸钙

【调配方法与滴速】

静脉滴注时，可用5%葡萄糖注射液或0.9%氯化钠注射液稀释。由于本品含有钙，所以静脉内注入不得超过160mg/min。

【忌配伍药物】

本品较大剂量与巴比妥类、扑米酮或苯妥英钠同用，可影响抗癫痫作用。

【注意事项】

（1）本品不宜与甲氨蝶呤同时用，以免影响后者抗叶酸作用，一次大剂量甲氨蝶呤后24～48小时再启用本品，剂量应要求血浆浓度等于或大于甲氨蝶呤浓度。

（2）避免光线直接照射及热接触。

（3）当患者有下列情况时，本品应慎用于甲氨蝶呤的"解救"治疗：酸性尿（pH＜7）、腹水、失水、胃肠道梗阻、胸腔渗液或肾功能不全。有上述情况时，甲氨蝶呤毒性较显著，且不易从体内排出；病情急需者，本品剂量应加大。

（4）接受大剂量甲氨蝶呤而用本品"解救"者应进行下列各种实验室监测：治疗前观察肌酐廓清试验；甲氨蝶呤剂量后每12～24小时测定血浆或血清甲氨蝶呤浓度，以调整本品剂量，当甲氨蝶呤浓度低于5×10^{-8}mol/L时，可以停止实验室监测；甲氨蝶呤治疗前及后每24小时测定血清肌酐量，用药后24小时肌酐大于治疗前50%，指示有严重肾毒性，要慎重处理；甲氨蝶呤用药前、用药后每6小时应监测尿液酸度，要求尿液pH在7以上，必要时用碳酸氢钠和水化治疗（每日补液量在300ml/m^2）。

2. 美司钠

【通用名】

美司钠

【调配方法与滴速】

间隔性给药可用静脉注射或静脉滴注的方式，若静脉滴注应在15分钟内完成。

【忌配伍药物】

在试管实验中，本品与顺铂及氮芥不相容。

【注意事项】

本品的保护作用只限于泌尿系统的损伤。其他肿瘤药物的治疗不应因使用美司钠而有所影响。

3. 注射用右丙亚胺

【通用名】

注射用右丙亚胺

【调配方法与滴速】

本品需用0.167mol/L乳酸钠溶液25ml配成溶液，缓慢静脉推注或转移入输液袋内，浓度为10mg/ml，快速静脉滴注，30分钟后方可给予多柔比星。用0.167mol/L乳酸钠溶液配成的溶液可用0.9%氯化钠注射液或5%葡萄糖注射液进一步稀释成本品1.3～5.0mg/ml的溶液，转移入输液袋，快速静脉滴注；调配的溶液，在室温15～30℃或冷藏2～8℃环境下，只能保存6小时。

【忌配伍药物】

不可用于没有联用蒽环类药物的化学治疗，本品可以增加化疗药物所引起的骨髓抑制。

【注意事项】

调配后的溶液只能保存6小时。

第十二节　解热镇痛抗炎药与抗风湿药

注射用间苯三酚

【通用名】

注射用间苯三酚

【调配方法与滴速】

稀释于5%或10%葡萄糖注射液中静脉滴注。

【忌配伍药物】

建议单独使用。

【注意事项】

本品不能与安乃近在同一注射针筒混合使用（可引起血栓性静脉炎）。

第十三节　维生素类药物、矿物质与微量元素及营养药

一、注射用维生素B_6

【通用名】

注射用维生素B_6

【调配方法与滴速】

可用5%葡萄糖注射液溶解稀释。

【忌配伍药物】

本品影响左旋多巴治疗帕金森病的疗效，但对卡比多巴的疗效无影响。

【注意事项】

1.本品对下列情况未能证实有确切疗效，如痤疮及其他皮肤病、乙醇中毒、哮喘、肾结石、精神病、偏头痛、经前期紧张、刺激乳汁分泌、食欲缺乏。不宜应用大剂量本品治疗未经证实有效的疾病。

2.对诊断的干扰：尿胆原试验呈假阳性。

二、维生素C注射液

【通用名】

维生素C注射液

【调配方法与滴速】

临用时宜用5%或10%葡萄糖注射液稀释后滴注。

【忌配伍药物】

本品与氨茶碱、博来霉素、头孢唑林、头孢匹林、结合雌激素、右旋糖酐、多沙普仑、红霉素、甲氧西林、青霉素、维生素K、华法林、碳酸氢钠配伍禁忌。

【注意事项】

1.长期大量应用突然停药，有可能出现坏血病症状，故宜逐渐减量停药。

2.本品浓度大，不宜静脉直接推注或肌内注射，避免发生血栓或溶血反应。

三、注射用水溶性维生素

【通用名】

注射用水溶性维生素

【调配方法与滴速】

在无菌条件下，药物配伍得到保证时本品可用下列10ml溶液加以溶解：

1.脂溶性维生素注射液（Ⅱ）（供成人和11岁以上儿童使用）。

2.脂溶性维生素注射液（Ⅰ）（供11岁以下儿童使用）。

3.脂肪乳注射液。

4.无电解质的葡萄糖注射液。

5.注射用水。

用上述方法1、2或3溶解的溶液须加入脂肪乳注射液后再经静脉输注，而用方法4或5溶解的溶液可加入脂肪乳注射液中也可加入葡萄糖注射液中再经静脉输注。

本品溶解后应在无菌条件下立即加入注射液中，并在24小时内用完。

【忌配伍药物】

1.本品所含维生素B_6能降低左旋多巴的作用。

2.本品所含叶酸可降低苯妥英钠的血药浓度和掩盖恶性贫血的临床表现。

【注意事项】

1.某些高敏患者可发生过敏反应。

2.本品加入葡萄糖注射液中进行输注时，应注意避光。

四、脂溶性维生素注射液（Ⅱ）

【通用名】

脂溶性维生素注射液（Ⅱ）

【调配方法与滴速】

使用前在无菌条件下，将本品加入到500ml脂肪乳注射液中，轻摇、摇匀后即输注，并在24小时内用完。本品可用于溶解注射用水溶性维生素。使用前，在无菌条件下，将本品10ml加入一瓶注射用水溶性维生素内，溶解后再加入到脂肪乳注射液中。

【忌配伍药物】

本品内含维生素K，可与香豆素类抗凝剂发生相互作用，不宜合用。

【注意事项】

1. 本品未经稀释不能输注。

2. 11岁以下的儿童建议使用脂溶性维生素注射液（Ⅰ）。

五、多种微量元素注射液（Ⅱ）

【通用名】

多种微量元素注射液（Ⅱ）

【调配方法与滴速】

在药物配伍得到保证的前提下用本品10ml加入至500ml复方氨基酸注射液或葡萄糖注射液中，静脉注射6～8小时。

在无菌条件下，调配好的溶液必须在24小时内输注完毕，以免被污染。

【忌配伍药物】

不可添加其他药物，以避免可能发生的沉淀。

【注意事项】

1. 本品未经稀释不能输注。

2. 微量元素代谢障碍、胆道功能明显减退及肾功能不全者慎用。

3. 本品具有高渗透压和低pH，故未经稀释不能输注。

4. 本品经外周静脉输注时，每500ml复方氨基酸注射液或葡萄糖注射液最多可以加入本品10ml。

5. 本品必须在滴注前1小时内加入稀释液中，滴注时间不超过24小时，以免发生污染。

6. 滴注速度不宜过快，按调配方法与滴速中推荐时间进行。

7. 长期使用时，注意监测各微量元素缺乏或过量的有关症候，进行相应的药物调整。

六、右旋糖酐铁注射液

【通用名】

右旋糖酐铁注射液

【调配方法与滴速】

100 ～ 200mg本品用100ml 0.9%氯化钠注射液或5%葡萄糖注射液稀释。给予首次剂量时，应先缓慢滴注25mg至少15分钟，如无不良反应发生，可将剩余剂量在30分钟内滴注完毕。

【忌配伍药物】

本品不能和口服铁制剂同时服用，因为可使口服铁的吸收会降低。

【注意事项】

1.运动员慎用。

2.任何本品的肠道外给药都可能引起致命性过敏反应，对药物有过敏史的患者的可能性增加。本品只能在须立即采取紧急措施的情况下给药。

3.给有自身免疫性疾病或有炎症的患者用药，可能会引起Ⅲ型变态反应。

4.静脉滴注过快可能引起低血压。

5.肠道外途径给予铁剂可能引起过敏或中毒反应。对有感染的儿童可能会产生不利影响。

6.有动物和人体的实验资料显示，在同一部位反复肌内注射可出现肉瘤。

7.血浆铁蛋白在静脉注射后7 ～ 9天达到峰浓度，而在3周后又缓慢地回到基线。

8.测定骨髓的铁储备在本品治疗的延长期没有意义，因为残留的本品可能滞留于网状内皮细胞。

七、蔗糖铁注射液

【通用名】

蔗糖铁注射液

【调配方法与滴速】

只能与0.9%氯化钠注射液混合使用，应在12小时内使用。

【忌配伍药物】

本品不能与其他治疗药品混合使用。

【注意事项】

只能用于已通过适当的检查、适应证得到完全确认的患者〔例如：血清铁蛋白、血红蛋白、血细胞比容、红细胞计数、红细胞指数（MCV、MCH、MCHC）〕。非肠道使用的铁剂会引起具有潜在致命性的过敏反应或过敏样反应。轻度过敏反应应服用抗组胺类药物；重度过敏反应应立即给予肾上腺素。有支气管哮喘、铁结合率低或叶酸缺乏症的患者，应特别注意过敏反应或过敏样反应的发生。有严重肝功能不全、急性感染、过敏史或慢性感染的患者在使用本品时应小心。如果本品注射速度太快，会引发低血压。

第十四节　糖类、盐类与酸碱平衡调节药

一、碳酸氢钠注射液

【通用名】

碳酸氢钠注射液

【调配方法与滴速】

静脉用药还应注意下列问题：

1.静脉应用的浓度范围为1.5%等渗至8.4%。

2.应从小剂量开始，根据血液pH、碳酸氢根浓度变化决定追加剂量。

3.短时间大量静脉输注可致严重碱中毒、低钾血症、低钙血症。当用量超过10ml/min高渗溶液时可导致高钠血症、脑脊液压力下降甚至颅内出血，新生儿及2岁以下小儿更易发生。故以5%溶液输注时，速度不能超过8mmol/min钠。但在心肺复苏时因存在致命的酸中毒，应快速静脉输注。

【忌配伍药物】

1.合用肾上腺皮质激素类药物尤其是具有较强盐皮质激素、促肾上腺皮质激素、雄激素作用者时，易发生高钠血症和水肿。

2.与苯丙胺、奎尼丁合用，后者经肾排泄减少，易出现毒性作用。

3.与抗凝药如华法林和M胆碱酯酶药等合用，后者吸收减少。

4.与含钙药物、乳及乳制品合用，可致乳-碱综合征。

5.与西咪替丁、雷尼替丁等H_2受体拮抗药合用，后者的吸收减少。

6.与排钾利尿药合用，会增加发生低氯性碱中毒的危险性。

7.本品可使尿液碱化，影响肾对麻黄碱的排泄，故合用时麻黄碱剂量应减小。

8.钠负荷增加使肾脏排泄锂增多，故与锂制剂合用时，锂制剂的用量应酌情调整。

9.碱化尿液能抑制乌洛托品转化成甲醛，从而抑制后者治疗作用，故不主张两药合用。

10.本品碱化尿液可增加肾脏对水杨酸制剂的排泄。

【注意事项】

1.本品禁用于吞食强酸中毒时的洗胃。

2.下列情况慎用：少尿或无尿；钠潴留并有水肿；原发性高血压。

3.下列情况不作静脉内用药：代谢性或呼吸性碱中毒；低钙血症。

二、葡萄糖酸钙注射液

【通用名】

葡萄糖酸钙注射液

【调配方法与滴速】

用10%葡萄糖注射液稀释后缓慢注射，滴速不超过5ml/min。

【忌配伍药物】

1.禁与氧化剂、枸橼酸盐、可溶性碳酸盐、磷酸盐及硫酸盐配伍。

2.与噻嗪类利尿药同用，可增加肾脏对钙的重吸收而致高钙血症。

【注意事项】

1.静脉注射时避免渗漏，若发现药液漏出血管外，应立即停止注射，并用0.9%氯化钠注射液做局部冲洗注射，局部给予氢化可的松、1%利多卡因和透明质酸，并抬高局部肢体及热敷。

2.对诊断的干扰：可使血清淀粉酶增高，血清H-羟基皮质醇浓度短暂升高。长期或大量应用本品，血清磷酸盐浓度降低。

3.不宜用于肾功能不全患者与呼吸性酸中毒患者。

4.应用强心苷期间禁止静脉注射本品。

三、氯化钾注射液

【通用名】

氯化钾注射液

【调配方法与滴速】

10%氯化钾注射液10～15ml加入5%葡萄糖注射液500ml中滴注。钾浓度不超过3.4g/L（45mmol/L），补钾速度不超过0.75g/h（10mmol/h）。

【忌配伍药物】

1.肾上腺糖皮质激素类药，尤其是具有较明显盐皮质激素、肾上腺盐皮质激素和促肾上腺皮质激素（ACTH）作用者，因能促进尿钾排泄，与其合用时可降低钾盐疗效。

2.抗胆碱药物能加重口服钾盐尤其是氯化钾的胃肠道刺激作用。

3.非甾体类抗炎镇痛药加重口服钾盐的胃肠道反应。

4.与库存血（库存10日以下含钾30mmol/L，库存10日以上含钾65mmol/L）、含钾药物和保钾利尿药合用时，发生高钾血症的机会增多，尤其是有肾功能不全者。

5.血管紧张素转化酶抑制剂和环孢素能抑制醛固酮分泌，致尿钾排泄减少，故合用时易发生高钾血症。

6.肝素能抑制醛固酮的合成，致尿钾排泄减少，合用时易发生高钾血症。另外，肝素可使胃肠道出血机会增多。

【注意事项】

1.老年人肾脏清除钾功能下降，应用钾盐时较易发生高钾血症。

2.本药品慎用。

3用药期间需做以下监测：血钾，心电图，血镁、钠、钙，酸碱平衡指标，肾功能和尿量。

4.高钾血症时禁用。

第十五节　免疫调节药

一、薄芝糖肽注射液

【通用名】

薄芝糖肽注射液

【调配方法与滴速】

加入250ml 0.9%氯化钠注射液或5%葡萄糖注射液稀释。

【忌配伍药物】

本品能加强利血平、氯丙嗪的中枢镇静作用，拮抗苯丙胺的中枢兴奋作用，延长戊巴比妥钠和巴比妥钠的睡眠时间，加强戊巴比妥钠阈下剂量的睡眠作用。

【注意事项】

1.本品如出现沉淀或混浊时应停止使用。

2.当药品性状发生改变时应禁止使用。

二、甘露聚糖肽注射液

【通用名】

甘露聚糖肽注射液

【调配方法与滴速】

加入至100ml 0.9%氯化钠注射液中稀释。

【忌配伍药物】

建议单独使用。

【注意事项】

本品有因过敏反应及因呼吸骤停而死亡的报道，故应在医生严密监护并有抢救措施的条件下使用，一旦出现过敏反应的有关症状，应立即停药，并给予对症及抗过敏治疗。

三、注射用香菇多糖

【通用名】

注射用香菇多糖

【调配方法与滴速】

用2ml注射用水振摇溶解，加入250ml 0.9%氯化钠注射液或5%葡萄糖注射液中静脉滴注，或用5～10ml 5%葡萄糖注射液完全溶解后静脉推注。

【忌配伍药物】

本品应避免与维生素A制剂混用。

【注意事项】

1.对于本人或家族中容易发生支气管哮喘、荨麻疹等过敏症状的特异性体质患者应慎用。

2.本品加入溶剂后要用力振摇至完全溶解方能使用。

3.本品应根据医生处方和遵照医嘱使用。禁忌尚不明确。孕妇及哺乳期妇女用药尚不明确。目前尚无用于早产儿、新生儿和婴幼儿的临床经验，儿童用药要慎重。

四、注射用甲泼尼龙琥珀酸钠

【通用名】

注射用甲泼尼龙琥珀酸钠

【调配方法与滴速】

按指示制备溶液，起始治疗方法可能是用至少5分钟（剂量≤250mg）或至少30分钟（剂量＞250mg）静脉注射甲泼尼龙；下一剂量可能减少并用同样方法给药。如果需要，该药物可稀释后给药，方法为将已溶解的本品与5%葡萄糖注射液、0.9%氯化钠注射液或5%葡萄糖与0.45%氯化钠的混合液混合。

【忌配伍药物】

建议单独使用。

【注意事项】

1.有免疫抑制剂作用，可使感染易感性增高。

2.阿司匹林和非甾体抗炎药与本品一起使用时应慎重。

3.影响免疫系统。

4.代谢和营养：能使血糖增加，使原有糖尿病恶化，或使那些长期接受本品治疗的患者易患糖尿病。

5.精神影响。

6.神经系统影响：应谨慎用于癫痫和重症肌无力患者。

7.眼部影响：应谨慎用于眼部单纯疱疹、白内障患者、眼球突出或眼内压增高者，可能会导致损害视神经的青光眼，也可能增加正在接受本品治疗患者的眼部继发性真菌和病毒感染机会。

8.心脏影响：血脂异常和高血压。

9.胃肠道影响：可能会掩盖消化性溃疡的症状，以至于发生穿孔或者出血而无明显的疼痛。高剂量使用本品可能会引发急性胰腺炎。

10.肌肉骨骼影响：高剂量使用本品会引起急性肌病。

11.肾和泌尿系统异常：本品应谨慎用于患有肾功能不全的患者。

12.本品使用苯甲醇作为溶媒，禁止用于儿童肌内注射。

13.运动员慎用。

14.本品对驾驶或使用机器能力的影响尚未做出系统性评价。使用本品治疗后可能出现不良反应，如头晕、眩晕、视觉障碍和疲劳感。患者如果受到影响，不应驾车或操作机器。

五、注射用氢化可的松琥珀酸钠

【通用名】

注射用氢化可的松琥珀酸钠

【调配方法与滴速】

临用前，用0.9%氯化钠注射液或5%葡萄糖注射液稀释后使用。

【忌配伍药物】

1.可增强对乙酰氨基酚的肝毒性。

2.与强心苷合用，可增加洋地黄毒性及心律失常的发生。

3.非甾体抗炎药可加强其致溃疡作用。

【注意事项】

1.诱发感染　在激素作用下，原来已被控制的感染可活动起来，最常见为结核感染复发。在某些感染时应用激素可减轻组织破坏、减少渗出、减轻感染中毒症状，但必须同时用有效的抗生素治疗，密切观察病情变化，在短期用药后，即应迅速减量、停药。

2.对诊断的干扰

（1）本品可使血糖、血胆固醇、血脂肪酸和血钠水平升高，使血钙、血钾下降。

（2）对外周血的影响为淋巴细胞、真核细胞及嗜酸性、嗜碱性粒细胞减少，多形核白细胞和血小板增加，后者也可下降。

（3）长期大剂量服用本品可使皮肤试验结果呈假阴性，如结核菌素试验。

六、地塞米松磷酸钠注射液

【通用名】

地塞米松磷酸钠注射液

【调配方法与滴速】

静脉滴注时，应以5%葡萄糖注射液稀释。

【忌配伍药物】

与水杨酸类药合用，增加其毒性。

【注意事项】

1.结核病、急性细菌或病毒感染的患者应用时，必须给予适当的抗感染治疗。

2.长期服药后，停药前应逐渐减量。

3.糖尿病、骨质疏松症、肝硬化、肾功能不全、甲状腺功能减退患者慎用。

4.运动员慎用。

第十六节　妇产科用药

一、缩宫素注射液

【通用名】

缩宫素注射液

【调配方法与滴速】

1.引产或催产　静脉滴注，用0.9%氯化钠注射液稀释至0.01U/ml。静脉滴注开始时速度不超过0.001～0.002U/min，每15～30分钟增加0.001～0.002U，至宫缩达到与正常分娩期相似，最快不超过0.02U/min，通常为0.002～0.005U/min。

2.控制产后出血 静脉滴注0.02～0.04U/min，胎盘排出后可肌内注射5～10U。

【忌配伍药物】

建议单独使用。

【注意事项】

下列情况应慎用：心脏病、临界性头盆不称、曾有宫腔内感染史、宫颈手术治疗史、宫颈癌、早产、胎头未衔接、孕妇年龄超过35岁，用药时应警惕胎儿异常及子宫破裂的可能。骶管阻滞时用缩宫素，可发生严重的高血压，甚至脑血管破裂。

二、硫酸镁注射液

【通用名】

硫酸镁注射液

【用量、调配方法与滴速】

1.治疗中、重度妊娠高血压综合征，先兆子痫和子痫 首次剂量为2.5～4g，用20ml 25%葡萄糖注射液稀释后，5分钟内缓慢静脉注射；以后1～2g/h作静脉滴注维持。24小时总量为30g，监测膝腱反射、呼吸次数和尿量。

2.治疗早产与妊娠期高血压 用药剂量和方法相似，首次负荷量为4g，用25%葡萄糖注射液20ml稀释后5分钟内缓慢静脉注射；以后用25%本品60ml，加于5%葡萄糖注射液1000ml中静脉滴注，速度为2g/h，直到宫缩停止后2小时，以后口服β-肾上腺素受体激动药维持。

3.儿童用药 每次0.1～0.15g/kg，用于抗惊厥。用时以5%～10%葡萄糖注射液将本品稀释成1%溶液，静脉滴注；或稀释成5%溶液，缓慢推注。25%溶液可做深层肌内注射。一般儿科仅用肌内注射或静脉用药，比较安全。

【忌配伍药物】

硫酸多黏菌素B、硫酸链霉素、葡萄糖酸钙、盐酸多巴酚丁胺、盐酸普鲁卡因、四环素、青霉素和萘夫西林。

【注意事项】

1.应用本品前须查肾功能，如肾功能不全应慎用，用药量应减少。

2.有心肌损害、心脏传导阻滞时应慎用或不用。

3.每次用药前和用药过程中，定时做膝腱反射检查，测定呼吸次数，观察排尿量，查血镁浓度。如出现膝腱反射明显减弱或消失，或呼吸次数少于14～16次/分，每小时尿量少于25～30ml或24小时少于600ml，应及时停药。

4.用药过程中突然出现胸闷、胸痛、呼吸急促，应及时听诊，必要时胸部X线检查，以便及早发现肺水肿。

5.如出现急性镁中毒现象，可用钙剂静脉注射解救，常用10ml10%葡萄糖酸钙注射液缓慢注射。

6.保胎治疗时，不宜与β-肾上腺素受体激动药，如利托君同时使用，否则容易引起心血管的不良反应。

第十七节　其他药物（中药类）

一、银杏达莫注射液

【通用名】

银杏达莫注射液

【调配方法与滴速】

加入500ml 0.9%氯化钠注射液或5%～10%葡萄糖注射液静脉滴注。

【忌配伍药物】

与肝素、双香豆素等凝血药同用时，易引起出血倾向。

【注意事项】

有出血倾向者慎用。

二、银杏叶提取物注射液

【通用名】

银杏叶提取物注射液

【调配方法与滴速】

给药时可将本品溶于0.9%氯化钠注射液、葡萄糖注射液、低分子右旋糖酐或羟乙基淀粉注射液中，混合比例为1：10。若注射液为500ml，则静脉滴注时间应控制在2～3小时。

【忌配伍药物】

建议单独使用。

【注意事项】

1.本品适用于糖尿病患者。

2.高乳酸血症、甲醇中毒、果糖山梨醇耐受性不佳及1,6-二磷酸果糖酶缺乏者，给药剂量每次不可超过25ml。

3.本品不能与其他药物混合使用。

三、丹参川芎嗪注射液

【通用名】

丹参川芎嗪注射液

【调配方法与滴速】

用250～500ml 5%～10%葡萄糖注射液或0.9%氯化钠注射液稀释。静脉滴注速度不宜过快。

【忌配伍药物】

建议单独使用。

【注意事项】

1.脑出血及有出血倾向的患者忌用。

2.儿童及老年患者按相应剂量使用。

3.糖尿病患者慎用。

4.如有结晶析出，用温水加热溶解即可。

四、注射用七叶皂苷

【通用名】

注射用七叶皂苷

【调配方法与滴速】

溶于250ml 10%葡萄糖注射液或0.9%氯化钠注射液中。

【忌配伍药物】

建议单独使用。

【注意事项】

1.本品只能用于静脉注射和滴注，禁用于动脉、肌内或皮下注射。

2.注射时宜选用较粗静脉，切勿漏出血管外，如出现红、肿，用0.25%普鲁卡因封闭或热敷。

3.用药前后须检查肾功能。

4.肾损伤、肾衰竭、肾功能不全患者禁用。

5.孕妇禁用，哺乳期妇女慎用。

五、注射用丹参多酚

【通用名】

注射用丹参多酚

【调配方法与滴速】

用250 ～ 500ml 5%葡萄糖注射液或0.9%氯化钠注射液溶解后使用。

【忌配伍药物】

建议单独使用。

【注意事项】

1.有出血倾向者慎用。

2.孕妇、哺乳期妇女慎用。

3.谨慎联合用药，如确需联合使用其他药品时，应谨慎考虑与本品的间隔时间及药物相互作用等问题。

4.禁忌与其他药品混合配伍使用。

5.密封，避光保存。

六、丹参酮 II A 磺酸钠注射液

【通用名】

丹参酮 II A 磺酸钠注射液

【调配方法与滴速】

加入250 ～ 500ml 5% 葡萄糖注射液或0.9% 氯化钠注射液滴注。

【忌配伍药物】

禁止与氨溴酸、西咪替丁、硫酸镁、喹诺酮类及氨基糖苷类抗生素配伍使用，否则会使溶液产生混浊或沉淀。

【注意事项】

1.本品为钙离子拮抗药，故禁与含镁、铁、钙、铜、锌等重金属的药物配伍使用。本品具有较强的还原性，也不宜与具有强氧化性的药物配伍使用。

2.本品调配成注射液后若产生混浊或沉淀，应立即停止使用，重新调配。

3.部分患者肌内注射后出现疼痛，个别有皮疹反应，停药后即可消失。

七、疏血通注射液

【通用名】

疏血通注射液

【调配方法与滴速】

加于250 ～ 500ml 5% 葡萄糖注射液或0.9% 氯化钠注射液中，缓慢滴注。

【忌配伍药物】

建议单独使用。

【注意事项】

1.有过敏史或过敏性疾病史者禁用。

2.孕妇禁用；无淤血症者禁用；有出血倾向者禁用。

3.对肝、肾功能不全，老年人和初次使用的患者应慎用。

4.用药过程中，应密切观察用药反应，特别是开始30分钟，发现异常，立即停药并采取救治措施。

八、注射用丹参

【通用名】

注射用丹参

【调配方法与滴速】

临用前先用适量注射用水、0.9%氯化钠注射液或5%葡萄糖注射液充分溶解，再用500ml 0.9%氯化钠注射液或5%葡萄糖注射液稀释。

【忌配伍药物】

建议单独使用。

【注意事项】

1.本品与其他化学药品配伍使用时，如出现混浊或产生沉淀，则禁止使用。

2.本品请勿静脉注射。

3.本品在溶解过程中如出现混浊或沉淀，则禁止使用。

4.如出现皮疹，应立即停药。

九、丹红注射液

【通用名】

丹红注射液

【调配方法与滴速】

加入至100～500ml 5%葡萄糖注射液或0.9%氯化钠注射液中。

【忌配伍药物】

建议单独使用。

【注意事项】

1.有出血倾向者禁用，孕妇及哺乳期妇女忌用。

2.对本品过敏者禁用。

3.月经期妇女慎用。

4.过敏体质者慎用。

5.特殊人群（特别是老年患者）用药要加强临床监护。

6.如出现不良反应，遵医嘱处理。

7.密封，避光。

十、谷红注射液

【通用名】

谷红注射液

【调配方法与滴速】

用250～500ml 5%或10%葡萄糖注射液或0.9%氯化钠注射液稀释后应用。

【忌配伍药物】

建议单独使用。

【注意事项】

对本品过敏者禁用，有出血倾向患者禁用。

十一、参麦注射液

【通用名】

参麦注射液

【调配方法与滴速】

加入至250～500ml 5%葡萄糖注射液中。

【忌配伍药物】

建议单独使用。

【注意事项】

1.本品是纯中药制剂，保存不当可能影响产品质量，所以使用前必须对光检查，发现药液出现混浊、沉淀、变色或漏气等现象时不能使用。

2.对本类药物有过敏史患者禁用。

3.密封，遮光。

十二、血必净注射液

【通用名】

血必净注射液

【调配方法与滴速】

50ml本品加入0.9%氯化钠注射液100ml中静脉滴注，在30～40分钟完成静脉滴注。

【忌配伍药物】

建议单独使用。

【注意事项】

1.在治疗由感染诱发的全身炎症反应综合征及多器官功能不全综合征时，在控制原发病的基础上联合使用本品。

2.本品与其他注射剂同时使用时，要用50ml 0.9%氯化钠注射液间隔，不宜混合使用。

3.本品在静脉滴注过程中禁止与其他注射剂配伍使用。

4.在使用本品前，如发现本品性状发生改变如出现混浊、毛点、絮状物或沉淀物等现象时禁止使用。

5.密闭，避光，置阴凉干燥处（不超过20℃）。

十三、痰热清注射液

【通用名】

痰热清注射液

【调配方法与滴速】

1.成人　加入至250～500ml 5%葡萄糖注射液或0.9%氯化

钠注射液，静脉滴注，控制滴数，不超过60滴/分。

2.儿童　加入至100～200ml 5%葡萄糖注射液或0.9%氯化钠注射液，静脉滴注，控制滴数30～60滴/分。

【忌配伍药物】

建议单独使用。

【注意事项】

1.肝、肾衰竭者禁用；严重肺源性心脏病伴有心脏衰竭者禁用；孕妇、24个月以下婴幼儿禁用；有表寒证者忌用。

2.药液稀释倍数不低于1∶10（药液∶溶媒），稀释后药液必须在4小时内使用。

3.如需联合用药，在换液时需先用5%葡萄糖注射液或0.9%氯化钠注射液（50ml以上）冲洗输液管或更换新的输液器，并应保持一定的时间间隔，以免药物相互作用产生不良反应。

十四、热毒宁注射液

【通用名】

热毒宁注射液

【调配方法与滴速】

本品可用5%葡萄糖注射液或0.9%氯化钠注射液稀释。

1.成人剂量　稀释至250ml后使用，滴速为30～60滴/分。

2.儿童剂量　3～5岁，稀释至50～100ml后静脉滴注，滴速为30～40滴/分。6～10岁，稀释至100～200ml后静脉滴注，滴速为30～60滴/分。11～13岁，稀释至200～250ml后静脉滴注，滴速为30～60滴/分。14～17岁，稀释至250ml后静脉滴注，滴速为30～60滴/分。

【忌配伍药物】

建议单独使用。

【注意事项】

1.本品使用后需用5%葡萄糖注射液或0.9%氯化钠注射液冲洗输液管后，方可使用第二种药物，不宜与其他药物在同一容器内混合使用。

2.孕妇、哺乳期妇女禁用；对聚山梨酯80过敏者禁用。

十五、醒脑静注射液

【通用名】

醒脑静注射液

【调配方法与滴速】

用250～500ml 5%～10%葡萄糖注射液或0.9%氯化钠注射液稀释后滴注。

【忌配伍药物】

建议单独使用。

【注意事项】

1.孕妇禁用。

2.对本品过敏者禁用。

3.运动员慎用。

十六、复方麝香注射液

【通用名】

复方麝香注射液

【调配方法与滴速】

加入至250～500ml 5%或10%葡萄糖注射液中。

【忌配伍药物】

建议单独使用。

【注意事项】

1.对使用该药品曾发生过不良反应的患者、过敏体质的患者（包括对其他药品易产生过敏反应的患者）禁用。

2.本品应单独使用，医护人员应严格按照说明书规定用量用药，不得超剂量、高浓度应用；儿童、老年人应按年龄或体质情况酌情减量；本品稀释前温度应达到室温并现配现用。

3.加强用药监护。用药过程中，应密切观察用药反应，特别是开始30分钟。发现异常，立即停药，采用积极救治措施。

4.孕妇、新生儿、婴幼儿禁用。

5.支气管哮喘患者慎用。

十七、复方骨肽注射液

【通用名】

复方骨肽注射液

【调配方法与滴速】

每次50～100mg，溶于200ml 0.9%氯化钠注射液。

【忌配伍药物】

建议单独使用。

【注意事项】

1.如本品出现混浊，即停止使用。

2.过敏体质者慎用。

3.当药品性状发生改变时禁止使用。

十八、苦参碱注射液

【通用名】

苦参碱注射液

【调配方法与滴速】

加入10%葡萄糖注射液500ml中。

滴注速度以不超过60滴/分为宜。

【忌配伍药物】

建议单独使用。

【注意事项】

1.避免长期在一个部位注射而造成血管及局部组织损伤。

2.肾功能不全者用量酌减。

3.对本品成分过敏者禁用。

4.避光，密闭，阴凉（不超过20℃）干燥处保存。

5.临床用药过量时，患者可出现心悸、心慌不适感，或易兴奋、出汗、疲乏等，应暂时停药，并对患者进行监护，给予常规支持疗法。

十九、康艾注射液

【通用名】

康艾注射液

【调配方法与滴速】

用200～250ml 5%葡萄糖注射液或0.9%氯化钠注射液稀释后使用。

滴速勿快，老年人、儿童以20～40滴/分为宜，成年人以40～60滴/分为宜。

【忌配伍药物】

禁止和含有藜芦的制剂配伍使用。

【注意事项】

加强用药监护，用药过程中，应密切观察用药反应，特别是开始30分钟，发现异常立即停药，对患者采用积极救治措施。

二十、消癌平注射液

【通用名】

消癌平注射液

【调配方法与滴速】

加入5%或10%葡萄糖注射液中。

【忌配伍药物】

建议单独使用。

【注意事项】

1.个别患者在用药期间有低热、多汗、游走性肌肉或关节疼痛等不适，一般不须特殊处理。

2.密封，避光。

安全输液相关知识

一、临床用药常用计算方法

在临床药物治疗中，常遇到有关药物学方面的计算问题。例如，欲给某患者静脉滴注硫酸镁2g，应取规格为25%×10ml的硫酸镁注射液多少毫升？诸如此类计算问题，医护人员几乎每日都会遇到。由此可见，临床用药计算对于临床合理、安全用药是极为重要的。

（一）老年、小儿剂量计算

1.按年龄估算 按年龄估算老、幼剂量的主要方法可根据"老年人和儿童用药剂量折算表"（附表1）进行。但该表仅供参考，使用时应根据患者的体质、病情及药理作用的强弱和不良反应轻重等方面的具体情况斟酌决定。

附表1 老年人和儿童用药剂量折算表

年龄剂量	年龄剂量
初生至1个月：成人剂量的1/18 ～ 1/14	6 ～ 9岁：成人剂量的2/5 ～ 1/2
1 ～ 6个月：成人剂量的1/14 ～ 1/7	9 ～ 14岁：成人剂量的1/2 ～ 2/3
6 ～ 12个月：成人剂量的1/7 ～ 1/5	14 ～ 18岁：成人剂量的2/3至全量
1 ～ 2岁：成人剂量的1/5 ～ 1/4	
2 ～ 4岁：成人剂量的1/4 ～ 1/3	60 ～ 80岁：成人剂量的3/4
4 ～ 6岁：成人剂量的1/3 ～ 2/5	80岁以上：成人剂量的1/2

60岁以上的老年人，一般可用成人剂量的3/4。小儿用药剂量比成人小，一般可根据年龄按成人剂量折算；对毒性较大的药物，应按体重计算，有的按体表面积计算。

2. 按小儿体重计算

（1）小儿剂量计算公式

$$小儿剂量 = \frac{成人每日（或每次）剂量×小儿体重（kg）}{60（kg）} \quad （式1）$$

部分药物在药物说明书中已按体重（kg）注明小儿用药剂量，故只需将每次或每日的千克剂量乘以小儿体重的千克数，即可得出小儿的每次或每日剂量，公式：

$$每次（日）剂量 = 每次（日）千克剂量$$
$$×小儿体重（kg） \quad （式2）$$

如已知小儿每千克体重的剂量，直接乘以小儿体重即得每次或每日剂量。

注：此法较简便，但计算结果为婴幼儿可能略偏低，年长儿则偏高，故应视情况调整。

（2）小儿体重计算公式

$$1\sim6个月小儿体重（kg） = 3kg（初生时体重）$$
$$+月龄×0.6 \quad （式3）$$

$$7\sim12个月小儿体重（kg） = 3kg（初生时体重）$$
$$+月龄×0.5 \quad （式4）$$

$$1岁以上小儿体重（kg） = 2×年龄+（7\sim12）个月小儿体重（kg）$$
$$或 = 2×年龄+（7\sim8） \quad （式5）$$

3. 按小儿体表面积计算

（1）小儿剂量计算公式

$$小儿剂量 = \frac{成人剂量}{1.73（m^2）}×小儿体表面积（m^2） \quad （式6）$$

（2）体表面积（m^2）计算公式

$$体表面积（m^2）= \frac{4×体重（kg）+7}{体重（kg）+90}$$
$$×小儿体表面积（m^2） \qquad （式7）$$

$$体表面积（m^2）= 0.012\,8×体重（kg）+0.0061$$
$$×身长（cm）-0.1529 \qquad （式8）$$

$$体表面积（m^2）= 0.035（m^2/kg）×体重（kg）$$
$$+0.1（m^2） \qquad （式9）$$

注：用体表面积计算法计算小儿用药剂量比较准确，但比较麻烦，可用上面所附简易计算法算出体表面积，或经查表得知。以下公式限用于体重在30kg以下小儿：

$$体表面积（m^2）=（年龄+5）×0.07 \qquad （式10）$$

体重与体表面积粗略估算法如附表2所示。

附表2　小儿体重与体表面积粗略估算表

体重（kg）	体表面积（m²）	体重（kg）	体表面积（m²）	体重（kg）	体表面积（m²）
3	0.21	8	0.42	16	0.70
4	0.25	9	0.46	18	0.75
5	0.29	10	0.49	20	0.80
6	0.33	12	0.56	25	0.90
7	0.39	14	0.62	30	1.10

（二）溶液浓度的计算及换算

溶液浓度的计算及换算是临床药物治疗工作中经常遇到的问题。因此，必须正确掌握溶液的稀释和混合等方面的计算方法。

1.溶液浓度的表示方法及有关计算方法

（1）百分浓度：有3种表示方法，即重量比重量百分浓度、体积比体积百分浓度、重量比体积百分浓度。本章所指的百分浓度是指重量比体积百分浓度。重量比体积百分浓度，系指100ml溶液所含溶质的克数，以符号"%"（g/ml）或"%"（w/v）表示。该浓度表示法应用最为常见，溶液型制剂除另用符号标明者外，均对此而言。计算公式：

$$百分浓度[\%(w/v)] = \frac{溶质质量（g）}{溶液体积（ml）} \times 100\%（式11）$$

例1. 盐酸普鲁卡因注射液每支10ml中含盐酸普鲁卡因0.2g，试用百分浓度表示该制剂规格。

解：由式11得

$$普鲁卡因（\%）= \frac{溶质质量（g）}{溶液体积（ml）} \times 100\% = \frac{0.2}{10} \times 100\% = 2\%$$

即该制剂的百分浓度规格为2%×10ml。

例2. 某患者需静脉滴注氯唑西林1.5g，要求用0.9%氯化钠注射液配制成2%溶液滴注，求滴注液体积。

解：

$$滴注液体积（ml）= \frac{剂量（g）}{滴注液的百分浓度(\%)}（式12）$$

$$= \frac{1.5g}{2\%} = 75（ml）$$

即滴注液的体积为75ml。

例3. 某患者需静脉注射地西泮注射液15mg，应取制剂规格为0.5%×2ml地西泮注射液多少毫升？

解：由题意已知该制剂含地西泮为0.5%×2=0.01g（10mg）。

方法1.

$$所需体积（ml）= \frac{剂量（mg）}{制剂规格（mg）} \times 制剂体积（ml）（式13）$$

$$= \frac{15mg}{0.5\% \times 2 \times 1000mg} \times 2（ml）$$

$$= \frac{15mg}{10mg} \times 2ml = 3（ml）$$

方法2.由百分浓度100ml制剂中含地西泮0.5g，那么$x$ml中

含 15mg（0.015g），

即 100 ： x=0.5 ： 0.015

$0.5x$=100×0.015

x=3（ml）

即应取 0.5%×2ml 地西泮注射液 3ml。

（2）毫摩尔浓度：系指 1L 溶液中含溶质的毫摩尔数，以单位"mmol/L"表示。计算公式：

$$毫摩尔浓度（mmol/L）= \frac{W×1000}{M×V} \qquad （式14）$$

$$毫摩尔数（mmol）= \frac{W×1000}{M} \qquad （式15）$$

式中，W 表示溶质质量，以 g 为单位；M 表示摩尔质量；V 表示溶液的体积，以 L 为单位。

如果已知某物质的毫摩尔数（mmol），求其重量（W），则由式 15 得

$$W = \frac{mmol×M}{1000} \qquad （式16）$$

例4. 500ml 0.9% 氯化钠注射液中含氯化钠 4.5g，求钠离子（Na^+）的毫摩尔数（mmol）、毫摩尔浓度（mmol/L）（已知 NaCl 相对分子质量 =58.45）。

解：由题意已知 W=4.5g；V=500ml=0.5L。由式 15、式 14 分别得

$$毫摩尔数（mmol）= \frac{W×1000}{M} = \frac{4.5×1000}{58.45} = 77.0（mmol）$$

$$毫摩尔浓度（mmol/L）= \frac{4.5×1000}{58.45×0.5} = 154.0（mmol/L）$$

即该注射液中 Na^+ 的毫摩尔数（mmol）、毫摩尔浓度（mmol/L）分别为 77.0 和 154.0。

例5. 给予某患者青霉素 320 万 U，加入 5% 葡萄糖注射液 500ml 中静脉滴注，求该液体中钠离子（Na^+）的毫摩尔数

（mmol）、毫摩尔浓度（mmol/L）（已知青霉素钠的相对分子质量为356.38；理论效价1mg=1670U）。

解：由题意已知$W=32\ 000\ 000/1670=1916$mg$=1.92$g。由式15、式14分别得

$$毫摩尔数（mmol）=\frac{W\times1000}{M}=\frac{1.92\times1000}{356.38}=5.39（mmol）$$

$$毫摩尔浓度（mmol/L）=\frac{mmol}{V}=\frac{5.39}{0.5}=10.78（mmol/L）$$

即该液体中Na^+的毫摩尔数（mmol）、毫摩尔浓度（mmol/L）分别为5.39和10.78。

例6. 试计算2.5g氯化钙的毫摩尔数为多少？（$CaCl_2\cdot2H_2O$相对分子质量为147）

解：由题意已知$W=2.5$g。由式15得

$$毫摩尔数（mmol）=\frac{W\times1000}{M}=\frac{2.5\times1000}{147}=17.0（mmol）$$

即2.5g氯化钙为17.0mmol。

（3）比例浓度：系以1份溶质重量（或体积）和溶液体积份数的比例式表示溶液浓度，常以1∶X表示。在应用中求比例浓度的溶质重量（或体积）的计算公式：

$$W=\frac{1}{X}\times V \qquad （式17）$$

式中，W表示溶质重量，以"g"为单位；X表示比例浓度的溶液体积份数；V表示欲配制溶液的体积，以"ml"为单位。

例7. 800ml氯己定溶液中含氯己定2.0g，试问该溶液的比例浓度是多少？

解：由题意已知$V=800$ml；$W=2.0$g。由式17变换得

$$X=\frac{1}{W}\times V=\frac{1}{2.0}\times800=400$$

即氯己定溶液的比例浓度为1∶400。

2. 不同浓度表示法之间的换算

（1）百分浓度与毫摩尔浓度的换算，计算公式：

$$毫摩尔浓度（mmol/L）= \frac{百分浓度[\%（g/ml）] \times 10^6}{M}$$

（式18）

$$百分浓度[\%（g/ml）] = \frac{毫摩尔浓度（mmol/L）\times M}{10^6}$$

（式19）

例8. 葡萄糖酸钙注射液中含钙离子（Ca^{2+}）为223mmol/L，求该注射液含葡萄糖酸钙的百分浓度是多少？（已知$C_{12}H_{22}O_{14}Ca \cdot H_2O$的相对分子质量为448.40）。

解：由式19得

$$葡萄糖酸钙浓度（\%）= \frac{毫摩尔浓度（mmol/L）\times M}{10^6}$$

$$= \frac{223 \times 448.4}{10^6} = 10\%$$

即该注射液葡萄糖酸钙的浓度是10%。

例9. 0.9%氯化钠注射液的毫摩尔浓度为多少？（已知NaCl的相对分子质量为58.45）。

解：由式18得

$$毫摩尔浓度（mmol/L）= \frac{百分浓度[\%（g/ml）] \times 10^6}{M}$$

$$= \frac{0.9\% \times 10^6}{58.45} = 154（mmol/L）$$

即0.9%氯化钠注射液的毫摩尔浓度为154mmol/L。

（2）百分浓度与比例浓度换算，计算公式：

$$百分浓度（1:X）= \frac{1}{百分浓度[\%（g/ml）]} \quad （式20）$$

$$百分浓度[\%（g/ml）] = \frac{1}{X} \times 100\% \quad （式21）$$

式中，X 表示比例浓度的溶液体积，以"ml"为单位。

3.溶液的稀释与混合

（1）溶液的稀释：系指浓溶液添加溶剂变成稀溶液的过程。溶液稀释时，体积变大，但其溶质的量始终保持不变。据此，可以得出以下稀释公式：

$$C_I \times V_I = C_{II} \times V_{II} \qquad （式22）$$

式中，C_I 和 V_I 分别表示溶液的浓度和体积；C_{II} 和 V_{II} 分别表示稀释溶液的浓度和体积。计算时应注意浓度表示法和体积单位的一致性。

例10. 现有35mmol/L氯化钾注射液10ml，能配制5mmol/L氯化钾注射液多少毫升?

解：由题意已知 C_I =35mmol/L，V_I =0.01L，C_{II} =5mmol/L，求 V_{II}。由式22得

$$V_{II} = \frac{35 \times 0.01}{5} = 0.07 （L） = 70 （ml）$$

即能配制5mmol/L氯化钾注射液70ml。

（2）溶液的混合：同种溶液而浓度不同的两份溶液混合后，溶质的量应等于混合前两份溶液的溶质之和。求算这类题目时，可以通过下列方程式或应用双叉法解决，计算公式：

$$\begin{cases} V_I + V_{II} = V \\ C_I \times V_I + C_{II} \times （V - V_I） = C \times V \end{cases} \qquad （式23）$$

式中，C_I 和 V_I 为浓溶液的浓度和体积；C_{II} 和 V_{II} 分别表示另一溶液的浓度和体积。C 和 V 分别表示混合后溶液的浓度和体积。

$$
\begin{array}{ccc}
C_I & （C - C_{II}） & V_I \\
& \searrow \quad \nearrow \quad \searrow \quad \nearrow & \\
& C_{II} \qquad\qquad \times & \\
& \nearrow \quad \searrow \quad \diagup \quad \searrow & \\
C & （C_I - C_{II}） & V
\end{array}
$$

式中，各种符号的含义同式23；此法称双叉法，是交叉法的改进式；按右边的叉交叉相乘得计算式：

$$V_I = \frac{(C - C_{II}) \times V}{C_I - C_{II}} \qquad (式24)$$

$$V_{II} = V - V_I \qquad (式25)$$

例11. 欲配制25%葡萄糖注射液500ml，计算需50%和5%葡萄糖注射液各多少毫升？

解：

方法1. 由式23得

$$\begin{cases} V_I + V_{II} = 500 \\ 50\% \times V_I + 5\%（500 - V_I）= 25\% \times 500 \end{cases}$$

所以，（50% - 5%）× V_I =（25% - 5%）× 500

$$\begin{cases} V_I = \dfrac{20 \times 500}{45} = 222（ml） \\ V_{II} = 500 - 222 = 278（ml） \end{cases}$$

方法2. 由式24得

$$\begin{array}{ccc} 50 & 20 & V_I \\ & \searrow \nearrow \searrow \nearrow & \\ & 5 \qquad \times & \\ & \nearrow \searrow \diagdown \searrow & \\ 25 & 45 & 500 \end{array}$$

$$\begin{cases} V_I = \dfrac{20 \times 500}{45} = 222（ml） \\ V_{II} = 500 - 222 = 278（ml） \end{cases}$$

即需取50%葡萄糖注射液222ml，5%葡萄糖注射液278ml。

（三）水与电解质补充量的计算

体液是指分布在细胞内液和细胞外液的液体，其实本质是电解质和非电解质的水溶液。体内电解质包括盐类、酸和碱，其中主要成分是无机盐；非电解质主要包括葡萄糖和尿素等。正常人体液的含量、分布和组成都保持相对稳定，它对维持正常生理功能十分重要。某些疾病，如腹泻、呕吐、外伤、手术和环境变化等因素可引起水和电解质的代谢紊乱，而使体液的含量、分布、组成发生变化。如果这种变化很大，就会影响正常的生理功能，甚至危及生命。因此，纠正水与电解质平衡用药的计算是临床治疗必须掌握的基本功。

1. 补液量的估算

（1）正常体液总量的估算：

$$BF（男性）= W×0.60 \qquad （式26）$$
$$BF（女性）= W×0.55 \qquad （式27）$$
$$BF（儿童）= W×0.65 \qquad （式28）$$
$$BF（周岁婴儿）= W×0.70 \qquad （式29）$$
$$BF（足月新生儿）= W×0.80 \qquad （式30）$$

式中，BF表示正常体液总量，以"L"为单位，W 以"kg"为单位。

（2）单纯脱水患者的补液计算：根据正常体液总量和血清钠离子浓度计算公式为

$$每日补液量（L）= BF×\frac{测得血清\ Na^+浓度(mmol/L)-142}{142}$$
$$×K+推测继续丢失量+1.5 \qquad （式31）$$

式中，BF表示正常体液总量，以"L"为单位，142为正常血清钠浓度，以"mmol/L"为单位；K 为推测累积丢失量的安全系数，一般为1/2或1/3；1.5为每日生理代谢需水量以"L"为单位。

例12. 某女性患者，体重为60kg，测得血清钠浓度为150mmol/L，推测丢失量为1.2L，K 取1/2，求每日补水量。

解：由式27和式31得

$$每日补液量（L）= 60×0.55×\frac{150-142}{142}×\frac{1}{2}$$
$$+1.2+1.5 = 3.63（L）$$

即该患者每日补液量约3630ml。

（3）烧伤患者补液量计算

方法1.计算公式：

补液总量（ml）＝胶体液＋电解质＋基础水分 （式32）

胶体液（ml）＝烧伤面积（％）×体重（kg）×0.5 （式33）

电解质液（ml）＝烧伤面积（％）×体重（kg）×1.0 （式34）

基础水分（ml）＝2000ml

（儿童按70~100ml/kg，婴儿按100~150ml/kg计算）

（式35）

注：①第一个24小时用全量，其中胶体液和电解质液的半量最好在伤后8小时内输完，水分则每8小时各输1/3。②第二个24小时基础水分用量不变，胶体及电解质溶液均为第一个24小时的半量。③第三个24小时补液方法视病情而定。一般烧伤总面积＜50％的，不必再进行液体治疗。＞50％的可给相当于第一个24小时1/4量的胶体液和电解质液。④胶体液指全血、血浆、白蛋白、右旋糖酐-40、右旋糖酐-70或血浆代用品；电解质溶液指等渗氯化钠注射液、葡萄糖氯化钠注射液、平衡溶液、碳酸氢钠溶液及乳酸钠溶液等；基础水分指5％或10％葡萄糖注射液。

上述补液方法只能作为初步估计。每个患者对补液的需求是不同的，应根据临床和实验室检查的各项检测指标进行调整。

方法2.成人简化公式：

第一个24小时：输液总量（ml）＝烧伤面积×100 （式36）

输液总量扣除基础水分量2000ml后，余量的1/3补充胶体液，2/3补充电解质液。

第二个24小时：基础水分用量不变，胶体液和电解质液均为第一个24小时半量。

例13. 某烧伤患者，70kg，烧伤面积40％（Ⅱ度），求第一个24小时应补液多少？

解：按式32计算

$$胶体液（ml）＝40×70＝2800（ml）$$

电解质液（ml）=40×70×1.0=2800（ml）

基础水分（ml）=2000（ml）

即该患者第一个24小时应给予胶体液2800ml，电解质液2800ml，5%葡萄糖注射液2000ml，补液总量为7600ml。

（4）扩容时右旋糖酐-40用量估算

$$血容量缺少量（ml）= 正常血容量 - \frac{正常血容量×正常 HCT}{实测 HCT}$$

（式37）

$$右旋糖酐-40用量（ml）= \frac{血容量缺少量}{1.5}$$（式38）

式中，HCT为血细胞比容，正常值以42%计算；正常血容量（ml）=体重（kg）×R，R正常男性为7%，肌肉发达男性为7.5%，过度肥胖男性为6%，女性一般为6.5%。

例14. 某肥胖男性患者，体重50kg，HCT为56%，求需要用右旋糖酐-40多少毫升？

解：正常血容量=5000×6%=3000（ml）

根据式37和式38得

$$血容量缺少量（ml）= 3000 - \frac{3000×0.42}{0.56}=750（ml）$$

$$右旋糖酐-40用量（ml）= \frac{750}{1.5}=500（ml）$$

即需用右旋糖酐-40共500ml。

2.电解质补充量的估算

（1）代谢性酸中毒补碱量计算：代谢性酸中毒是比较常见的临床综合征，可见于多种临床情况，休克、酮症、尿毒症、严重腹泻、某些肾小管疾病、水杨酸中毒、甲醇中毒、乙醇中毒、氯化铵摄入过多、静脉内高营养摄入过量等均可能诱发代谢性酸中毒。代谢性酸中毒时，若HCO_3^-低于25mmol/L，可适当补碱。

拮抗酸中毒的碱性药物常用的有5%碳酸氢钠注射液、

11.2%乳酸钠注射液、7.28%氨基丁三醇（THAM）注射液。5%碳酸氢钠用量的计算公式：

5%碳酸氢钠用量（ml）=（正常[HCO_3^-]-实测[HCO_3^-]）

$$（mmol/L）×0.25×W \qquad （式39）$$

例15. 某酸中毒患者，体重50kg，测得[HCO_3^-]为15mmol/L，需补5%碳酸氢钠注射液多少毫升？

解：按式39得

$$（25-15）×0.25×50=125（ml）$$

即需补5%碳酸氢钠注射液125ml。

（2）代谢性碱中毒的补酸量计算：计算公式为

2%氯化铵用量（ml）=（实测[HCO_3^-]-25）（mmol/L）

$$×体重×0.25×2.2 \qquad （式40）$$

例16. 某代谢性碱中毒患者，60kg，测得血清[HCO_3^-]为35mmol/L，求需补2%氯化铵注射液多少毫升？

解：由式40得

2%氯化铵用量（ml）=（35-25）×60×0.25×2.2=330（ml）

即需用2%氯化铵330ml。

注：①用时需用5%葡萄糖注射液稀释成0.9%的等渗溶液；②开始先给计算量的1/3～1/2，3～4小时滴完。然后再根据血气分析结果及临床表现，决定是否继续应用。

（3）缺钠时补给量的计算：计算公式为

补氯化钠量（mmol）=（142-测得血清[Na^+]）（mmol/L）

$$×体重（kg）×0.6 \qquad （式41）$$

例17. 某女性患者，体重55kg，测得血清[Na^+]为120mmol/L，应补氯化钠多少毫摩尔？折合0.9%氯化钠注射液多少毫升？

解：由式41得

补氯化钠量（mmol）=55×0.6×（142-120）=726（mmol）

$$折合0.9%氯化钠注射液量（L）=\frac{726}{154}=4.7（L）$$

即应补氯化钠726mmol，折合0.9%氯化钠注射液4.7L。

（4）缺钾时补钾量的计算：计算公式为

补氯化钾量（mmol）=（5-测得血清［K^+］）（mmol/L）

×体重（kg）×0.2 （式42）

例18. 某男性患者，体重75kg，测得血清[K^+]为3.0mmol/L，应补10%氯化钾注射液多少毫升？

解：由式42得

补氯化钾量（mmol）=（5-3.0）×75×0.2=30（mmol）

折合10%氯化钾量（L）=$\dfrac{2.26}{10\%}$=22.6（ml）

即应补氯化钾30mmol，折合10%氯化钾注射液22.6ml。

注：①使用时应用5%葡萄糖注射液稀释成0.2%或0.3%溶液静脉滴注；②补钾剂量、浓度和速度应根据病情和血钾浓度及心电图缺钾图形改善等而定。

（5）缺磷时补磷量的计算：计算公式为

补磷量（mg）=（1.29-测得血磷浓度）（mmol/L）

×6.2×W （式43）

或补磷量（mg）=（4-测得血磷浓度）（ml/dl）

×10×0.2×W （式44）

例19. 某患者，体重60kg，测得血磷为1mg/dl，应补磷酸钾注射液（含磷93mg/ml）多少毫升？

解：由式44得

补磷量（mg）=（4-1）×10×0.2×60=360（mg）

折合磷酸钾注射液（ml）=$\dfrac{360}{93}$=3.9（ml）

即应补充磷360mg，折合磷酸钾注射液3.9ml。

（四）输液速度和时间的计算

1. 输液速度的计算

方法1.计算公式：

$$输液速度（ml/min）= \frac{要求输注剂量（ml/min）}{输液药物浓度}（式45）$$

$$或 = \frac{液体体积(ml)}{输液时间(min)}$$

例20. 将硝普钠20mg加入5%葡萄糖注射液500ml中静脉滴注，要求硝普钠的滴注量为0.08mg/min，求滴速。

解：由式45得

$$滴速 = \frac{0.08（mg/min）}{20（mg）/500（ml）} = 2.0（ml/min）$$

即该输液的滴注速度为2.0ml/min。

例21. 医师要求12小时内滴完1000ml含硝酸甘油的葡萄糖注射液，求滴速。

解：由式45得

$$滴速 = \frac{1000（ml）}{12 \times 60（min）} = 1.4（ml/min）$$

即该输液的滴速为1.4ml/min。

方法2.计算公式：

$$输液速度（滴/分）= \frac{液体总量（ml）\times 静脉滴注系数}{要求输液时间（min）}$$

$$（式46）$$

式中，静脉滴注系数=滴数/ml，此值应视输液器的类型及输液的黏稠性而定。对一般输液而言，乳胶管玻璃墨菲滴管输液器按每毫升15滴计，一次性输液器按每毫升20滴计。

例22. 给某高血压患者用一次性输液器静脉滴注硝普钠60mg和5%葡萄糖注射液1000ml。要求初始速度为240μg/min，5分钟后减至180μg/min。求初始和180μg/min时的滴速。

解：先求出每毫升输液中所含硝普钠的微克数：

$$\frac{60 \times 1000（μg）}{1000（ml）} = 60（μg/ml）$$

代入式46得

$$240\mu\text{g/min 时的滴速} = \frac{240(\mu\text{g/min})}{60(\mu\text{g/min})} \times 20 \text{（滴/ml）}$$

$$= 80 \text{（滴/分）}$$

$$180\mu\text{g/min 时的滴速} = \frac{180(\mu\text{g/min})}{60(\mu\text{g/min})} \times 20 \text{（滴/ml）}$$

$$= 60 \text{（滴/分）}$$

即初始时的滴速为80滴/分，180μg/min时的滴速为60滴/分。

2.输液时间的计算　计算公式：

$$\text{输液时间（min）} = \frac{\text{液体总量（ml）} \times \text{静脉滴注系数}}{\text{要求输注滴数（滴/分）}}$$

（式47）

例23. 以一次性输液器给某患者以250滴/分的速度滴注20%甘露醇注射液25ml，求输注时间。

解：由式47得

$$\text{输液时间（min）} = \frac{250\text{（ml）} \times 20\text{（滴/ml）}}{250\text{（滴/分）}} = 20\text{（min）}$$

即输注时间为20分钟。

3.每小时输液量的计算　计算公式：

$$\text{每小时输液量（ml）} = \text{每分钟输液滴数} \times \frac{60}{\text{静滴系数}} \text{（式48）}$$

例24. 以一次性输液器给某患者以80滴/分的速度滴注10%葡萄糖注射液500ml，求每小时输注多少毫升。

解：由式48得

$$\text{每小时输液量（ml）} = 80 \times \frac{60}{20} = 240\text{（ml）}$$

即每小时输注240ml。

（五）微量输液泵应用的计算

1.泵注浓度的计算　计算公式：

$$泵注浓度（mg/ml）= \frac{药量（mg）}{药液体积（ml）+稀释液体积（ml）}$$

（式49）

注：如浓度以μg/ml为单位，则需再乘以1000。以下公式同。

2. 每小时所需药量的计算　计算公式：

$$每小时所需药量（mg）= 医嘱泵注剂量（mg/min）\times 60（min）$$

（式50）

3. 泵注速度的计算　计算公式：

$$泵注速度（ml/h）= \frac{每小时所需药量（mg）}{泵注浓度（mg/ml）}\times h^{-1}$$ （式51）

例25. 医师给某患者处方利多卡因注射液100mg×5支，每支5ml，加5%葡萄糖注射液25ml稀释，医嘱泵注剂量为2mg/min。求利多卡因泵注浓度、每小时所需利多卡因量及利多卡因泵注速度。

解：由式49得

$$利多卡因泵注浓度（mg/ml）= \frac{500（mg）}{5（ml）\times 5+25（ml）}$$
$$= 10（mg/ml）$$

即利多卡因泵注浓度为10mg/ml。

由式50得

$$每小时所需利多卡因量（mg）=2（mg/min）\times 60（min）$$
$$=120（mg）$$

即每小时所需利多卡因量为120mg。

由式51得

$$利多卡因泵注速度（ml/h）= \frac{120（mg）}{10（mg/ml）}\times h^{-1}$$
$$= 12（ml/h）$$

即利多卡因泵注速度为12ml/h。

二、输液治疗的滴速

随着危重患者抢救技术的不断进步和抢救水平的日益提高，临床治疗不但对静脉输液的种类和输液量，而且对单位时间输入量和输液速度都提出了新的要求。如果忽略输注速度的合理选择和设置，不但使药物治疗达不到理想的效果，而且还可能导致严重的不良反应发生。输注速度过快，可使循环血量突然增加，加重心脏负担，进而引发心力衰竭和肺水肿，尤其是对于小儿、老年人等特殊人群及胸外伤、心力衰竭和肺水肿的患者更易发生，甚至可能成为致命的严重反应。此外，输液速度过快还可导致药物的血药浓度陡然升高，超出安全治疗范围，产生毒性作用，特别是一些治疗窗窄、毒性作用大的药物。而输液速度过慢，血药浓度可能低于治疗速度，达不到抢救和治疗的目的。

（一）影响输液滴注速度的因素

1.输液本身的因素

（1）药物种类：药物种类不同，其输注的速度也有不同的要求。某些药物在输入时需要保持血浆浓度相对稳定，因此严格控制输注速度尤为重要。

以临床常用的氯化钾注射液为例，正常血钾浓度为 $3.5 \sim 5.5mmol/L$，如果将1g氯化钾直接静脉推入血液，可在短时间内使血钾升高 $3 \sim 3.5mmol/L$，高血钾会抑制心肌功能，以致心脏停搏于舒张期状态；当血钾水平达到7.5mmol/L时，甚至可能发生死亡，这显然是非常危险的。因此一般补钾时要求氯化钾注射液浓度以不超过0.3%为宜，输液速度不超过0.75g/h。而当体内缺钾引起严重快速室性异位心律失常时，如尖端扭转型室性心动过速、心室扑动等威胁生命的严重心律失常时，静脉补钾的浓度要高（多为0.5%，甚至1%），滴速要快，可达1.5g/h，但需严密动态监测患者的血钾水平及心电图变化，以防止高钾血症发生。

再如正常情况下，成年人对葡萄糖的利用率约为0.5g/（kg·h），因此葡萄糖注射液的输注速度必须考虑到机体对葡萄糖的利用限度，如输入过快，机体对葡萄糖不能充分利用，部分葡萄糖就会从尿中排出，特别是肝代谢功能减低的肝病患者更需要缓慢输入。

一般而言，对于抗心律失常药、抗肿瘤药、血管活性药等，应注意输注速度不宜过缓，否则不但不能达到预期的治疗效果，还可能导致输液针管被血凝块堵塞；而对于氨茶碱、苯巴比妥、利多卡因、氨基糖苷类抗生素等治疗安全范围窄、药动学个体差异大、易引起毒性反应的药物，则应注意输注速度不能过快，避免因药物浓度超过安全治疗范围而导致严重不良后果。

（2）药物的渗透压：渗透压也是关系到静脉输液治疗安全性的重要指标。人体血浆渗透压约为313mOsm/（kg·H$_2$O）。过快地静脉输入低渗性液体，可能导致肺水肿或充血性心力衰竭；而过快地输入高渗液体，则可能引起渗透性利尿造成脱水，还易导致静脉炎的发生。

例如，低浓度氯化钠注射液为低渗溶液，输注速度通常为250～400ml/h，不宜超过500ml/h；0.9%氯化钠注射液为等渗溶液，通常滴速为100～200ml/h，一般不超过300ml/h；而高浓度氯化钠注射液为高渗溶液，其输注速度则应控制在50mmol/h以下。此外，还需注意的是，药液渗透压越大，每毫升的液滴数越多，符合物理学中质量不变条件下密度与容积成反比的原理，应根据临床应用的实际情况做相应调节。

（3）药液的浓度：药液的浓度不同，其每毫升的液滴数也有差异；一般而言，药液浓度越高、比重越大，其每毫升的液滴数也就越多，而静脉滴注速度应相应减慢。有研究对数种药液在同种条件下（附表3），用一次性输液器进行了测试，结果表明临床上常用几种药液，每毫升液滴数无明显差异，但随着药液的浓度达到一定程度或黏稠度比较大时，则每毫升液滴数明显增多。因此在实际临床应用中，应考虑药液浓度的影响，选择合适的输注速度。

附表3 不同浓度的药液每毫升液滴数

药液名称	滴数/ml	药液名称	滴数/ml
5%葡萄糖	约20	林格液	约20
10%葡萄糖	约20	20%甘露醇	约21
25%葡萄糖	约23	低分子右旋糖酐	约23
50%葡萄糖	约23	血浆	约24
		全血	约27

（4）药物的刺激性：某些药物具有刺激性，特别是当药物浓度增高后更加明显，静脉输注是容易引起静脉炎，外渗可致组织发生坏死和溃疡。因此在输入对血管刺激性较强的药物如高渗葡萄糖注射液、化疗药物等时应适当减慢滴速，在保证治疗效果的同时尽量减少药物刺激对血管的损害，保持静脉通路的可持续利用性。

（5）药液的温度：如果药液温度过低，在输注过程中机体可能因为低温刺激，出现血管壁痉挛而导致滴速减慢，某些患者尤其是某些体质较弱者，还会出现寒战等不适反应。因此，输注低温药物的速度应相对缓慢，必要时还应采取加温措施，以减少对机体的刺激。

2.患者因素

（1）年龄：临床上根据患者的不同年龄选择不同的滴注速度。以新生儿为例，除早产儿或低体重儿外，新生儿的输注速度控制在4～6滴/分通常是安全的；个别新生儿病情危重，要随时通过静脉给药而需24小时持续输液，其输注速度可控制在2～3滴/分。而老年患者由于心血管系统代偿功能相对不全，肾对体液调节能力降低，如果输液速度过快易引起心力衰竭和急性肺水肿等，因此老年患者的输注速度也不宜过快。一般情况下成人输注速度为40～60滴/分，紧急情况下加快至

80～120滴/分，但要密切观察患者的反应；小儿按每千克体重2～3滴/分计算，一般不超过40滴/分。12岁以下儿童除大量失水者外，一般速度也宜缓慢。

（2）病理状态：当患者处于不同的疾病状态时，其各种脏器的功能可能会发生改变，因此输注速度也应做相应调整。例如，肾功能不全者在输注0.9%氯化钠注射液时，如输注速度过快，可使体内氯离子水平迅速升高，容易造成高氯性酸中毒。又如，心肺功能不全的患者必须控制输注速度，以防在短时间内输入大量液体造成心脏负担过重，甚至引发心力衰竭。一般而言，心、肺、肾功能不全者输注速度不超过30滴/分，同时要密切监测心、肺、肾功能；而大出血、严重脱水患者则要求迅速滴入，速度应控制在90滴/分左右。

（3）体位：患者体位对滴注速度也有一定影响，即平卧位时的滴注速度＞穿刺同侧卧位、穿刺对侧卧位＞半坐卧位＞坐卧位。因此，在输液过程中，应加强对输液患者的巡视，尤其是对医嘱规定时间完成的输液，严格要求控制速度的药物，在巡视中发现患者变换卧位时，应注意及时调整液体的滴速，以确保输液治疗效果。

（4）患者耐受性：某些药理作用很强的药物在快速滴注时，患者往往耐受性不佳，此时应减慢滴速，增加其用药的顺应性。如治疗低钙血症特别是手足抽搐发作时，如静脉输注钙剂治疗的速度过快，可能引起心率减慢、期前收缩、心室颤动等心律失常症状，有时甚至因血管扩张引起低血压，因此钙剂的输注速度不宜超过0.25mmol/min。

3.输液装置　过去临床上常常按照15滴/ml的换算关系计算每分钟的输液滴速，但实际上往往会出现不能按计划完成输液的情况，这可能与以往的开放式输液系统和输液器的管径及材质不同有关。一次性输液管为塑料管，内径0.3cm；而传统输液管为橡胶管，内径为0.5cm。此外，输液管扭曲、受压会使液体流出通道受阻，而滴速减慢。目前按临床通常使用的输液装置，一般可按照22滴/ml，换算药液每分钟的输液滴速。输液容器的位置对滴速也有影响，输液瓶距离输液穿刺点的高度越高，液体的滴速相应越快，因此一般输液容器距离穿刺点的垂直距离应在90cm左右，以保证重力滴注的顺利进行。

4.药效学性质对输液滴速的影响　静脉输液治疗可通过设置合理的输液速度以维持安全有效的药物浓度，进而达到理想的药物治疗效果。

抗菌药物是临床上应用最为广泛的一类药物，β-内酰胺类具有安全性好、不良反应少等优点，为了提高疗效，以充分发挥其繁殖期杀菌剂的优势，宜高浓度快速输入，同时还可以减少药物的降解。如青霉素类抗生素主要在细胞分裂后期细胞壁形成的短期内发挥效应，快速滴注可在较短时间内达到较高血药浓度进而提高杀菌疗效，同时可减少因药物分解而产生的致敏物质，因此采用静脉输注给药时，宜将一次剂量的药物溶于约100ml输液中，于0.5～1小时滴完。但需要注意的是，如果采用的是青霉素钾，输注速度则不可太快，这是由于每100万U青霉素钾中含钾65mg，与125mg氯化钾的含钾量相近，因此输注时还应注意患者血钾水平和输液的钾含量，防止过量引起疲乏、肌张力减低、反射消失、周围循环衰竭、心率减慢甚至心脏停搏。目前普遍认为，氨基糖苷类属于浓度依赖性抗生素，静脉滴注每日1次的方式较为理想。但由于其对肾脏和听力及前庭功能的毒性反应较大，持续高浓度引起的耳毒性反应可致永久性耳聋，对婴幼儿甚至可导致终身聋哑的严重后果，因此应格外注意控制输液速度，缓慢输注，并随时监测患者的各项肾功能指标。此外，肌内注射也可作为较为安全的给药方式选择。

甘露醇用于临床上救治颅脑损伤颅内高压时的脱水治疗，为建立有效渗透梯度，要求甘露醇注射液快速输入体内，一般20%甘露醇250ml要求30分钟内输完。但已有研究表明，血-脑脊液屏障结构完整时，快速输入甘露醇后，由于其迅速扩容作用使脑血流量增加，可引起一过性颅内压增高。这种作用对原始颅内压轻度升高者并不明显，但对原始颅内压重度升高者则比较突出，因此可能导致部分患者颅内压骤然上升而致病情恶化。因此，为避免甘露醇一过性升颅压作用产生的负面效应，其静脉滴注速度不宜一概快速均匀输入，应根据颅内压监测情况的不同进行调整。如原始颅内高压明显，尤其在5.33kPa以上的患者，宜采用先慢后快的输入方式，即在起始10分钟内放慢输液速度，然后再快速输入；如原始颅内压为轻中度增高（2.67～5.33kPa），病情稳定者可采用快速均匀输入法。

5. 药动学性质对输液滴速的影响 药物疗效及毒性与其药动学性质密切相关，因此应根据药物的药动学性质选择合适的输液速度，尤其是某些药动学个体差异大、治疗安全范围窄的药物，输液速度的合理设置和及时调整对于提高治疗效果、减少不良反应具有重要的意义。

以末梢神经感觉迟钝和感觉异常为特征的外周神经毒性是抗肿瘤药物奥沙利铂最显著的不良反应。其中，奥沙利铂引起的速发性感觉异常与注射过程中的药物血浆浓度峰值相关。药动学显示奥沙利铂以130mg/m²连续输注2小时，其血浆药物浓度达到峰值，因此可采用减慢输液速度、延长输注时间至5～6小时的方式来避免药物浓度的峰值，有效地将外周感觉神经毒性反应降到最低。

利多卡因用于急性复律时，通常采用的给药方案为2分钟内静脉推注1.5mg/kg，然后以3mg/min的静脉输注速度维持治疗。生理条件基本正常的患者应用此方案时，其动脉血、心、脑中的浓度均处在利多卡因治疗浓度范围内，避免了毒副作用的发生。但由于利多卡因的体内转运过程具有血液限速特征，心排血量将同时影响药物的分布和消除，显著影响药物的体内过程，因此当患者伴有严重心功能不全、出现心脏危象时，药物的积累滞留时间将明显延长，且各器官药物浓度迅速高出治疗浓度范围；此时如继续按照常规方案给药，将出现严重的不良反应，因此对于伴心功能不全的患者应适当减慢利多卡因维持输液的速度，并进行血药浓度监测及剂量的个体化调整。

6.其他因素 其他影响输液速度的因素还包括患者的血管条件、血压等。

（二）输注速度的计算

1.一般输注速度的计算

$$输注速度（ml/min）= \frac{要求的输注剂量（mg/min）}{输注药物的浓度（mg/ml）}$$

$$或 = \frac{输液总量（ml）}{预期输注时间(min)}$$

（1）已知每分钟滴数，计算每小时输入量。

每小时输入量（ml）=每分钟液滴数×60（min）/每毫升相当滴数（一般为22滴）

例：每分钟液滴数为60滴，计算每小时输入量。

解：每小时输入量（ml）=60×60/22=164（ml）

（2）已知输入总量与计划输注时间，计算每分钟液滴数。

每分钟液滴数=输液总量×每毫升相当滴数（一般为22滴）/输注时间

例：日输入总量2000ml，需10小时输完，求每分钟液滴数。

解：每分钟液滴数=2000×22/（10×60）=73（滴）

2.毫摩尔输注速度的计算 如何将毫摩尔输注速度换算为每小时毫升数？

（1）首先要确定该药物（分子，离子）的摩尔质量，如氯化钠（NaCl）的摩尔质量为58.45，氯化钾（KCl）则为74.55。

（2）根据公式计算

物质的量浓度（mmol/L）=质量体积浓度（g/L）×1000/药物的摩尔质量（g/mol）

例：10%氯化钠注射液输注速度不宜超过50mmol/h，应为每小时多少毫升？

解：10%氯化钠注射液质量体积浓度为10g/ml，即100g/L

则每毫升中所含氯化钠的物质的量=0.1×1000/58.5=

1.709mmol

50mmol氯化钠对应溶液体积=50/1.709=29.3（ml）

即输注速度每小时不超过29.3ml。

（三）常用输液的输注速度与每小时输液量

1.含钠输液　0.9%氯化钠注射液适用于补充细胞外液，通常滴入速度为100～200ml/h（Na^+ 15～30mmol/h），最快不超过300ml/h（Na^+ 46mmol/h）的速度滴入。10%浓氯化钠注射液适用于治疗低钠血症，如过快输入可使心功能不全加重，因此输入过程中应密切监测心功能，输注速度不宜超过50mmol/h，即以在20ml/h以下为宜。

2.含钾输液　临床上最常用的含钾输液为氯化钾注射液，一般补钾时要求其浓度以不超过0.3%为宜，输注速度不宜超过0.75g/h；而当体内缺钾引起严重快速室性异位心律失常时，如尖端扭转型室性心动过速、心室扑动等威胁生命的严重心律失常时，静脉补钾的浓度要高（为0.5%，甚至1%），滴速要快，可达1.5g/h，但需严密动态监测患者的血钾水平及心电图变化，以防止高钾血症发生。

3.含钙输液　低钙血症，特别是手足抽搐发作时，静脉给予含钙输液治疗时，如输入速度过快，可引起心率减慢、低血压、心律失常甚至心脏停止，因此滴入速度不超过0.25mmol/min。

4.碳酸氢钠注射液　碳酸氢钠输液在临床上多用于治疗代谢性酸中毒及高钾血症的急救等情况，但短时期大量静脉输注可致严重碱中毒、低钾血症、低钙血症、脑脊液压力下降甚至颅内出血，尤其是新生儿及2岁以下小儿更易发生。故以5%碳酸氢钠注射液输注时，速度一般不宜超过8mmol/分。但在心肺复苏时因存在致命的酸中毒，应快速静脉输注。

5.甘露醇注射液　甘露醇是常用的渗透性利尿药，10分钟内给予20%甘露醇100ml（试验给予），1小时后如果尿量在40ml以下，可再追加500ml（治疗给予），如果1小时尿量不足

40ml，则再进行试验给予。预防急性无尿时，用20%甘露醇200～300ml。另外，利用甘露醇进行降颅压治疗时，可将20%甘露醇300ml在15～30分钟静脉注射。但需注意的是，肾功能不全者应禁用甘露醇，而心功能不全者输入速度也宜减慢，10分钟输入量不宜超过100ml。

6.营养输液 葡萄糖输液作为营养补充物质给予时，其输液速度不宜超过5mg/（kg·min），5%葡萄糖注射液应不超过500ml/h，如输注速度过快则葡萄糖无法被机体充分利用，肝功能受损患者因肝脏对糖的代谢能力降低更需缓慢输注。氨基酸输液中通常应添加糖类，这样既可以提供热量又有利于氨基酸合成蛋白质，输注速度以不超过肝的氨基酸负荷为准，一般为10g/h或以150～160mg/min为宜，若出现发热、恶寒、恶心等症状时，应减慢滴速，若症状持续未消失，则应停止输入。脂肪乳剂的常用剂量为1g/（kg·d），10%脂肪乳应以20滴/分作为起始滴注速度，如患者耐受良好可逐渐增加到60滴/分。

混合糖电解质注射液是全新第四代糖电解质输液，混合糖部分为葡萄糖、果糖、木糖醇，按4：2：1配比而成（含糖10.5%），另外添加钠、钾、氯、钙、镁、磷等多种电解质和微量元素锌。组分丰富，渗透压为808mOsm/（kg·H_2O），滴注速度不宜过快，以不超过0.5g/（kg·h）（按葡萄糖量计）为宜。如输注速度过快，则葡萄糖等成分无法被机体充分利用，且易产生输液疼痛，严重者可能发生静脉炎。

三、手卫生标准

（一）医务人员手卫生规范（WS/T 313-2009）

1.范围 本标准规定了医务人员手卫生的管理与基本要求、手卫生设施、洗手与手卫生消毒、外科手消毒、手卫生效果的监测等。

本标准适用于各级各类医疗机构。

2.规范性引用文件 下列文件中的条款通过本标准的引用

而成为本标准的条款。凡是标注日期的引用文件，其随后所有的修改（不包括勘误内容）或修订版均不适用于本标准，然而，鼓励根据本标准达成协议的各方研究是否可使用这些文件的最新版本。凡是不注明日期的引用文件，其最新版本适用于本标准。

GB 5749生活饮用水卫生标准

3. 术语和定义

下列术语和定义适用于本标准。

3.1　手卫生（hand hygiene）

为医务人员洗手、手卫生消毒和外科手消毒的总称。

3.2　洗手（handwashing）

医务人员用肥皂（皂液）和流动水洗手，去除手部皮肤污垢、碎屑和部分致病菌的过程。

3.3　手卫生消毒（antiseptic handrubbing）

医务人员用速干手消毒剂揉搓双手，以减少手部暂居菌的过程。

3.4　外科手消毒（surgical hand antisepsis）

外科手术前医务人员用肥皂（皂液）和流动水洗手，再用手消毒剂清除或者杀灭手部暂居菌和减少常居菌的过程。使用的手消毒剂可具有持续抗菌活性。

3.5　常居菌（resident skin flora）

能从大部分人体皮肤上分离出来的微生物，是皮肤上持久的固有寄居菌，不易被机械的摩擦清除。如凝固酶阴性葡萄球菌、棒状杆菌类、丙酸菌属、不动杆菌属等。一般情况下不致病。

3.6　暂居菌（transient skin flora）

寄居在皮肤表层，常规洗手容易被清除的微生物。直接接触患者或被污染的物体表面时可获得，可随时通过手传播，与医院感染密切相关。

3.7　手消毒剂（hand antiseptic agent）

用于手部皮肤消毒，以减少手部皮肤细菌的消毒剂，如乙醇、异丙醇、氯己定、碘伏等。

3.7.1　速干手消毒剂（alcohol-based hand rub）

含有醇类和护肤成分的手消毒剂，包括水剂、凝胶和泡沫型。

3.7.2　免冲洗手消毒剂（waterless antiseptic agent）

主要用于外科手消毒，消毒后不需用水冲洗的手消毒剂，包括水剂、凝胶和泡沫型。

3.8　手卫生设施（hand hygiene facilities）

用于洗手与手消毒的设施，包括洗手池、水龙头、流动水、清洁剂、干手用品、手消毒剂等。

4. 手卫生的管理与基本要求

4.1　医疗机构应制定并落实手卫生管理制度，配备有效、便捷的手卫生设施。

4.2　医疗机构应定期开展手卫生的全员培训，医务人员应掌握手卫生知识和正确的手卫生方法，保障洗手与手消毒的效果。

4.3　医疗机构应加强对医务人员手卫生工作的指导与监督，提高医务人员手卫生的依从性。

4.4　手消毒效果应达到如下相应要求：

a）手卫生消毒，监测的细菌菌落总数应 $\leqslant 10\mathrm{cfu/cm}^2$。

b）外科手消毒，监测的细菌菌落总数应 $\leqslant 5\mathrm{cfu/cm}^2$。

5. 手卫生设施

5.1　洗手与手卫生消毒设施。

5.1.1　设置流动水洗手设施。

5.1.2　手术室、产房、导管室、层流洁净病房、骨髓移植病房、器官移植病房、重症监护病房、新生儿室、母婴室、血液透析病房、烧伤病房、感染疾病科、口腔科、消毒供应中心等重点部门应配备非手触式水龙头。有条件的医疗机构在诊疗区域均宜配备非手触式水龙头。

5.1.3 应配备清洁剂。肥皂应保持清洁与干燥。盛放皂液的容器宜为一次性使用，重复使用的容器应每周清洁与消毒。皂液有浑浊或变色时及时更换，并清洁、消毒容器。

5.1.4 应配备干手物品或者设施，避免二次污染。

5.1.5 应配备合格的速干手消毒剂。

5.1.6 手卫生设施的设置应方便医务人员使用。

5.1.7 手卫生消毒剂应符合下列要求：

a）应符合国家有关规定。

b）宜使用一次性包装。

c）医务人员对选用的手消毒剂应有良好的接受性，手消毒剂无异味、无刺激性等。

5.2 外科手消毒设施

5.2.1 应配置洗手池。洗手池设置在手术间附近，水池大小、高矮适宜，能防止洗手水溅出，池面应光滑无死角易于清洁。洗手池应每日清洁与消毒。

5.2.2 洗手池及水龙头的数量应根据手术间的数量设置，水龙头数量应不少于手术间的数量，水龙头开关应为非手触式。

5.2.3 应配备清洁剂，并符合5.1.3的要求。

5.2.4 应配备清洁指甲用品；可配备手卫生的揉搓用品。如配备手刷，刷毛应柔软，并定期检查，及时剔除不合格手刷。

5.2.5 手消毒剂应取得卫生部卫生许可批件，有效期内使用。

5.2.6 手消毒剂的出液器应采用非手触式。消毒剂宜采用一次性包装，重复使用的消毒剂容器应每周清洁与消毒。

5.2.7 应配备干手物品。干手巾应每人一用，用后清洁、灭菌；盛装消毒巾的容器应每次清洗、灭菌。

5.2.8 应配备计时装置、洗手流程及说明图。

6. 洗手与手卫生消毒

6.1 洗手与手卫生消毒应遵循以下原则：

6.1.1 当手部有血液或其他体液等肉眼可见的污染时，应用肥皂（皂液）和流动水洗手。

6.1.2　手部没有肉眼可见污染时，宜使用速干手消毒剂消毒双手代替洗手。

6.2　在下列情况下，医务人员应根据6.1的原则选择洗手或使用速干手消毒剂：

6.2.1　直接接触每个患者前后，从同一患者身体的污染部位移动到清洁部位时。

6.2.2　接触患者黏膜、破损皮肤或伤口前后，接触患者的血液、体液、分泌物、排泄物、伤口敷料等之后。

6.2.3　穿脱隔离衣前后，摘手套后。

6.2.4　进行无菌操作、接触清洁、无菌物品之前。

6.2.5　接触患者周围环境及物品后。

6.2.6　处理药物或配餐前。

6.3　医务人员在下列情况时应先洗手，然后进行手卫生消毒：

6.3.1　接触患者的血液、体液和分泌物以及被传染性致病微生物污染的物品后。

6.3.2　直接为传染病患者进行检查、治疗、护理或处理传染患者污物之后。

6.4　医务人员洗手方法，见附录A。

6.5　医务人员手卫生消毒应遵循以下方法：

6.5.1　取适量的速干手消毒剂于掌心。

6.5.2　严格按照附录A医务人员洗手方法A.3揉搓的步骤进行揉搓。

6.5.3　揉搓时保证手消毒剂完全覆盖手部皮肤，直至手部干燥。

7. 外科手消毒

7.1　外科手消毒应遵循以下原则：

7.1.1　先洗手，后消毒。

7.1.2　不同患者手术之间、手套破损或手被污染时，应重新进行外科手消毒。

7.2 洗手方法与要求

7.2.1 洗手之前应先摘除手部饰物，并修剪指甲，长度应不超过指尖。

7.2.2 取适量的清洁剂清洗双手、前臂和上臂下1/3，并认真揉搓。清洁双手时，应注意清洁指甲下的污垢和手部皮肤的皱褶处。

7.2.3 流动水冲洗双手、前臂和上臂下1/3。

7.2.4 使用干手物品擦干双手、前臂和上臂下1/3。

7.3 外科手消毒方法

7.3.1 冲洗手消毒方法取适量的手消毒剂涂抹至双手的每个部位、前臂和上臂下1/3，并认真揉搓2～6min，用流动水冲净双手、前臂和上臂下1/3，无菌巾彻底擦干。流动水应达到GB 5749的规定。特殊情况水质达不到要求时，手术医师在戴手套前，应用醇类手消毒剂再消毒双手后戴手套。手消毒剂的取液量、揉搓时间及使用方法遵循产品的使用说明。

7.3.2 免冲洗手消毒方法取适量的免冲洗手消毒剂涂抹至双手的每个部位、前臂和上臂下1/3，并认真揉搓直至消毒剂干燥。手消毒剂的取液量、揉搓时间及使用方法遵循产品的使用说明。

7.4 注意事项

7.4.1 不应戴假指甲，保持指甲和指甲周围组织的清洁。

7.4.2 在整个手消毒过程中应保持双手位于胸前并高于肘部，使水由手部流向肘部。

7.4.3 洗手与消毒可使用海绵、其他揉搓用品或双手相互揉搓。

7.4.4 术后摘除外科手套后，应用肥皂（皂液）清洁双手。

7.4.5 用后的清洁指甲用具、揉搓用品如海绵、手刷等，应放到指定的容器中；揉搓用品应每人使用后消毒或者一次性使用；清洁指甲用品应每日清洁与消毒。

8. 手卫生效果的监测

8.1 监测要求

医疗机构应每季度对手术室、产房、导管室、层流洁净病房、骨髓移植病房、器官移植病房、重症监护病房、新生儿室、母婴室、血液透析病房、烧伤病房、感染疾病科、口腔科等部门工作的医务人员手进行消毒效果的监测；当怀疑医院感染暴发与医务人员手卫生有关时，应及时进行监测，并进行相应致病性微生物的检测。

8.2 监测方法

按照附录B进行。

8.3 手卫生合格的判断标准

细菌菌落总数符合4.4的要求。

附录A
（规范性附录）
医务人员洗手方法

A.1 在流动水下，使双手充分淋湿。

A.2 取适量肥皂（皂液），均匀涂抹至整个手掌、手背、手指和指缝。

A.3 认真揉搓双手至少15秒，应注意清洗双手所有皮肤，包括指背、指尖和指缝，具体揉搓步骤：

A.3.1 掌心相对，手指并拢，相互揉搓，见图A.1。

A.3.2 手心对手背沿指缝相互揉搓，交换进行，见图A.2。

A.3.3 掌心相对，双手交叉指缝相互揉搓，见图A.3。

A.3.4 弯曲手指使关节在另一手掌心旋转揉搓，交换进行，见图A.4。

A.3.5 右手握住左手大拇指旋转揉搓，交换进行，见图A.5。

A.3.6 将五个手指尖并拢放在另一手掌心旋转揉搓，交换进行，见图A.6。

A.4 在流动水下彻底冲净双手，擦干，取适量护手液护肤。

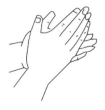

图 A.1　掌心相对搓揉

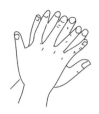

图 A.2　手指交叉，掌心对手背搓揉

图 A.3　手指交叉，掌心相对搓揉

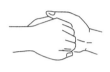

图 A.4　双手互握搓揉手指

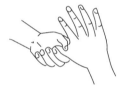

图 A.5　拇指在掌心搓揉

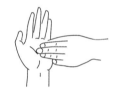

图 A.6　指尖在掌心搓揉

附录 B

（规范性附录）

手卫生效果的监测方法

B.1　采样时间在接触患者、进行诊疗活动前采样。

B.2　采样方法被检者五指并拢，用浸有含相应中和剂的无菌洗脱液浸湿的棉拭子在双手指曲面从指跟到指端往返涂擦 2次，一只手涂擦面积约 $30cm^2$，涂擦过程中同时转动棉拭子；将棉拭子接触操作者的部分剪去，投入 10ml 含相应中和剂的无菌洗脱液试管内，及时送检。

B.3　检测方法将采样管在混匀器上振荡 20秒或用力振打

80次，用无菌吸管吸取1.0 ml待检样品接种于灭菌平皿，每一样本接种2个平皿，平皿内加入已溶化的45～48℃的营养琼脂15～18ml，边倾注边摇匀，待琼脂凝固，置（36±1）℃温箱培养48h，计数菌落数。

细菌菌落总数计算方法：

细菌菌落总数（cfu/cm^2）＝平板上菌落数×稀释倍数/采样面积（cm^2）

（二）戴手套法

戴无菌手套的目的是执行某些无菌操作或接触某些无菌物品时，需戴无菌手套，以保证操作的无菌性。

1.操作流程

1.1　洗净擦干双手。

1.2　核对手套袋（包）外注明的手套号码和灭菌日期，检查包装的完整性。

1.3　打开手套袋。

1.4　一手掀起手套袋外层，另一手捏住手套翻折部（手套内面）。

1.5　取出手套，对准五指戴上。

1.6　同法，未戴手套的手掀起另一侧手套袋外层，已戴无菌手套的手，4指插入另一手套的翻边内（手套外面），取出手套戴上。

1.7　双手调整手套的位置。

1.8　将手套翻转处套在工作服衣袖外。

1.9　用无菌盐水冲洗干净手套外面的滑石粉。

2.注意事项

2.1　戴手套时应注意未戴手套的手不可触及手套外面，而戴手套的手则不可触及未戴手套的手或另一手套的里面。

2.2　戴手套后如发现破裂，应立即更换。

2.3　脱手套时，先捏住一侧手套的上部外面，将手套口翻转脱下，手不可触碰手套的里面。然后，脱下手套的手捏住另一侧手套上部的里面，将手套口翻转脱下，并将先脱下的手套包裹。不可用力强拉手套边缘或手指部分，以免损坏。

四、职业防护

静脉药物的广泛应用，提高了药物的治疗效果，但许多药物在调配过程中会给环境和医护人员的身体造成危害。这也是我们关注职业防护的原因。

（一）静脉药物调配中职业暴露产生的途径

1.吸入药物的气雾和小液滴。

2.药物直接接触皮肤和眼睛吸收（包括外伤，如针刺）。

3.通过受污染的食物、食物容器或吸烟接触。

（二）静脉用药集中调配中心在职业防护中的作用

静脉用药集中调配中心建立后，药物调配从"暴露环境"到"洁净环境"转变。职业防护从"自发防护"到"自觉防护"转变。彻底解决静脉药物尤其是细胞毒性药物和抗感染类药物的职业防护问题，对于促进广大医护人员的健康有非常重要和现实的意义。

（三）静脉用药集中调配中心的职业防护特点

1.安全的防护设备　　具备抗生素类及危害药品调配间、普通药物及肠外营养液调配间、生物安全柜和水平层流洁净台、调配间达到万级层流环境、洁净区保持相对负压，并根据调配工艺要求划分空气洁净度等级。

2.完善的防护用品　　调配危害药品时，采用Class Ⅱ或Class Ⅲ垂直气流生物安全柜，调配人员穿非透过性、前部完全封闭、袖口加长的洁净隔离服，戴一次性帽子、口罩、眼罩、面罩、乳胶手套或双层手套、鞋套。

3.充分的职业防护培训　　对工作人员进行全面的规章制度、操作规范及应急处置流程培训。

4.严格的防护管理　　控制危险药物的储存、调配、运输、废弃物等诸多环节，减少环境污染。定期检测洁净室空气的微生物数和尘粒数，并记录存档。严格执行药物操作规范：调配青霉素类等高致敏性药品或毒性化学药品必须使用独立的生物安全柜；运送危害药品时应使用防碎易清洗的容器，容器需标识清楚以辨认其潜在危险。防护设备定期维修，工作人员定期体检。

5.完善的规章制度　具有《静脉用药集中调配中心操作规范》《静脉用药集中调配中心质量管理标准》等。

(四)应急处理流程

药物调配过程中如发生锐器刺伤、药物溅到皮肤或溅入眼睛及危害药品小量、大量溢出时应立即进行控制、启动应急预案，减少环境污染。

1.锐器刺伤处理流程

(1)用物

物品名称	数量	物品名称	数量
①洗手液	1瓶	⑤消毒液	1瓶
②灭菌注射用水	5支	⑥1ml/10ml注射器	各1副
③100ml 0.9%氯化钠注射液	1袋	⑦棉签	1包
		⑧无菌纱布	2包
④过氧化氢	2瓶	⑨创可贴	6贴

(2)操作流程

操作要点	实施步骤
处理前	发生锐器刺伤，应迅速转移到配备急救箱的水池处。
处理	①伤口向下倾斜，轻轻挤压伤口旁端，尽可能挤出损伤处的血液。
	②用洗手液和流动水进行冲洗，禁止进行伤口的局部挤压。
	③受伤部位的伤口冲洗后，应当用消毒液进行消毒，并包扎伤口。
	④被暴露的黏膜，应当反复用0.9%氯化钠注射液冲洗干净。

操作要点	实施步骤
记录	①刺伤部位及伤口情况。
	②处理过程。
	③分析刺伤发生原因，以防再次发生。
	④登记并上报医院感染管理办公室或职工保健科。

（3）注意事项：如伤口严重需及时就医治疗。

2.药物溅到皮肤或溅入眼睛时的处理流程

（1）用物

物品名称	数量
①洗眼器	1套
②纱布	1包

（2）操作流程

操作要点	实施步骤
处理前	药物溅到皮肤或溅入眼睛时，应迅速转移到配备急救箱的水池处。
处理	①掀开受污染眼睛的眼皮，暴露眼球，将眼杯贴于受污染的眼睛，轻挤洗眼瓶，尽可能彻底洗净眼睛。
	②拧开瓶盖，用纯净水轻轻冲洗皮肤污染区域。
记录	①药物名称，接触部位及接触面积与药液量。
	②处理过程。
	③分析溅出发生原因，以防再次发生。
	④登记并上报医院感染管理办公室或职工保健科。

（3）注意事项

1）冲肤洗眼装置必须安装在距离事件易发生处、10秒内能够到达的范围内。

2）记录冲肤洗眼瓶开启日期，确保瓶内液体在有效期内使用。

3）严重者，冲肤洗眼装置仅作为紧急处理，处理后必须立即就医。

3. 危害药品溢出处理流程　危害药品溢出分为危害药品小量溢出和危害药品大量溢出。

（1）用物

1）危害药品小量溢出包

物品名称（个人防护用物）	数量	物品名称（操作用物）	数量
1.一次性帽子	1个	6.清洁纱布	1包
2.一次性口罩（或N95口罩）	2个	7.清洁海绵	2块
3.无粉灭菌手套	3副	8.小铲	2块
4.护目镜	1副	9.黄色医疗垃圾袋	2个
5.洁净隔离服	1套	10.利器盒	1个

2）危害药品大量溢出包

物品名称（个人防护用物）	数量	物品名称（操作用物）	数量
1.一次性帽子	1个	8.清洁纱布	1包
2.一次性口罩（或N95口罩）	2个	9.清洁海绵	2块
3.无粉灭菌手套	3副	10.吸水垫或溢出控制小	2个
4.护目镜	1副	枕（spill-control pillow）	
5.洁净隔离服	1套	11.隔离带或隔离标识	1个
6.一次性鞋套	1双	12.清洁刷	1个
7.面罩	1副	13.小铲	1个
		14.黄色医疗垃圾袋	2个
		15.利器盒	1个

（2）操作流程

1）危害药品小量溢出的处理：是指体积≤5ml或剂量

≤5mg药液的溢出。

操作要点	实施步骤
评估	评估暴露在有溢出物环境中的每一个人,如果皮肤直接接触到药物,处理流程同"药物溅到皮肤或溅入眼睛时的处理流程"。
处理前准备	操作人员戴一次性帽子,史换洁净隔离服,戴双层一次性口罩或N95口罩,佩戴护目镜,戴双层无粉灭菌手套。
溢出物处理	①溢出的药液应用纱布吸附,粉末应用吸附性的清洁海绵轻轻擦拭。 ②用小铲子将玻璃碎片拾起并放入利器盒中。
清洁消毒	①药物溢出的地方应用清洁剂反复清洗3遍,再用清水清洗。 ②反复使用的物品应当由操作人员在穿戴好个人防护器材的条件下用清洁剂清洗2遍,再用清水清洗、消毒。
污染物处理	①所有用来处理溢出的物品统一放置在黄色医疗垃圾袋中。 ②黄色医疗垃圾袋封口后,再放入另一个黄色医疗垃圾袋中,密封处理,以防污染室内空气,并标注警示标记。
记录	①记录药物名称,溢出量。 ②记录处理溢出的过程。 ③分析溢出发生的原因,以防再次发生。 ④记录暴露于溢出环境中的员工及其他人员。

2)危害药品大量溢出的处理:是指体积>5ml或剂量>5ml药液的溢出。

操作要点	实施步骤
评估	①正确评估有溢出物的环境,迅速疏散人员。 ②评估暴露在有溢出物环境中的每一个人,如果皮肤直接接触到药物,处理过程同上。 ③当有大量药物溢出发生,应用隔离带或隔离标识隔离溢出地点,并有明显的危害药品溢出标识。

操作要点	实施步骤
处理前准备	①操作人员戴一次性帽子，更换洁净隔离服，戴一次性鞋套，戴双层一次性口罩或N95口罩，佩戴护目镜，戴双层无粉灭菌手套。 ②如果是产生气雾或汽化的危害药品溢出，必须佩戴面罩。
溢出物处理	①溢出的药液用吸水垫或溢出控制小枕吸附。 ②溢出的粉末状药物用吸附性的清洁海绵或微湿的溢出控制小枕覆盖，将药物除去，防止药物进入空气中。 ③用小铲收集玻璃碎片至利器盒中。
清洁消毒	①当药物完全被除去以后，被污染的地方必须先用清水冲洗，再用清洁剂清洗3遍，清洗范围应由小到大。 ②清洁剂必须彻底用清水冲洗干净。 ③若是吸附性强的危害药品（如多柔比星、米托蒽醌），应用75%乙醇溶液再次擦拭。
污染物处理	同"危害药品小量溢出的处理"中的污染物处理。
记录	同"危害药品小量溢出的处理"中的记录。

（3）注意事项

1）使用无粉灭菌乳胶手套（厚度应大于0.22mm），手套的厚度和接触药物的时间决定手套的透过性，乳胶手套对危害药品的透过性要低于非乳胶手套，PVC手套不应在操作危害药品中使用。

2）如果是产生气雾或汽化的危害药品溢出，必须佩戴面罩。

3）操作人员不得将个人防护器材穿戴出污染区域。

4）在生物安全柜内的药物溢出大于150ml时，在清除溢出药物和清洗完药物溢出的地方后，应对整个生物安全柜的内表面进行彻底清洁。

a.用小铲收集玻璃碎片至生物安全柜内的利器盒中。

b.生物安全柜的内表面，包括各种凹槽之内（drain spillage trough），必须用清洁剂彻底的清洗。

c.如果溢出药物污染了高效过滤器，在高效过滤器被更换前，整个生物安全柜都要封存。

五、患者安全教育

（一）静脉输液患者安全教育的主要形式

1.语言教育借助护士实施治疗操作的时机，针对不同患者进行口头健康教育。

2.文字教育利用挂图、宣传手册、健康教育处方等更直观的方式易于患者理解。

3.示范教育示范一些简单的操作，如输液前如何做好血管准备、输液中如何保护好血管、拔针后如何按压穿刺点等。

4.电化教育在输液室播放健康教育节目。

5.多媒体教育举行多媒体课件讲座。

（二）静脉输液患者安全教育内容

1.静脉输液前患者安全教育内容

（1）强调病室环境对保证静脉输液安全很重要，协助患者保持病室清洁、空气清新、安静、光线充足、温湿度适宜。

（2）讲解输液目的，输入药物的名称、作用、副作用及剂量，输液速度、输液时间、不良反应及处理方法等。

（3）指导患者做好输液前的准备工作，如排空大小便、取舒适卧位等。

（4）若患者静脉较细，可给予局部热敷使血管充盈，注意水温切勿过高，以免烫伤。

（5）衣袖不可过紧，穿衣时应先穿穿刺侧，脱衣时应后脱穿刺侧。

（6）进行相应的静脉输液期间进餐指导。

（7）嘱患者输液期间切勿离开病房，有任何需要及时告知护士。

2.静脉输液过程中患者安全教育内容

（1）穿刺时，指导患者如何配合，嘱患者握拳，穿刺侧肢体制动等。

（2）嘱患者勿擅自调节输液速度，告知患者输液速度，成人为40～60滴/分，对年老体弱、心血管疾病等特殊疾病患者或使用甘露醇、利多卡因等特殊药物者，护士会根据医嘱对滴速进行相应调节。

（3）指导患者进行病情观察：出现输液反应时，如心慌、气促、寒战等，应马上关闭调节器，立即按呼叫器呼叫护士。

（4）如发现液体中有絮状物、结晶等，请立即关闭调节器并呼叫护士。

（5）指导患者活动肢体、改变卧位、解大小便时，避免穿刺针头移位、脱落，造成药物外渗，导致局部组织坏死。

3.静脉输液后安全教育内容

（1）讲解拔针后的处理：指导和协助患者从穿刺点沿血管方向向上2～3横指处稍用力按压，头皮穿刺针按压时间为3～5分钟，静脉留置针需持续按压8～10分钟。如有凝血机制障碍者则需延长按压时间，至穿刺点局部无渗血为止。若局部肿胀，可于6小时后用温热毛巾热敷，拔针后勿立即热敷，以免加重局部渗血。按压切忌反复揉搓穿刺局部，以免引起皮下淤血。

（2）输液完毕，告知患者不要突然起身或变换体位，以防出现直立性低血压。

（3）向患者强调注意事项：留置导管的位置不要浸水；敷料松脱或潮湿时及时更换；穿刺侧上肢不要提取重物或用力活动。

（4）指导患者观察是否出现输液反应，如出现静脉炎、发热等，应立即告知护士。

（三）护士进行静脉输液患者安全教育时的注意事项

1.注意选择健康教育形式，主要以口头讲授为主，配合相关宣教材料的展示，并及时回答患者的提问。

2.注意选择健康教育的时机，尽量选择患者状态较好时对其进行相关的教育。

3.根据患者的文化程度和接受能力，调整讲授的语速，尽量选择通俗易懂的表达方式。

4.定期抽查患者能否复述安全教育内容，直至其完全了解和配合。

六、静脉用药集中调配中心建设标准

1.静脉用药集中调配中心（室）的选址，宜设于人员流动少的安静区域，且便于与医护人员沟通和成品的运送。设置地点应远离各种污染源，严禁设置在地下室和半地下室。洁净区采风口应设置在周围30m内环境清洁、无污染地区，采风口离地面高度不低于3m。

2.静脉用药集中调配中心总体区域设计布局、功能室的设置和面积与工作量相适应，并能保证洁净区、辅助工作区和生活区的划分，不同区域之间的人流和物流出入走向合理，不同洁净级别区域间应有防止交叉污染的相应设施。避免流程布局上存在的交叉污染风险。不得在静脉用药集中调配中心内设置卫生间和淋浴室。

静脉用药集中调配中心，室内应当有足够的照明度，墙壁颜色应适合人的视觉，顶棚、墙壁、地面平滑、光洁、防滑、便于清洁，不得有脱落物。

（1）洁净区应当包括普通药物及肠外营养液调配间和其相对应的一更、二更以及抗生素类及危害药品调配间和其相对应的一更、二更。

（2）辅助工作区应当包括普通更衣区、摆药准备区、耗材存放区、审方打印区、普通清洗间、成品核对区、推车存放区、净化空调机房、二级库房、阴凉库、脱包区等。

（3）生活区应当包括人员休息室、办公室、会议室、培训室等。

3.静脉用药集中调配中心洁净区的洁净标准应符合国家相关规定，经有关检测部门检测合格后方可投入使用。各功能室的洁净级别要求：

一次更衣室、洗衣洁具间为十万级。

二次更衣室、加药混合调配操作间为万级。

层流操作台为百级。

4.静脉用药集中调配中心洁净区换气次数要求：一更换气次数≥15次/小时，二更换气次数≥25次/小时，静脉药物调配间换气次数≥25次/小时。

普通药物及肠外营养液洁净区空调系统压差梯度：非洁净区＜一更＜二更＜普通药物及肠外营养液调配间（推荐压差梯度：10Pa≥相邻区域压差≥5Pa，一更与相邻非洁净区之间压差为10～15Pa）。

抗生素类及危害药品洁净区空调系统压差梯度：非洁净区＜一更＜二更＞抗生素类及危害药品调配间（推荐压差梯度：10Pa≥相邻区域压差≥5Pa，一更与相邻非洁净区之间压差为10～15Pa）。

5.静脉用药集中调配中心应配备百级Ⅱ级A2型生物安全柜，供抗生素类及危害药品调配使用；配备百级水平层流台，供普通药物及肠外营养液调配使用。设备的选择必须与洁净间的净化设计相匹配，如新风量和排风量等。生物安全柜、水平层流洁净台外表面应平整、光洁，易于清洗和消毒，特别是操作台面的底部也应平整，防止积尘。

6.静脉用药集中调配中心的维护保养要求

（1）承建方交付静脉用药集中调配中心时需要提供竣工全部材料、使用说明、设备操作培训等。

（2）每年应对水平层流洁净台和生物安全柜进行各项参数的检测，以保证水平层流洁净台和生物安全柜运行质量，并保存检测报告。

（3）洁净区内至少每月检查一次，确认各种设备和工作条件是否处于正常工作状态，并有记录；每年至少检测一次净化设施风速，检查一次空气中的尘埃粒子数；每月检查沉降菌落数，并有记录。

（4）洁净间应当定期更换空气过滤器。进行有可能影响空气洁净度的各项维修后，应当经检测验证达到符合洁净级别标准后方可再次投入使用。

（5）整体工程及工程中主要设备、附件等要求应有2年保修期、24小时维修服务响应，保修期满后，各种配件应保证5年内可以供应。

参考文献

曹力，周丽娟，刘新民. 2012. 临床护理操作失误防范. 北京：人民军医出版社.

陈秋潮. 2005. 从安全用药角度看发展中药输液剂的必要性. 上海医药，26（4）：149-151.

陈素红. 2002. 我国大输液产品现状及发展前景分析. 中国药业，11（7）：24-25.

谷翠莲. 1999. 关于静脉输液操作中减少药物丢失的探讨. 实用护理杂志，15（6）：36.

护理技术专家委员会. 2014. 50项护理操作技术图解与评分标准. 北京：中国医药科技出版社.

李小寒，尚少梅. 2007. 基础护理学. 北京：人民卫生出版社.

李晓松. 2010. 基础护理技术. 北京：人民卫生出版社.

美国静脉治疗护理学会. 2011. 输液治疗护理实践标准. 第3版. 中华护理学会静脉输液护理专业委员会译（内部发行）.

美国肿瘤护理学会. 2013. 肿瘤治疗通道工具指南——护理实践与教育. 第3版. 徐波译. 北京：北京大学医学出版社.

乔爱珍. 2013. 安全输液百问百答. 北京：科学普及出版社.

王建荣. 2012. 输液治疗护理实践指南与实施细则. 北京：人民军医出版社.

王建荣，皮红英，张稚君. 2016. 基本护理技术操作规程与图解. 第3版. 北京：科学出版社.

王丽华，李庆印. 2011. ICU专科护士资格认证培训教程. 第2版. 北京：人民军医出版社.

王昕，杨文英，卜石，等. 2005. 果糖注射液对糖尿病患者血糖及胰岛素的影响. 中国糖尿病杂志，13（5）：378-380.

韦军民，朱明炜，张忠涛，等. 2005. 果糖对创伤后患者血糖、胰岛功能的影响及其安全性的临床研究. 中华消化外科杂志，6（6）：405-408.

吴安华，任南，文细毛，等. 2004. 156家医院住院患者静脉输液的流行病学调查. 中华流行病学杂志，25（10）：916-917.

吴惠平，罗伟香. 2004. 护理技术操作并发症及处理. 北京：中国医药科技出版社.

吴欣娟，张晓静. 2006. 实习护士指南. 北京：化工出版社.

吴欣娟，郑建萍. 2010. 技术操作规范. 北京：协和医科大学.

张碧青，卢佩霞. 2011. 果糖及其相关溶媒的合理应用. 医学综述，3（3）：447-449.

赵志刚，高海春，王爱国. 2008. 注射剂的临床安全与合理应用. 北京：化学工业出版社.

中华护理学会. 2013. PICC专业技术培训班教材—PICC维护标准流程（内部发行）.

中华人民共和国国家卫生和计划生育委员会. 2013. 静脉治疗护理技术操作规范，中华人民共和国卫生行业标准，WST/433/2013.

中华人民共和国卫生部，中国人民解放军总后勤部. 2011. 临床护理实践指南. 北京：人民军医出版社.

中华人民共和国卫生部，中国人民解放军总后勤部卫生部. 2011. 临床护理实践指南（2011版）. 北京：人民军医出版社.

周春美，张连辉. 2014. 基础护理学. 北京：人民卫生出版社.

Flynn EA，Pearson RE，Barker KN. 1997. Observational study of accuracy in compounding i. v. admixtures at five hospitals. AJHP，54（8）：904-912.

Graham J. 2004. Nebraska Medical Center experience with smart infusion systems//Schneider PJ. Measur-ing medical safety with smart IV systems. Health Leaders，7（12）：26-28.

Griffith HM, Tomas N, Griffith L. 1991. MDs bill for these routine nursing tasks. American Journal of Nursing, 91 (1): 22-27.

Kohn LT, Corrigan JM, Donaldson MS, et al. 1999. To err is human: building a safer health system. Washington D. C: National Academy Press.

Taxis K, Barber N. 2003. Ethnographic study of incidence and severity of intravenous drug errors. BMJ, 26: 684-688.